MW00905839

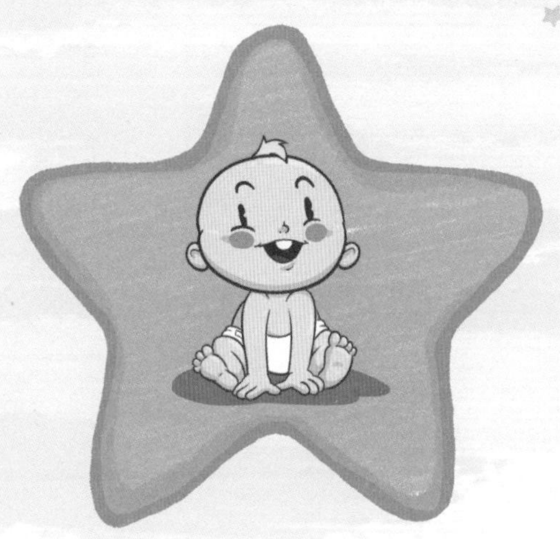

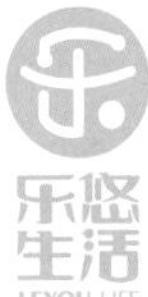

Smart Baby

0~1岁聪明宝宝怎么教怎么养

王如文◎著

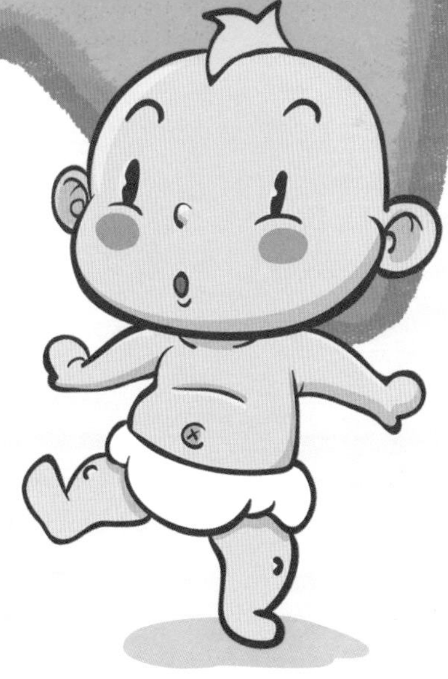

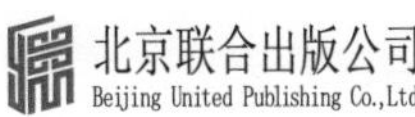
北京联合出版公司
Beijing United Publishing Co.,Ltd.

图书在版编目（CIP）数据

0～1岁聪明宝宝怎么教怎么养／王如文著.—北京：北京联合出版公司，2014.8

（乐悠生活）

ISBN 978-7-5502-3300-3

Ⅰ.①0… Ⅱ.①王… Ⅲ.①婴幼儿－哺育－基本知识 Ⅳ.①TS976.31

中国版本图书馆CIP数据核字（2014）第159137号

0～1岁聪明宝宝怎么教怎么养

选题策划：北京日知图书有限公司　　责任编辑：孙志文

特约编辑：徐艳硕　　美术编辑：王道琴

封面设计：罗　雷　　版式设计：李自茹

北京联合出版公司出版

（北京市西城区德外大街83号楼9层 100088）

北京尚唐印刷包装有限公司　新华书店经销

710毫米×1000毫米　1/16　12印张

2014年9月第1版　2014年9月第1次印刷

ISBN 978-7-5502-3300-3

定价：35.00元

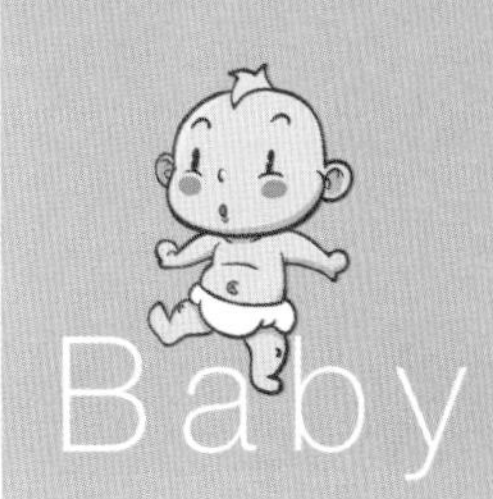

自序

他爱笑，有时也大声哭泣；他是大胃王，有时候也不爱吃饭；他像小树一样茁壮成长，有时候也很容易生病；他是小天使，有的时候也像一个小恶魔，他就是上天赐给我们的宝贝。当他带着绝对的信任来到这个世界，我们照料他的生活，帮助他成长，在他来到这个世界的头一年里，我们所做的一切都是为了使得孩子能够健康的长大，成为一个真正的人。

宝宝的出生既给爸爸妈妈带来很多快乐，也带来层出不穷的挑战。在宝宝成长的每个阶段，都会出现这样或那样的让爸爸妈妈挠头的小问题。比如有的宝宝一天哭很多次，让妈妈茫然无措；有的宝宝总是不肯好好吃饭，挑食、厌食；有的宝宝不好好睡觉，养成了不好的睡眠习惯；还有的宝宝特别“脆弱”，总是生病……当宝宝出现这些五花八门的小麻烦时，新手爸爸妈妈常常手足无措，感叹“小儿真的是很难养”。

0~1岁是宝宝身体发育、心智发育、潜能开发的关键时期，如何抓住这一关键期，对孩子进行科学养护，有效提升智力，是父母最关心的话题。本书按照月龄分段分别讲述了0~1岁宝宝各个月龄阶段的身体发育特征、日常护理要点及家庭游戏方案，促进宝宝认知能力、语言能力、运动能力等的全面发展。

书中还结合了最科学、最先进的儿童保健知识，以生动、简洁的方式，帮助新妈妈和新爸爸解决0~1岁宝宝在成长中遇到的喂养、护理和早教开发等诸多问题，解释其发生的原因，让新手爸妈能够了解自己宝宝的生长点和需求，伴随着宝宝度过这充满喜悦与艰辛的12个月。

衷心希望本书能够给新手爸爸妈妈带来最切实际的帮助，共同努力让宝宝健康成长。

王如文

目录 | Contents

Part 01 新生儿期
妈妈，抱抱

Part 02 1～2个月宝宝
我会“咯咯”地笑了

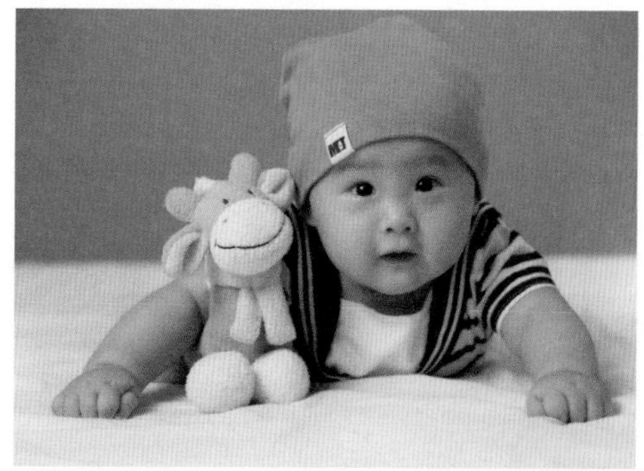

Part 03 2～3个月宝宝 手指真的好好吃

Part 04 3～4个月宝宝 我爱抓东西

Part 05 4～5个月宝宝 我在努力学翻身

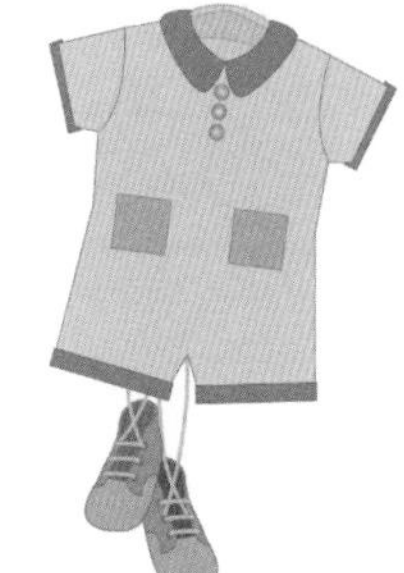

Part 06 5～6个月宝宝 你好，陌生人

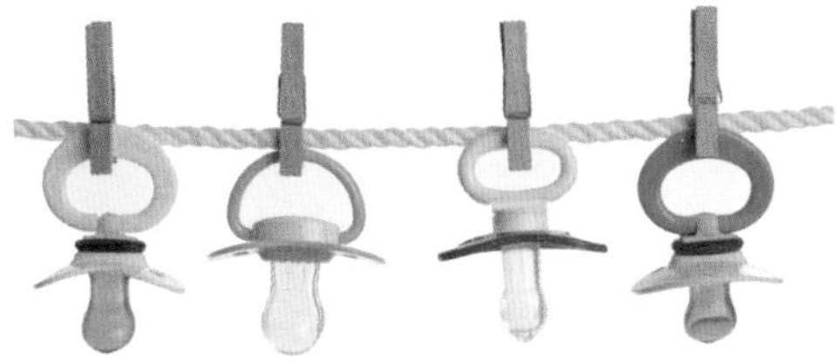

Part 09 8～9个月宝宝 我会模仿爸爸了

Part 10 9～10个月宝宝 我能自己站着了

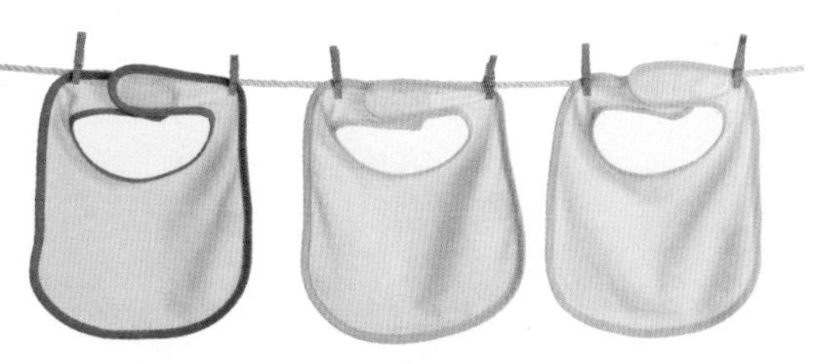

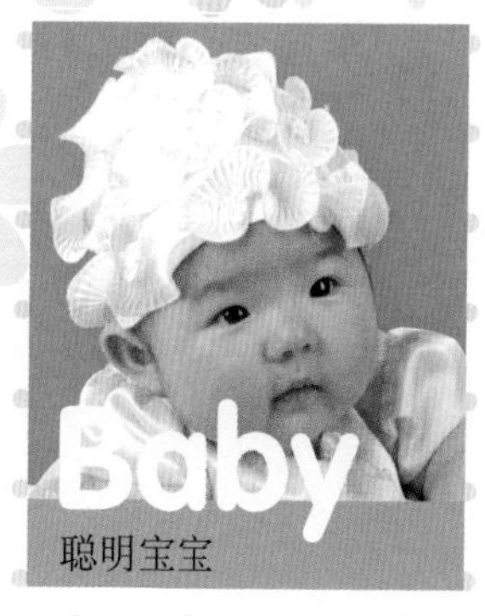

聪明宝宝

Part 01

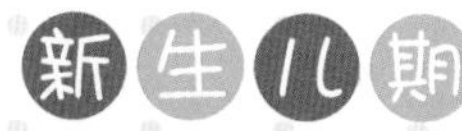

妈妈，抱抱

伴随着一声响亮的啼哭，宝宝来到了这个世界。除了哭，他不会说，也不会表达自己的情绪，爸爸妈妈要怎样才能知道宝宝的需要呢？怎样才能了解他的发育情况？怎样才能照料好这个娇嫩的小生命呢？

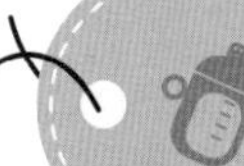

新生儿生长发育标准

新生儿身体发育

宝宝从出生到一个月，身体发育处于活跃阶段，生命异常娇嫩，这就需要为人父母者站在人生的出发点上，为孩子设置坚实的保护屏障。

身长

身长是反映骨骼发育的一个重要指标。新生儿出生时平均身长为50厘米，其中头部占身长的1/4。新生儿出生后前半年每月平均长3.15厘米，后半年每月平均长1.45厘米，1岁时身高可达77.5厘米。2岁时达90.5厘米，3岁时达98厘米。

体重

体重是反映生长发育的重要指标，是判断新生儿营养状况、计算药量、补充液体的重要依据。

新生儿出生时平均体重为3285克，正常范围为2500～4000克。在新生儿出生后3～5天内，体重会下降3%～9%。出现这种情况的原因是孩子出生后要排泄粪便，还会呕吐一些出生过程中吸入的羊水，经肺的呼吸和皮肤的蒸发也会散发一些水分。由于刚出生的宝宝食量很少，母亲的授乳量又往往不足，因此就造成了体重下降。一般只要哺乳得当，3～4天后体重就会开始回升，通常7～10天后即可逐渐恢复到出生时的体重。

头围

从新生儿枕后结节经眉间绕头一周的长度即为头围。新生儿出生时头围平均值为 34 厘米；出生后前半年增加8～10厘米；后半年增加2～4厘米。

胸围

沿乳头下缘绕胸一周的长度为胸围。婴儿出生时胸围比头围少 1 ～ 2 厘米，平均为 32.4 厘米；1 岁时胸围和头围接近相等；15 个月胸围与头围相等，随后胸围超过头围。

囟门

新生儿的头顶前中央的囟门呈长菱形，开放而平坦，有时可见搏动。父母应注意保护囟门，不要让它受到碰撞。一般 1 岁以后它会慢慢闭合。

四肢

新生宝宝双手握拳，四肢短小，并向体内弯曲。有些宝宝出生后会有双足内翻，两臂轻度外转等现象，这些都是正常的，大多宝宝在满月后两臂外转可以缓解，双足内翻大约 3 个月后就会缓解。

体温

新生儿的体温中枢发育是不完善的，加上散热快，体温常常不稳定。特别是初生时，新生儿从温度恒定的母体来到温度较低的体外，体温往往要下降 2℃左右，一般 12 ～ 24 小时内稳定在 36℃～ 37℃之间。

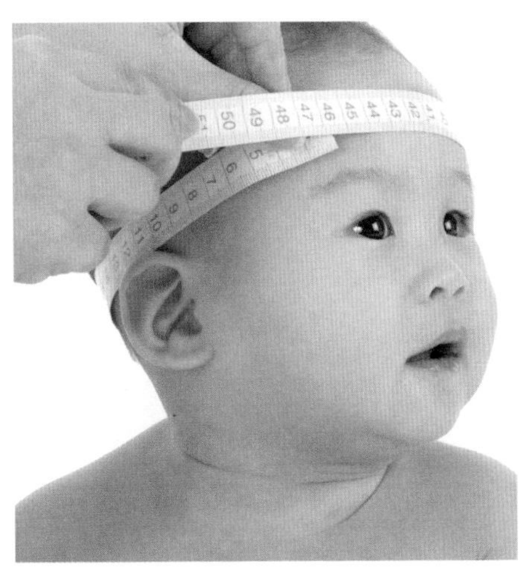

呼吸

新生儿的肺容量较小，但新陈代谢所需要的氧气量并不低，故只能以加快每分钟呼吸的次数来满足需要。正常新生儿每分钟呼吸约 35 ～ 45 次。由于新生儿呼吸中枢不健全，常伴有呼吸深浅、速度快慢不等的现象，表现为呼吸浅快、不匀，这也是正常的表现。

皮肤

刚刚出生的新生儿皮肤呈浅玫瑰色。在关节的屈曲部、臀部被胎脂覆盖着，出生后的 3 ～ 4 天左右，新生儿的全身皮肤可变得干燥。这是由于以前小儿一直生活在羊水里，当他来到世间后，皮肤就开始干燥，表皮逐渐脱落，一周以后就可以自然落净。由于新生儿皮肤的角质层比较薄，皮肤下的毛细血管丰富，因此，新生儿的皮肤在“落屑”以后呈粉红色，非常柔软光滑。

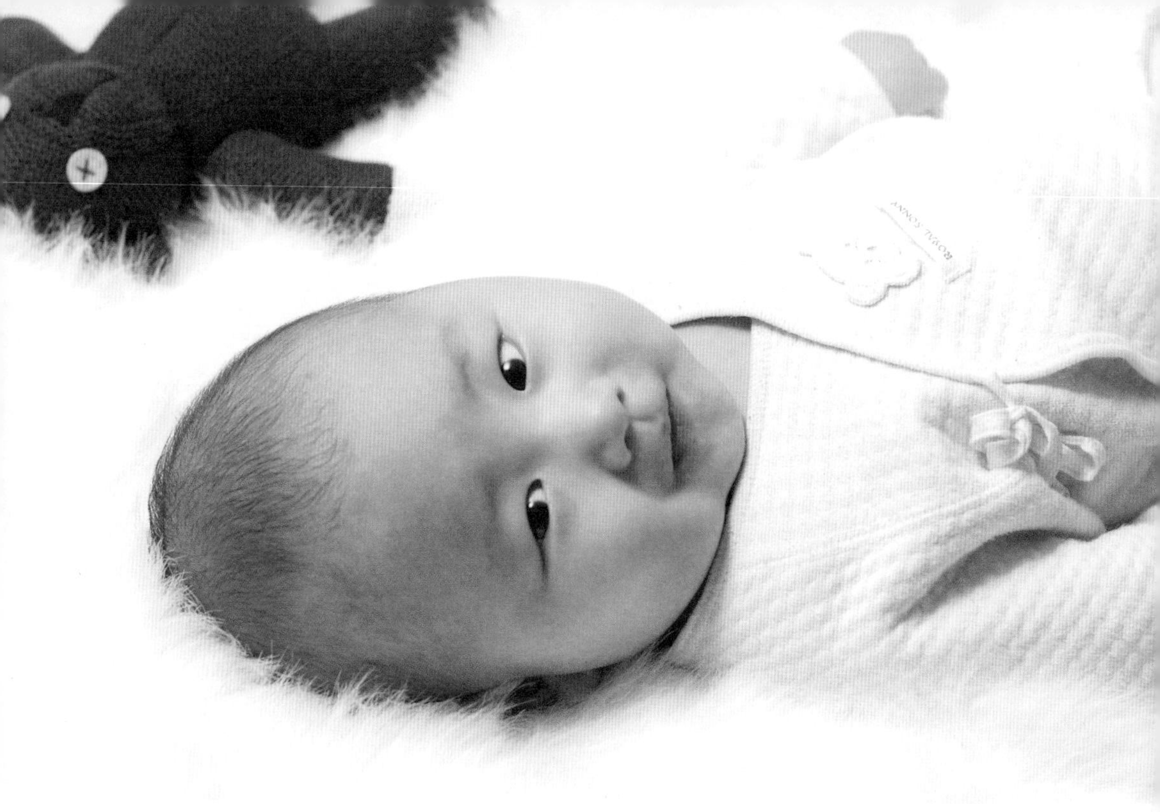

新生儿动作发育

宝宝出生后，在大动作上，几乎所有手掌、手臂及腿部的动作仍是反射动作。例如，仰卧时，身体往往与脸反方向弯曲，与脸朝同一方向的手伸直，脚弯曲，另一手臂朝上弯；活动时手臂及腿部用力伸踢，头部如无外物支持会前后倒；身体可以稍微侧翻；当缓缓被拉起至坐姿时，头部可直起而与背部成一直线。俯卧时，头部会左右转以免窒息，头可抬起一会儿。

在精细动作上，手通常会保持握拳或稍微打开的姿势，如果掰开宝宝的手指，放入汤匙或摇铃，宝宝会抓紧汤匙或摇铃，又立即松掉。宝宝的眼睛会注视物体，但不会伸手去拿，双眼看东西的协调度比较好。

新生儿智力发育

这个月的宝宝喜欢看图案，甚至喜欢看颜色、亮度或大小不同的图案。

这个时期的宝宝每 10 小时中约有 1 小时是完全清醒的。醒着时，会注视人或物；注视亮光或物体时，双眼能配合左右或上下看。视线能跟随玩具从身体的侧边移至正中间；看到人或玩具时会兴奋，不过这些必须在宝宝的视野中宝宝才看得见。但如果看得时间过长宝宝就又会变得“看不见”了；能记得在 2.5 秒内重复出现的东西；知道隔一定的时间会有奶吃；被抱起来或看到人脸时会安静下来，需要人帮助时会哭。

新生儿感知觉发育

视觉：宝宝出生时对光就有反应，眼球会无目的地运动。两周后眼睛对距离50厘米左右的灯光有反应，眼球可追随灯光运动。

听觉：刚出生的宝宝耳鼓腔内还充满着黏性液体，妨碍了声音的传导。随着液体被吸收及中耳腔内空气的充满，宝宝听觉的灵敏度逐渐增强。

嗅觉：刚出生的宝宝的嗅觉比较发达，刺激性强的气味会使宝宝皱鼻。宝宝还能辨别出妈妈身上的气味。

味觉：新生儿出生一周后能辨别出甜、苦、咸、酸等味道。如果吃惯了母乳再换奶粉宝宝会拒食；如果喝惯了加果汁或白糖的水，再喂宝宝白开水，宝宝会不喝。此时，宝宝最喜欢甜食，最讨厌苦的和辣的食物，其次是酸的食物，因此最喜欢喝糖水，而吃到苦的药时，就往外吐。

触觉：宝宝的触觉很灵敏，轻轻触动宝宝的口唇部便会引起他的吮吸动作，并转动头部；触其手心，小手会立即紧紧握住。

痛觉：宝宝的痛觉较弱，尤其是早产儿痛觉比较迟钝。

新生儿情绪发育

宝宝对父母给予的抚慰会有高兴的反应，不喜欢疼痛的感觉。宝宝会对人脸或人声报以微笑，而对妈妈的微笑会行注目礼，可直视对方眼睛，当看到人脸时会安静下来，会依着抱自己的人的身体调整姿势，寻找、吸吮乳房，会认出父母亲的声音。有时手会抓东西、拍手。但大部分时间，宝宝脸上没有什么表情。

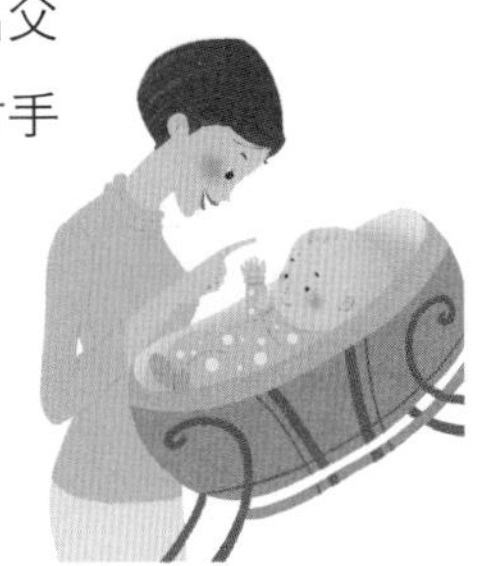

发育水平测测看

1 进食情况好吗？
2 喜欢看明亮的地方吗？
3 手脚常常活动吗？
4 宝宝躺着能自由地转换颈部的方向吗？
5 听到关门的声音会受到惊吓吗？
6 盯住光线和面孔看吗？
7 想用膝盖站时就蹬腿吗？
8 能张开或者攥住手吗？
9 会一个人微笑吗？
10 哭泣时听到声音就停止吗？

※答“是”加1分，答“否”得0分。

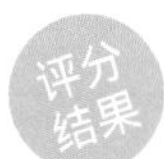

9～10分，优秀；7～8分，良好；5～6分，一般。
5分以下也不要担心，只要1、2、5这三点为“是”就可以了。

新生儿特有的生理现象和反射行为

体重减轻

新生儿在出生一周后体重会有所减轻，这是因为宝宝的进食量还不能满足需要，加上宝宝每天排出的大小便、呼吸及皮肤排出肉眼看不出的水分等，使体内暂时性地失去平衡，造成体重在出生后三四天会减轻。减轻的量可能多达出生时体重的 10%，不过随着宝宝渐渐地适应外界环境，到了第八九天这些减轻的体重就会补回来。若 10 天后仍未恢复，就应该就医另寻原因了。

斜视

斜视也就是两眼眼球移动不能协调。新生儿早期眼球尚未固定，看起来有点像斗鸡眼，而且眼部肌肉的调节不良，常有短暂性的斜视，这属于一种生理现象，也称为假性斜视。这种情况尤其好发于脸型宽阔、鼻梁扁平的宝宝，爸妈可以在家里自行观察。若受到光照时，宝宝两眼的瞳孔反光点位置是一致的，即为假性斜视，并不需要治疗处理；否则，便需要通过医师观察诊断是否需要矫治。

脱皮

几乎所有的新生宝宝都会有脱皮的现象，只要宝宝饮食、睡眠都没问题就是正常的。脱皮是因为新生儿皮肤最外层的角质层发育不完全，容易脱落；新生儿连接表皮和真皮的基底膜并不发达，使表皮和真皮的连接不够紧密，造成表皮脱落的机会增多。这种脱皮的现象全身部位都有可能会出现，但以四肢、耳后较为明显，只要于洗澡时使其自然脱落即可，无须特别采取保护措施或强行将脱皮撕下。若脱皮合并红肿或水疱等其他症状，则可能为病征，需送医就诊。

打喷嚏

新生儿偶尔打喷嚏并不是感冒的现象，因为新生儿鼻腔血液的运行较旺盛，鼻腔小且短，若有外界的微小物质如棉絮、绒毛或尘埃等进入便会刺激鼻黏膜引起打喷嚏，这也可以说是宝宝代替动手而自行清理鼻腔的一种方式。突然遇到冷空气时，新生儿也会有打喷嚏的状况，除非宝宝已经流鼻涕了，否则可以不用担心，也不用动辄让宝宝服用感冒药。

出马牙

新生儿的齿龈边缘或在上颚中线附近，常会有一点一点的乳白色

颗粒，表面光滑，少则可能1～2颗，多则可能有数十颗，这是由于当胚胎发育6周时，口腔黏膜上皮细胞开始增质变厚形成牙板。在牙板上细胞继续增生，每隔一段距离形成一个牙蕾并发育成牙胚，以便将来能够形成牙齿；当牙胚发育到一个阶段就会破碎断裂并被推到牙床的表面，即我们俗称的马牙。马牙一般在2周左右就可自行吸收，不能用针去挑或用布擦，以免损伤黏膜，引起感染。

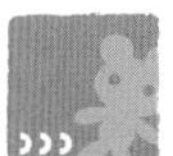

乳头发胀、泌乳

母亲怀孕后体内助孕激素与催乳素等含量逐渐增多，到分娩前达最高峰，这些激素的功能在于促进母体的乳腺发育和乳汁分泌，而胎儿在母体内透过胎盘也受到这些激素的影响，因此不论男宝宝或女宝宝的胸部都会稍微突起，有些甚至会分泌乳汁。这些都属于正常现象，不须任何的治疗。在胎儿离开母体后，来自母体激素的刺激消失，胸部自然变得平坦。

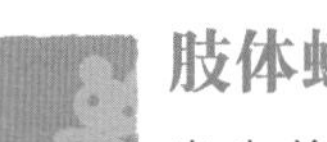

肢体蜷曲

出生前由于在子宫内的空间限制，胎儿大都是保持头向胸，双手紧抱于胸前，腿蜷曲、手掌紧握的姿势。出生后头、颈、躯干及四肢会自然逐渐伸展开来，所以宝宝出生后常有小腿轻度弯曲、双足内翻、两臂轻度外转、双手握拳，或四肢屈曲等状

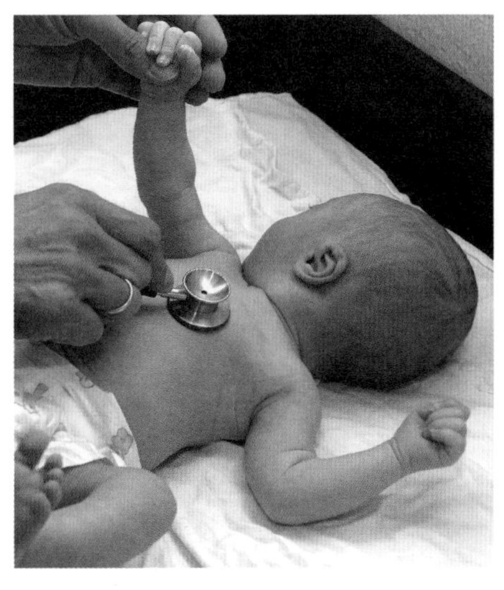

态。除非宝宝的大脑或神经发育有问题，否则只要等神经系统的控制逐渐由粗动作进展到细致动作后，这些状态就会自然矫正。

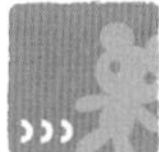

打嗝

新生儿打嗝是极为常见的现象，由于新生儿的神经系统发育还不完善，因此打嗝、放屁的次数都较成人来得多。若家中的宝宝持续地打嗝一段时间，可以喂宝宝喝一些温开水，以止住打嗝的情况。

肤色变化频繁

新生儿的血管伸缩功能和末梢循环尚未健全，皮肤较薄，因此肤色的变化非常频繁。天冷时手脚会稍稍有点发紫，而哭泣时则会满脸通红；有时睡眠的姿势也会导致宝宝身体两侧或上下半身出现不同的肤色，这些都属于正常的现象。

新生儿吃什么、怎么吃

新生儿母乳喂养的益处

母乳是婴儿的天然营养品和最理想的食物，具有其他营养品所不具备的优点：

母乳中的营养成分最适合婴儿的需要，而且这些成分的比例和分泌量会随着婴儿的生长发育而改变，另外，母乳易于消化吸收。一个足月产婴儿，在出生后4～6个月以前，只要有充足的阳光照射，单靠母乳喂养便能获得近乎全部的营养素，能够得到最佳的生长发育。

- 母乳的各种营养素比例适当，易于婴儿消化、吸收。母乳蛋白质含量虽较牛乳低，但乳清蛋白含量较高，在胃内易形成较细软的凝块，便于消化；母乳脂肪含较多不饱和脂肪酸，并含有丰富的脂肪酶，易消化、吸收；

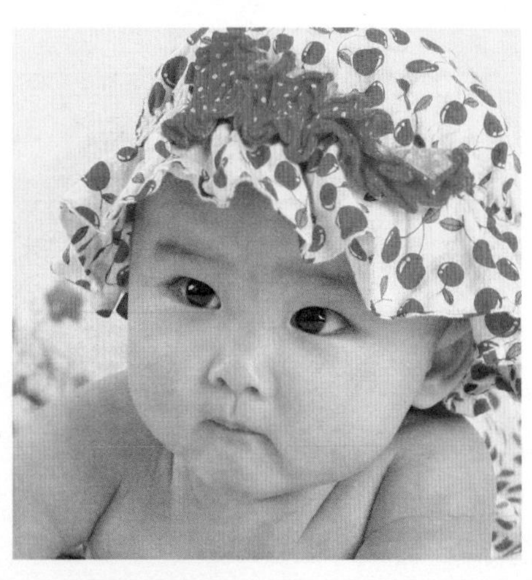

母乳乳糖含量较高，还有多种低聚糖，能促进宝宝肠道生成乳酸杆菌及双歧杆菌，抑制大肠杆菌的繁殖，还有利于宝宝大脑发育。另外，母乳钙、磷比例适宜（2 ∶ 1），易吸收，母乳喂养的婴儿较少发生低钙血症及佝偻病。

- 母乳除含有必需营养素外，还有多种抗感染因子，能保护婴儿免受细菌、病毒的侵袭，增强抗病能力。母乳喂养的婴儿，患肠胃炎、上呼吸道感染、气管炎、肺炎等病症的概率明显较低。
- 与牛奶相比，母乳中不含常见的食物过敏源，还能抑制过敏源进入身体。也就是说，过敏体质的婴儿用牛奶喂养，可能会引起过敏反应，患上湿疹、哮喘等过敏性疾病。而母乳喂养能防止婴儿出现食物过敏反应。
- 母乳喂养的婴儿不会过多地增加脂肪，可以避免婴儿超重或肥胖。
- 母乳喂养时，通过皮肤的接触、眼神的交流等，能使母婴双方在心理和感情上得到亲近和满足，有助于建立母婴感情。随着婴儿年龄的增长，这种良性刺激能使婴儿产生良好的情绪，经常处于活跃、愉快、反应灵敏的状态，有益于婴儿的心理健康和智力发育，利于良好性格的形成。

哪些情况不宜母乳喂养

尽管母乳是婴儿最佳的天然食品，然而并不是所有宝宝都能接受母乳喂养，了解这些特殊情况才能确保母乳喂养的成功。

首先，患有半乳糖血症的婴儿应谨慎喂养，凡是喂奶后出现严重呕吐、腹泻、黄疸等反应，应考虑是否患有此病，并立即停止母乳及奶制品喂养。另外，婴儿啼哭时尽量不要喂奶；婴儿熟睡时最好不要中途叫醒进行哺乳；婴儿不想吃奶，不应强行哺乳，可在两次母乳喂养之间，喂婴儿一些温开水。

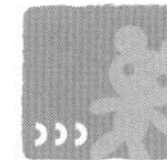

当新妈妈处于某些不适情况或是患有某些疾病时，也要停止母乳喂养，以免引起妈妈和婴儿的不适。如：

- 患有乳腺炎或乳头出现皲裂的妈妈应暂停哺乳，痊愈后恢复母乳喂养。
- 患有性病、肝炎的妈妈也应停止母乳喂养，以免影响婴儿的健康。
- 感冒高热要暂停哺乳，同时要定时挤奶，待痊愈后再恢复母乳喂养。
- 妈妈患有活动性肺结核时要禁止母乳喂养。
- 患有严重心脏病、慢性肾炎时，要暂停哺乳。
- 患有尚未稳定的糖尿病，哺乳会引起严重的并发症。
- 患有癌症，正在接受化疗或长期服用激素等药物时，暂停哺乳。
- 患有癫痫而长期服用抗癫痫药物时，不宜进行母乳喂养。
- 妈妈情绪低迷，精神不愉快，身体疲惫时要暂停哺乳。

如何对新生儿按需哺乳喂养

不同的新生儿每次吃奶量不相同，有的孩子吃奶后1小时就又饿了，而有的孩子间隔达3小时还不那么想吃。这些都是正常的生理现象，为此，妈妈喂养宝宝时要按需哺乳。按需哺乳是一种顺乎自然、省力，又符合宝宝生理需要的哺乳方法。

简单地说，就是只要婴儿想吃，就可以随时哺喂，如果妈妈奶胀了，而孩子肯吃，也可以喂，而不局限于是否到了“预定的时间”。尤其在孩子出生后的前几周，按需哺乳更是母乳喂养取得成功的关键之一。事实上，这种按需哺乳的方法既可使乳汁及时排空，又能通过频繁的吸吮刺激母体分泌出更多的催乳素，让妈妈的奶量不断增多，同时还能避免妈妈不必要的紧张和焦虑。

如何提高母乳质量

妈妈摄取的营养素直接影响到乳汁的质量，而乳汁也会直接影响到婴幼儿的生长发育。为了提高母乳的质量，妈妈应做到以下几点：

- 要加强营养，多吃营养丰富且易消化的食物，如瘦肉、鱼、蛋、牛奶、豆类及其制品等，还要多吃富含维生素和微量元素的新鲜蔬果。经常煲骨头汤、鱼头汤饮用，以补充体液。还要多喝豆浆，以促进乳汁分泌。
- 首次哺乳时间越早越好，而且初乳营养最丰富，免疫物质含量很高，通常以产后立刻哺喂为宜。
- 培养宝宝的早期吮吸，以刺激催乳素的产生，提高乳汁分泌量。
- 增加宝宝的吮吸次数，可以刺激乳汁分泌。

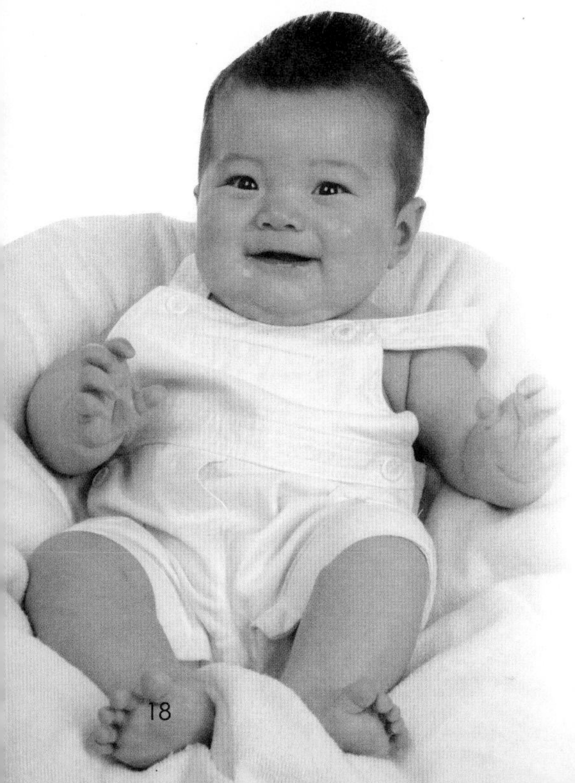

- 哺乳期间，妈妈要充分休息，否则会降低乳汁的分泌量。
- 乳汁分泌的多少与妈妈的精神状态有密切关系。哺乳期间，妈妈一定要保持心情愉快、平静，这样才能保证乳汁的正常分泌。而过度紧张、忧虑都会影响催乳素的分泌，减少乳汁。
- 家庭成员应尽量减轻妈妈的家务负担，提供良好的生活环境与家庭气氛，保证母乳喂养成功。

什么情况下需要进行混合喂养

有的妈妈在分娩后，经过努力仍然无法保证充足的母乳喂养，或是特殊情况不允许母乳喂养时，可以选择其他代乳食品。那么，对新生儿有益的混合喂养方式有哪些呢？

一种是先母乳，就是每次照常进行母乳喂养，喂完母乳后再补喂一定量的牛奶或代乳品，这种喂养方式叫补授法。婴儿先吸吮母乳再补充其他东西，这既可以在一定程度上维持母乳分泌，也能让宝宝吃到尽可能多的母乳。另一种是完全用配方奶或牛、羊奶等代替一次或多次母乳喂养，这种喂法容易使母乳减少，所以混合喂养每日最好仍然坚持不少于 3 次的母乳喂养。

无论采取哪种方法的混合喂养，每天一定要让婴儿定时吸吮母乳，而且要保证补授或代授的奶量及食物量充足。给1个月内的宝宝添加代乳品时，尽量选择母乳化奶粉，如果哺喂鲜牛奶，应根据浓度加适量水稀释，以保证大便正常。另外，混合喂养的宝宝，应该在两餐之间饮用适量的温开水。

新生儿人工喂养的奶粉如何配制

给新生儿配制奶粉要严格按照奶粉包装说明和新生儿体重用量。目前，市场上有适用于不同年龄的奶粉，如早产儿奶粉、婴儿奶粉、幼儿奶粉，这些奶粉在奶粉袋（罐）上都标有营养成分及冲调方法，新妈妈可以参照宝宝的年龄选择适合的配制方法。一般来说，调配奶粉可参考下面两种方法：

按容积比例调配：按1∶4的比例，即1份全脂奶粉配4份水，但要配足婴儿每次的需求量。

按重量比例调配：按1∶8的比例，即10克全脂奶粉加水80毫升，也要注意配足每次婴儿的需求量。

将适量的温开水调配好放入奶瓶中，根据奶粉冲调说明用袋内或罐内的塑料勺舀取适量奶粉，倒入瓶中与温水混合搅匀。为了准确计量，最好用奶粉专用计量勺盛奶粉，要保持奶粉与勺成一个平面，不要压实勺内奶粉。当然，每次配奶一定要用消毒过的奶瓶，如果中间需要加水或是奶粉，一定要把奶嘴与瓶盖一起拧下来，放在干净的纸巾上，并且奶嘴朝上放置，不能口朝下扣在桌子上。冲奶粉的动作要快，以免被空气中的细菌污染。喂奶前为了避免烫着宝宝，可将兑好的奶粉滴几滴在妈妈手腕内侧皮肤上，用以检查奶粉的温度，以不烫为准，温度适宜后再哺喂宝宝。

人工喂养宝宝不宜喂高浓度的糖水

许多家长喜欢给宝宝喝些高浓度的糖水或是喂些高糖的乳制品，其实这样不仅不能给宝宝补充营养，反而易引起宝宝患腹泻、消化不良、食欲不振，甚至营养不良。因为高浓度的糖会伤害宝宝的肠黏膜，糖发酵后产生大量气体会造成肠腔充气，发生肠黏膜与肌肉层损伤，严重时还会引起肠穿孔。

人工喂养的新生儿可以在两餐之间喂点糖水，家长不要以自己的感觉为标准，因为新生儿的味觉要比父母灵敏得多，父母觉得甜时，他们喝起来往往会甜得过头。喂新生儿的糖水以父母觉得似甜非甜即可。

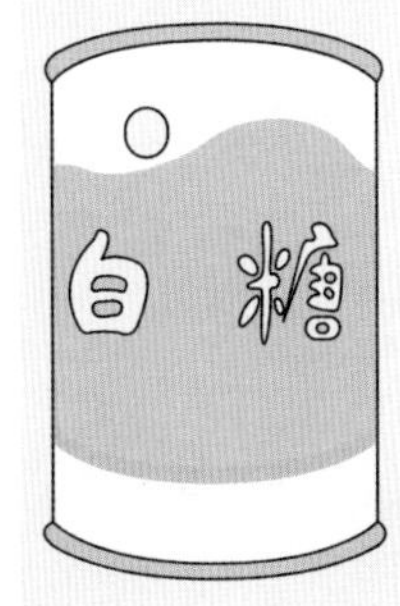

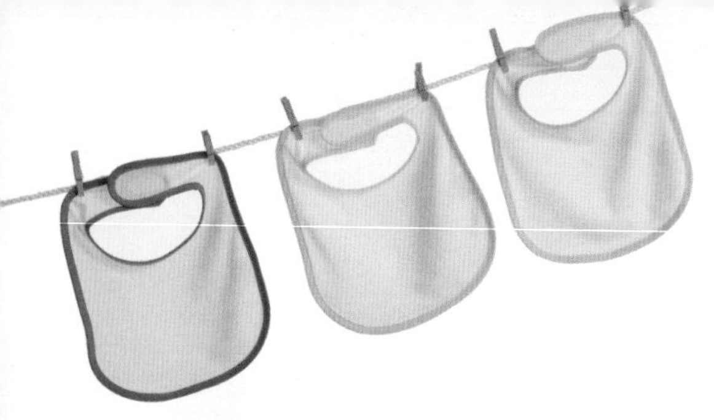

哪一种奶粉更适合宝宝

为宝宝选择奶粉可不是一件容易的事情，尤其是现在，市场上销售的奶粉价格高低各不同，到底哪种奶粉最适合宝宝呢？因此，家长需要科学选择，在给宝宝选奶粉时要注意：

- 一般含有铁元素的婴儿奶粉，都是以牛奶和乳糖为基础。大部分不喝母乳的宝宝都应该选择这些以牛奶为基础含铁元素的奶粉。

- 大豆配方奶粉以大豆蛋白为基础，不含乳糖，适合有乳糖过敏和蛋白过敏的宝宝。

- 天然奶粉以水解蛋白为基础，不含乳糖，而且容易消化，适合蛋白过敏的宝宝。

- 一些含有 DHA 和 ARA 的新型婴儿奶粉也逐渐进入市场，这两种营养成分母乳都具备，有助于婴儿的成长和发育。

- 幼儿奶粉比一般婴儿奶粉含有更多的钙和铁，如果宝宝 4 ～ 6 个月后并不怎么吃辅食或是固体食物，可以选择幼儿奶粉。

怎样安全选购配方奶粉

根据国家标准，配方奶粉有Ⅰ、Ⅱ、Ⅲ三种。配方奶粉Ⅰ是以鲜牛奶、白砂糖、大豆、饴糖为主要原料，加入适量的维生素及微量元素制成，适合 6 个月以上的宝宝食用。配方奶粉Ⅱ和Ⅲ以鲜牛奶、脱盐乳清粉、麦芽糊精、精炼植物油、奶油、白砂糖为原料，加入适量的维生素及微量元素而制成，适合 6 个月内的宝宝。爸爸妈妈为宝宝选购配方奶粉时，除了要考虑品牌和适用年龄外，最重要的是要根据宝宝的特点，详细核对该配方奶粉所标明的营养素及其量的指标，再按规定的方法调配给宝宝食用。宝宝食用时要密切观察有无不良反应及其生长发育状况，如果感到满意可继续饮用，一旦出现异常情况要随时进行调整和更换。对一些有特殊情况的宝宝，在选择配方奶粉时还应注意下面几点：

- 对牛奶蛋白过敏的宝宝，可采用以大豆蛋白为蛋白质来源生产加工的配方奶粉。

- 患有半乳糖血症或对乳糖不耐受的宝宝要尽可能选择不含乳糖或乳糖含量极低的奶粉，以免加重病情。

- 早产儿和未成熟儿因消化能力和大脑发育有待完善和成熟，可选择蛋白质含量稍低并添加 DHA（脑黄金）、双歧杆菌等营养成分的配方奶粉，有利于胃肠消化和大脑发育。

- 宝宝患有母乳性黄疸，要停用母乳 3 ～ 5 天，待黄疸消退后再喂母乳，其间，可选择适当的配方奶粉食用。

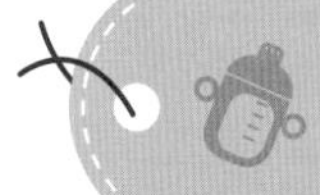

新生儿怎么养

新生儿要定期做体检

宝宝生长发育过程中会碰到许多问题，定期健康体检对于保证宝宝的健康成长是非常重要的。对于新生宝宝，定期做健康体检更有意义，可以及时发现异常情况，指导养育。

新生儿必须测量体重、身长、头围、胸围和腹围，可以判断婴儿的成长发育和营养状态。此外，检查皮下脂肪的丰满度，皮肤是否光滑，有无脱屑及褶皱等，也有助于判定宝宝的营养状况。

除了要检查宝宝身体发育状况外，健康体检还要有一些新的检查内容，以全面关注宝宝的身体发育。这些内容包括听力筛查、智力测评、气质测评、早期训练、视力筛查等。对于出生时有窒息、缺氧、早产等高危情况的宝宝，更需要监测宝宝的疾病恢复情况，并在医生的指导下，尽早恢复到正常水平。为了下一代的健康成长，为了全家的幸福和欢乐，爸爸妈妈应高度重视宝宝的健康体检。

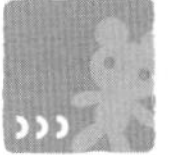

如何给宝宝选购奶瓶和奶嘴

给宝宝准备合适的奶瓶和奶嘴讲究也很多，新爸爸妈妈一定要细心掌握。

看奶瓶材质：目前市场上的奶瓶从材料上有无毒塑料(俗称太空玻璃)和玻璃两种。塑料奶瓶质量轻、不易碎，适合外出及较大宝宝自己拿用。玻璃奶瓶除了强度不够、易碎外，其他方面都优于塑料奶瓶，适合由妈妈拿着哺喂宝宝。一般喂养初生宝宝使用玻璃奶瓶为主，3 个月后用塑料奶瓶多一些。

看奶瓶容量：常见的奶瓶容量一般有 120 毫升、160 毫升、200 毫升、240 毫升几种。一般说来，新生儿需要 120 毫升容量的奶瓶，以后随着宝宝的饮食量的增加再更换稍大的奶瓶，而且奶瓶 4 ~ 6 个月就需要淘汰更新。

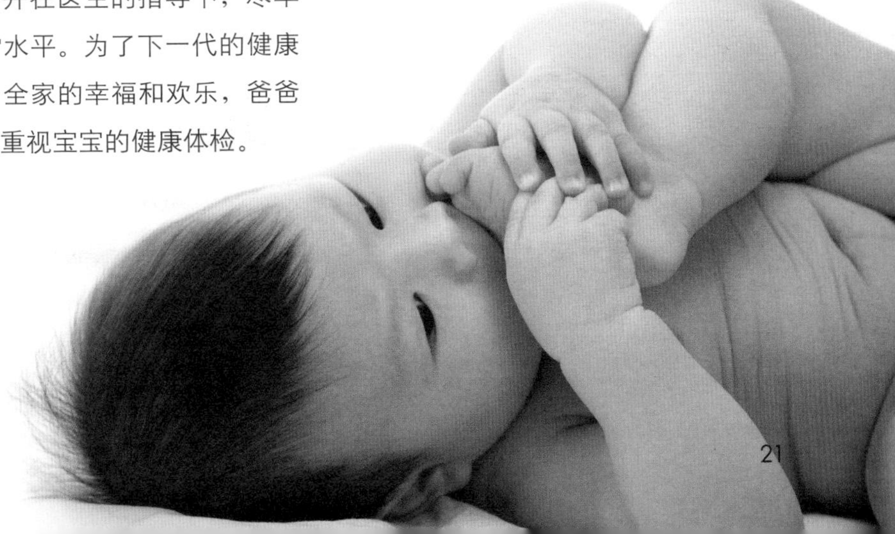

● **确定奶瓶购买数量**：这取决于喂养方式和使用奶瓶的方法。母乳喂养的情况下，建议准备好 1 ～ 2 个 240 毫升和 1 ～ 2 个 120 毫升的奶瓶；混合喂养和人工喂养的要备好 4 ～ 6 个 240 毫升和 1 ～ 2 个 120 毫升的奶瓶。

● **看外观**：优质奶瓶的透明度好，能清晰地看到奶液的容量和状态。优质奶瓶的硬度也高，用手捏一捏就能感觉出来。瓶身最好不要有太多的图案和色彩。

● **看形状**：圆形奶瓶内颈平滑，奶液流动顺畅，适合 0 ～ 3 个月的宝宝使用；弧形奶瓶便于宝宝抓握，满足他们自己吃奶的愿望，适合 4 个月以上的宝宝使用；带柄的小奶瓶专为 1 岁左右的宝宝准备。

有了合适的奶瓶，还得配上合适的奶嘴。奶嘴从材质上分为橡胶和硅胶制两种，橡胶奶嘴有弹性，质感就像妈妈的乳头；硅胶奶嘴没有橡胶的异味，容易被宝宝接纳，也不易老化，还抗热、抗腐蚀。此外，奶瓶上奶嘴的小孔也有好多型号，妈妈也要细心、认真挑选。

如何给新生儿选衣服

新生宝宝的衣服应选择纯棉或纯毛的天然纤维织品，因为这种材质的衣服摸起来手感非常柔软，能够呵护宝宝娇嫩的肌肤，而且穿起来也能更好地调节体温。妈妈们要特别注意宝宝衣服的腋下和裆部是否柔软，因为这些地方是宝宝经常活动的部位，如果面料不好会导致宝宝皮肤受损。

新生宝宝的衣服在挑选上也有不同的讲究。一般来说，最好选择前开衫或宽圆领的，因为宝宝不喜欢他的脸被衣物遮着，而且前开衫的衣服也方便父母为宝宝穿脱和换尿布，能够减少宝宝身体裸露的机会。对于小宝宝的内衣裤则建议选择浅色花型或素色的，因为一旦宝宝出现不适和异常，衣物弄脏了，父母可以及时发现。

此外，给新生宝宝选择衣服尽量要买大不买小，对宝宝来说，稍微大一些的衣服，不会影响他的生长发育，而过于紧身的衣服，则会对其生长发育造成严重的影响。

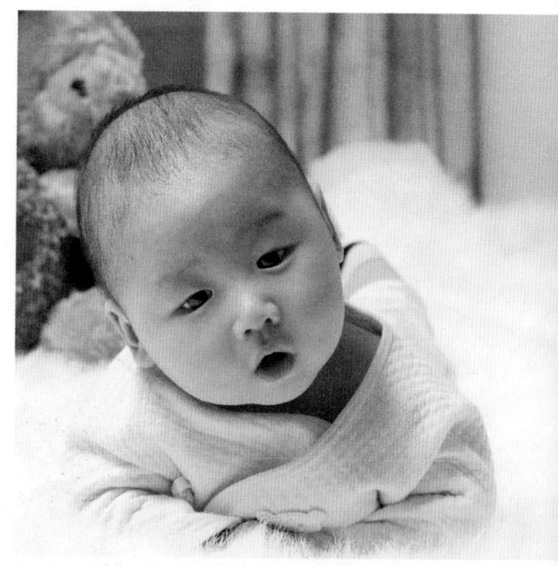

怎样给新生儿穿衣服

婴儿往往不喜欢换衣服，当新妈妈刚开始操作时他们会又哭又闹。其实，父母完全可以不必慌张、烦躁，只要保持平稳的情绪和柔和的动作，宝宝一定会很配合家长的工作。此外，还有哪些要领要掌握呢？

换衣服前，父母应先把干净的衣服准备好。如果里外几件衣服要一起换，不妨先把这些衣服的袖子和裤腿分别套在一起，这样穿衣服的时间就会减少到最低限度。

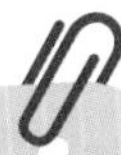

专家提示

爸爸妈妈给新生儿换衣服时，要先在宝宝的身体下面垫一条浴巾，把干净的衣裤平展开放在一起，然后把袖子卷成圆形，从袖口抓住宝宝的拳头，把他的手臂带过来，再拉直衣袖。然后把宝宝的腿穿进连衣裤的裤腿、拉直，最后系好带子，整理好衣裤的外形。为了让宝宝能更好地配合穿衣，父母也可以在换衣服的同时，用一些玩具转移宝宝的注意力。

新生儿的衣服怎么洗

洗宝宝的衣服时，可以用宝宝专用的盆和洗衣液来清洗，千万不要用任何含磷的洗衣粉和柔顺剂，也不要用碱性强的肥皂，以免漂洗不净刺激孩子的皮肤。

颜色很鲜艳的衣服要和浅色衣物分开洗，避免褪色和染色。另外，宝宝的衣物最好不用洗衣机清洗。

若是刚买回的衣服，一定要先清洗一下再穿。清洗时可用清水漂洗并加点白醋，因为白醋既可以消毒又可以让衣物更柔软，洗净后在太阳下晒干。

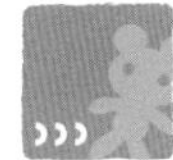

怎样给新生儿洗手、洗脸

新生儿出生后皮肤上常带有脱落的胎脂，尤其是头、颈、腋下等部位。为此，要养成每天给宝宝洗脸的习惯，早晚各洗一次。给宝宝洗脸时，以温水为宜，用纱布或薄毛巾浸水拧干后轻轻擦洗，擦洗的顺序是先擦宝宝的眼睛，再擦鼻子、嘴、面颊、耳朵及耳后，然后再擦洗颈部（尤其要擦洗颌下的颈部）和头部。每擦一个部位后，都要重新清洗毛巾，防止交叉感染。

新生儿的小手多呈紧握状态，手指夹缝和手掌时常藏有污垢，给宝宝洗完脸后一定不要忘了给宝宝洗手。父母可以握着婴儿的手，先将一只小手放入水盆中，一面拨动水一面轻轻拨开宝宝的手指，并用婴儿香皂搓洗，再在水中洗干净，用毛巾擦干。给宝宝洗手、洗脸时，动作一定要轻柔、利落，让宝宝觉得这样做很舒适。但不要在婴儿哭闹时强迫他去洗，以免其对洗手、洗脸产生恐惧和厌烦心理。

新生儿不宜戴手套防抓伤

很多家长看到宝宝的小手无目的地抓摸，很担心他们会把自己抓伤，就给孩子戴上一副手套。

戴手套看上去好像可以保护宝宝的皮肤，但从婴儿发育的角度看，这种做法束缚了孩子的双手，限制了手指活动，不利于触觉发育。而且毛巾手套或是用其他棉制品做的手套，里面的线头一旦脱落，很容易缠住宝宝的手指，影响手指局部血液循环。

有的家长明白了戴手套不好后，就盲目摘掉，采取更加严密的监护，一看到孩子手乱动，就立即抓着他的双手，不许孩子动，导致宝宝不耐烦地哭闹。这种抚养孩子的办法不利于发展宝宝双手的灵活性和协调性，对大脑潜能的开发也没有好处。

其实，手是智慧的来源、大脑的老师。手的乱抓、不协调活动都是手部精细动作能力的一个发展过程，宝宝看似不经意地吃手、抓握玩具，以及后来的吃玩具，都是心理、行为能力发展的初级阶段，这种探索都能为日后手眼协调发展打下良好的基础。

如果给宝宝戴上了手套，就可能会妨碍宝宝手的动作能力的发展和口腔认知，经常让宝宝学习握物或握手指，可以促使宝宝从被动握物发展到主动抓握，促进宝宝双手的灵活性和协调性，对大脑潜能的开发很有好处。

如何为新生儿选购尿布

尿布是婴幼儿的必需品，而如何为婴儿挑选尿布、换尿布、洗尿布是令许多父母感到犯愁的事情。

购买一次性尿布、尿裤应注意选择符合卫生标准的。最好在正规的育婴店、超市等地方购买合格的产品。

但是因为小宝宝皮肤娇嫩，最好使用自制的全棉尿布，不仅对宝宝有利，而且还能节省开支。只要清洗彻底，合理消毒，对新生宝宝来说，是有益无害的。

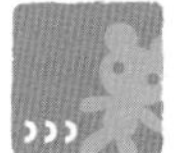

新手爸妈如何使用尿布

尿布使用时可折成两种形状，一是长方形，就是将正方形尿布折叠成三层或用两块长方形尿布折叠成长方形使用。使用时在宝宝腰部围一条宽松适宜的松紧带，再将尿布放在胯下，前后两端塞入松紧带就可以了。

另一种是三角形，将正方形尿布对折两次，使用时可在三角形尿布内侧加一叠长尿布，三角形尿布的两端可缝上粘料。一般全棉尿布要准备 20 多块，以备随时清洗、更换。

在给宝宝更换尿布前，应将尿布一份份叠好备用。更换时在洗屁股的盆中放好温水和小毛巾，然后解开尿布，用一只手将宝宝双足轻轻提起，另一只手用长条尿布擦净宝宝的小屁股。

如果宝宝只是小便了，只要用沾了清水挤干后，稍微有些潮湿的小毛巾把宝宝的阴部、臀部擦洗干净即可。若是大便，应将宝宝抱起，彻底清洗，洗净后擦干。

● 洗的时候要注意，如果是女宝宝，要从前往后擦，不能从后往前，避免粪便污染宝宝的外阴，引发感染。

● 如果是男宝宝，要看看阴囊上是否沾着大便，如果有，要彻底清洗干净。

最后，擦拭干净，换上洁净的尿布。给宝宝换尿布的方法有下面两种：

第一种方法	把宝宝放在床上，妈妈坐在床上给宝宝换，妈妈的腰不要扭得太侧。
第二种方法	把宝宝放在床上，妈妈挺直跪在床边地上的软垫上，不过这种姿势不太适合膝盖疼痛的妈妈。

给宝宝换尿布的动作一定要轻柔，以免给宝宝带来不适。换好尿布后，把宝宝放在床上，最好在宝宝屁股下面垫一块30厘米大小的薄棉垫以吸收尿液，防止大小便渗漏到褥子上。

换下的全棉尿布一定要及时清洗。每次换下的尿布要搁在固定的地方。若只是小便，先用清水漂洗干净尿布，再用沸水烫一下；若有大便，先用专用刷子将尿布上的粪便刮去，然后用中性肥皂在清水中反复搓洗，直至洁净，再用清水漂洗2～3次，最后用沸水烫一遍或煮沸消毒。晾尿布时最好在阳光下晒一晒，这样能更好地杀菌消毒。

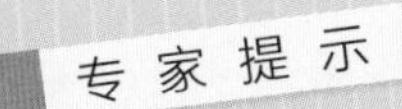

天气不好时要用熨斗熨干尿布，宝宝再次使用时就会很舒服了。洗干净的尿布要叠放整齐，放在洁净无污染的地方保存，并要方便随时取用。

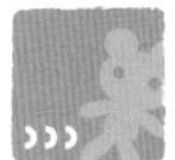

不要给新生儿剃“满月头”

民间有在新生儿满月时剃满月头的说法，认为这样可以让宝宝的头发增多、变粗。实际上，这种做法是没有科学依据的。从头发的结构看，露出皮肤表面的部分叫毛干，藏在皮肤里面的叫毛根，毛干和毛根都是没有生命活力的物质。

剃刮修剪去除的只是已经角化、没有生命力的那一部分毛发，影响不了头发本身的生长。为此，给新生儿剃满月头不会影响头发的数量。另外，新生儿头上都有一层胎皮，对新生儿头皮有保护作用，随着孩子的生长发育，这层胎皮会自然地慢慢脱落。若是满月时剃头反倒会把这层皮去掉，而使细菌侵入，引起头皮发痒，甚至导致各种皮肤炎症。

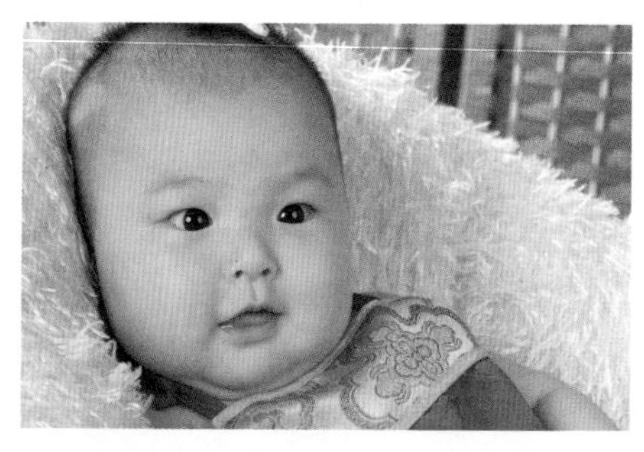

如何给新生儿洗澡

给新生儿沐浴除了能清洁宝宝的肌肤，让他感到舒适外，还能协助宝宝的皮肤排泄和散热，促进血液循环，活动宝宝的肌肉和肢体。一般来说，新生儿产后 8 ～ 12 小时就可以洗澡。正常情况下，夏季宝宝洗澡每天 1 ～ 2 次，冬季每天 1 次。那么，洗澡时有哪些细节需要注意呢？

● 洗澡前要做的准备：宝宝用的洗澡用具，包括澡盆、浴巾、毛巾、脸盆、纱布、香皂或沐浴露、棉签、脱脂棉花、婴儿油、爽身粉等；洗澡前关好屋内窗户；备好宝宝爱听的音乐；备好宝宝要换的衣服、尿布，在床上摆好大浴巾；水温调到 37℃～ 38℃；要是冬天洗澡，要再准备些更热的水备用；要是冬天晚上洗澡，最好将室温调到 26℃，最好能升到 28℃～ 32℃。

● 洗澡时要做的事情：给宝宝脱掉衣服、去掉尿布、用大毛巾裹住全身，父母坐在小椅子上，让宝宝仰卧在父母的左侧大腿上，用左臂和手掌从宝宝后背托住头和颈部，让他的下半身固定在父母的臂弯和腰身间；再用左手拇指和中指按住他的两个耳郭使之反折，堵住耳孔以免进水。洗澡时要按照先上身再下身，先上肢再下肢的顺序，依次清洗头颈、腋窝、手心、肘弯、前胸、腹部，最后清洗腹股沟、大腿、脚等部位。

● 洗澡后要做的事情：洗完后让宝宝保持仰卧位，父母左手托住他的头颈部，右手抓住他的脚踝部，把婴儿从水中抱起，放在干浴巾上包起来轻轻擦干，注意皮肤褶皱部位应轻轻蘸干，再往腋下撒上婴儿爽身粉。往颈部撒爽身粉时先把粉撒在父母的右手心，再用左手心遮掩着宝宝的口、鼻，然后右手把手上的爽身粉轻抹在宝宝的颈上。然后，护理脐部，兜尿布、穿衣、包好后再喂奶。

专家提示

给宝宝洗澡时，有一些细节问题不可忽视：孩子身上不舒服，有拒奶、呕吐、咳嗽厉害等现象时不宜洗澡，可以给宝宝用湿毛巾擦拭一下脖子、腋下、屁股等容易弄脏的地方；洗澡动作要轻柔迅速，全过程尽量在5～10分钟内完成，在热水中的浸泡时间不要超过5分钟；每次洗澡时间安排在喂奶前1～2小时，以免引起吐奶；不要把爽身粉直接撒在宝宝的脖颈上，以免宝宝吸入爽身粉；给宝宝洗澡时千万不能让他处于无人看护的状态。

新生儿怎么教

动一动：尽早训练运动能力

宝宝出生以后，要尽早训练他的运动能力。

给宝宝翻身： 这个训练方式可以锻炼宝宝的身体灵活性，对腰背颈部肌肉也有锻炼作用。同时，训练时爸爸妈妈温柔的声音也会让宝宝倍感亲切，满足宝宝的情感需要。

换尿布后，让宝宝躺在松软的地方，慢慢地将宝宝翻过来。一边翻动宝宝时，一边对宝宝轻声说话。比如说："宝宝真乖，妈妈帮你翻翻身"；"宝宝，来，一起使劲，一、二、三"。翻身后，可以抚摸宝宝的背部，一边抚摸，一边和宝宝说话。再翻两次。相信，在换完尿布之后玩翻身的游戏，应该是所有的宝宝都很期待的。

帮宝宝伸展身体： 父母在帮助宝宝伸展手臂时，不仅活动了宝宝的躯体，而且鼓励宝宝多多活动，给予一种精神上的刺激。

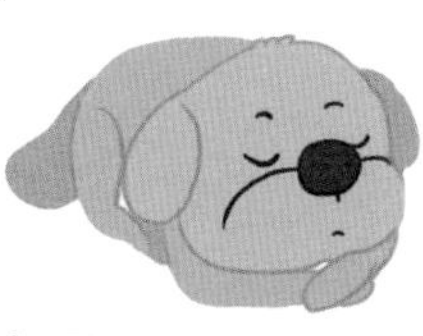

父母轻轻地拉住宝宝的腿将它左右摆。或让宝宝用手抱紧某一个东西，然后父母将他的手拉开再合拢。重复的次数多了，宝宝会渐渐学会自己活动自己的手臂、双腿。

这一游戏可以在给宝宝换尿布、洗澡时做，一天可以做多次，持续时间不能超过几分钟。

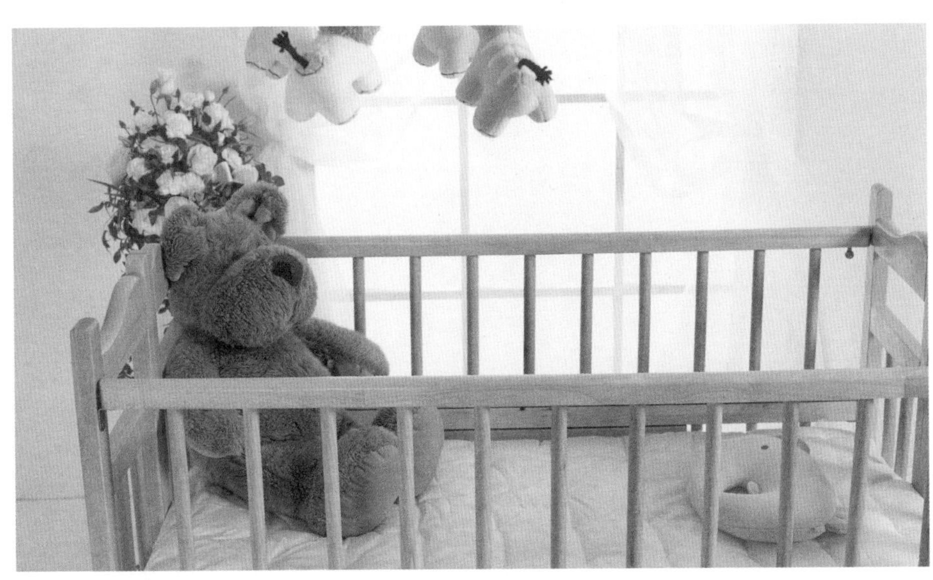

看一看：多给宝宝视觉刺激

新生儿期的宝宝具有活跃的视觉能力，他能够看到周围的东西，甚至能够记住复杂的图形，分辨不同人的脸形，喜欢看鲜艳动感的东西。父母可以趁宝宝醒着的时候，帮助宝宝发展视觉功能。

● 看父母：在宝宝醒着的时候，父母可以在宝宝耳边10厘米左右，轻轻地呼唤宝宝，使他听到父母的声音后，慢慢移动头的位置来注视父母的脸，父母要设法吸引宝宝的视线追随父母移动，比如可以采取游戏躲猫猫的形式。

● 看红光：准备一个手电筒，外面包一块红布，在距离宝宝20厘米左右给他看红光，父母要上下左右慢慢移动电筒，速度以每秒移动3厘米左右，大约一分钟移动12次，每次距离为30～40厘米，让宝宝的目光追随和捕捉红光，从而训练宝宝的目光固定及眼球的协调能力。这种训练每天一次，每次一分钟。

● 看图片：黑白图形对新生宝宝最有刺激性，一般宝宝最喜欢的是模拟母亲脸的黑白挂图，也喜欢看条纹、波纹、棋盘等图形。挂图可放在床栏杆右侧距宝宝眼睛20厘米处让他观看，每隔3～4天应换一幅图。父母可观察宝宝注视新画的时间，一般宝宝对新奇的东西注视的时间比较长，对熟悉的图画注视的时间短。

● 看玩具：在宝宝的房间悬挂一些能发出悦耳声音的彩色旋转玩具，让宝宝看和听。悬挂的玩具品种可多样化，还应经常更换品种和位置，悬挂高度为30厘米左右。当宝宝醒来时，父母可把他竖起来抱抱，让宝宝看看墙上的玩具，同时可告诉他这些玩具的名称。当宝宝看到这些玩具，听到妈妈的声音，就会很高兴。

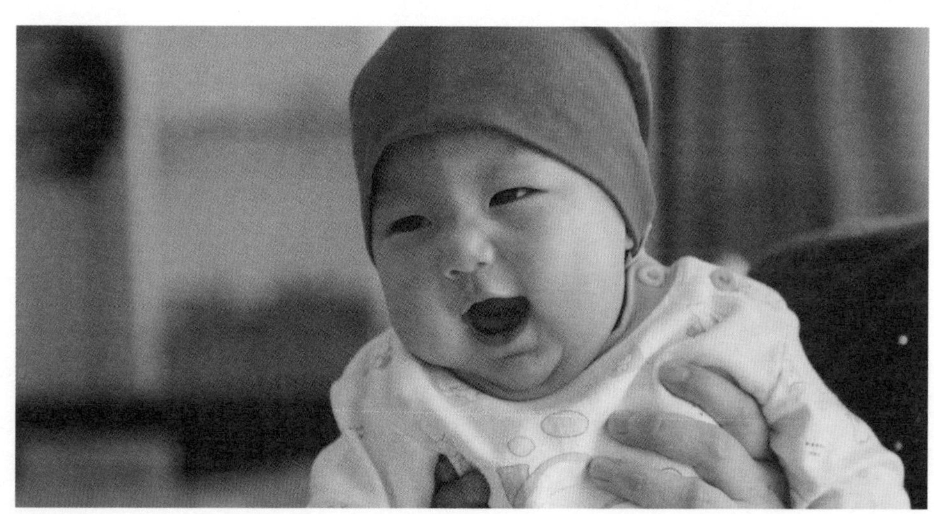

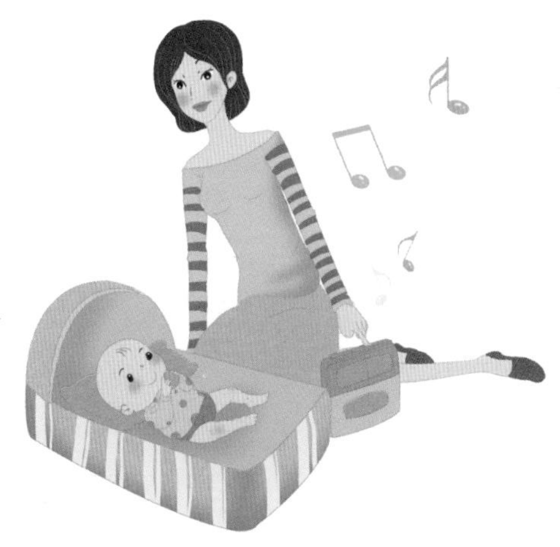

听一听：训练听力打好启智基础

现代科学已经证明，胎儿在妈妈体内就具有听的能力，并能感受声音的强弱、音调的高低和分辨声音的类型。因此，新生儿不仅具有听力，还具有声音定向能力，能够分辨出发出声音的地方。所以，在新生儿期进行宝宝的听觉能力训练是切实可行的。

让宝宝经常接触声音：爸爸妈妈要让宝宝经常接触声音、习惯声音，从而提高宝宝的听觉记忆能力。

准备好适当大小的铃铛，将铃铛系在宝宝的手上或脚上。

宝宝自己动手或脚使铃铛响起，或者妈妈轻轻摇动宝宝的手和腿，使铃铛轻响，一边说："宝宝听，什么响？宝宝听，铃铛响。丁零零……"

爸爸妈妈需要注意的是，铃铛不能太响，以免刺激宝宝耳膜，注意铃铛上不能有毛刺，以免划伤宝宝。在宝宝睡觉时取下铃铛，以免宝宝醒来突然听见声音会受到惊吓。爸爸妈妈在摇动宝宝手脚时动作要轻柔。

给宝宝听安宁的乐曲：适当给宝宝听古典音乐，不但能训练宝宝的听觉能力，还能够激发宝宝初始的思维活动。研究证明，大脑中许多与学习相关的联系，可以在婴幼儿时期用古典音乐去激发。

古典音乐的复杂性及其模式有利于宝宝认知能力的培养，有助于宝宝将来学习有关数学和语言方面的知识。

在钢琴曲和交响乐中成长的宝宝，对时间和空间的感觉也更强烈，这为宝宝在智力游戏、解决难题甚至进行科学实验的技能上准备了潜力，宝宝的语言能力也会得到锻炼。因为音乐的节奏、音调和反复性能增强宝宝的表达能力，事实表明，接受古典音乐熏陶的宝宝学东西更快。但并不是所有的音乐节奏都适合宝宝，专家建议采用节奏平缓安宁的乐曲，尤其是对刚出生的宝宝，这样宝宝就能慢慢习惯在母亲体外的生活。音乐的声音应该是柔和、清新、平静的，声音

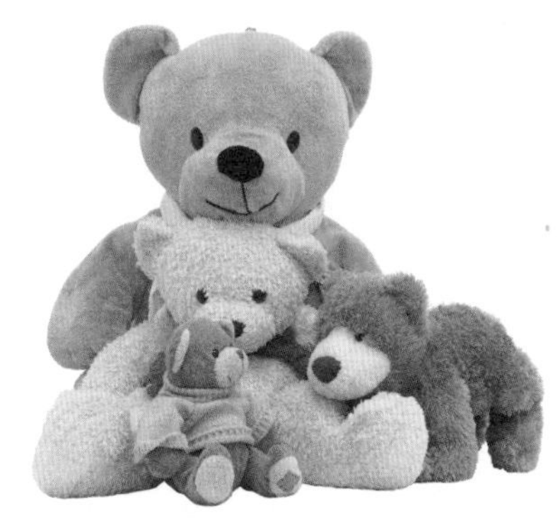

不能太响，要让宝宝觉得他正在和妈妈一同分享某些非常亲密的东西。时间以 3 ~ 5 分钟为宜。

亲子互动：爱心传递，母子情深

交流是自然真情的流露，对父母和宝宝都是一种心灵的需要。宝宝出生后随着大脑的迅速发育以及与外界的广泛接触，不仅身体在长大，精神活动也开始萌芽。宝宝的行为和感情的发育发展需要父母共同来关怀和诱导，所以父母要学会用心养育自己的宝宝，用自己的爱心与耐心与宝宝进行情感交流。

● 揣摩新生儿的情绪：从宝宝出生，爸爸妈妈就会发现孩子的一些特点。比如，婴儿饥饿的时候吃奶迫不

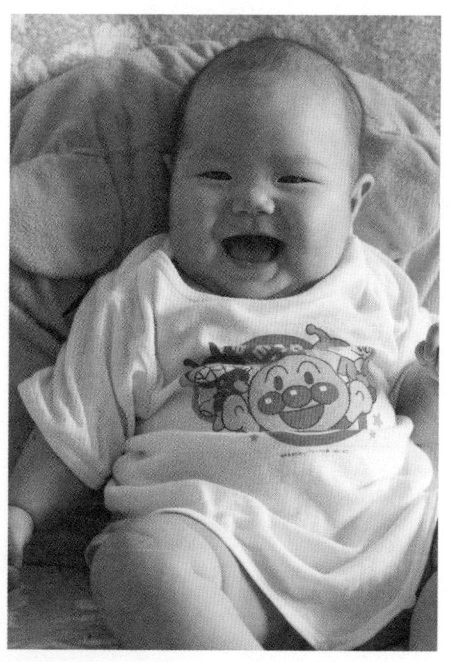

及待，妈妈稍稍慢一点，宝宝就会急哭，或者发出叫声。婴儿睡醒以后，自己玩会儿，如果没有成人出现，他就发出“咿咿呀呀”的叫声，好像在招呼成人，又像在发脾气。随着婴儿日渐长大，他的表现也逐步发展，当妈妈让宝宝坐在膝上，宝宝不愿意，他就把身子扭来扭去，还要把肚子挺起来，嘴里“嗯、嗯”叫。宝宝的这些行为已经显露出婴儿早期的情绪。

尽管新生儿的父母不一定知道婴儿有什么情绪，但让每一个父母说出婴儿什么时候高兴、什么时候不高兴是容易的。困难的是，父母或其他成人很难具体地了解婴儿情绪的状态。

已有的研究对婴儿情绪的性质和情绪的发展，看法很不一致。有人认为，婴儿出生时具有 3 种情绪，它们是爱、怒、怕。有人认为，婴儿只有一种情绪，即兴奋，以后逐渐分化成更为广泛的各种情绪。无论哪种看法，婴儿最初的情绪都比较简单，以后在成人的照料和关心下，情绪中的社会性成分才会越来越多。

● 多与新生儿交流：宝宝一出生，就表现出与外界交流的天赋。新生儿与妈妈对视就是彼此交流的开始。这种交流，对宝宝行为能力的健康发展，具有重大而深远的意义。

宝宝虽然不会说话，但可以通过运动与爸爸妈妈进行交流。当妈妈和新生儿柔声说话时，宝宝会出现不同

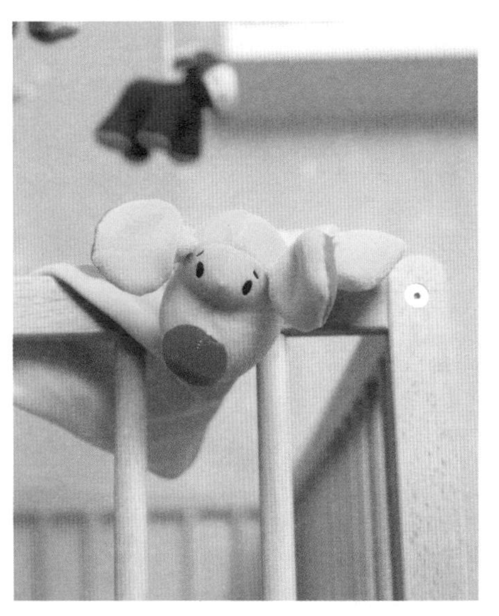

的面部表情和躯体动作，就像表演舞蹈一样，扬眉、伸脚、举臂，表情愉悦，动作优美、欢快；当妈妈停止说话时，宝宝就会停止运动，两眼凝视着妈妈；当妈妈再次说话时，宝宝又变得活跃起来，动作随之增多。宝宝用躯体语言和爸爸妈妈说话，对大脑发育和心理发育有很大的帮助。

当宝宝哭闹时，爸爸妈妈把他抱在怀里，用亲切的语言和宝宝说话，用疼爱的眼神和他对视，宝宝就会安静下来，而且还会对爸爸妈妈报以微笑，使爸爸妈妈更加疼爱自己。

● 把新生儿当成大孩子：有不少新手爸爸妈妈，总以为新生儿期的宝宝除了吃喝拉撒睡之外什么也不懂，其实这种认识是错误的。为使开发新生儿的智力工作卓有成效，父母首先要做的，就是要把新生儿当成懂事的大孩子。

当妈妈说话时，正在吃奶的宝宝会暂时停止吸吮，或减慢吸吮的速度。当爸爸逗宝宝时，他会报以喜悦的表情，甚至微笑。这是宝宝与爸爸妈妈建立感情的本领。宝宝对爸爸妈妈及周围亲人的抚摸、拥抱、亲吻，都有积极的反应。但当宝宝听到妈妈说话时，别人再和他说话，宝宝也不会理会其他人了。

在对新生儿的护理中，爸爸妈妈无论做什么，都要边做边对宝宝讲，不但讲实际操作过程，还要讲你的感受和心得，语调轻缓，充满柔情。比如当宝宝哭了的时候，你可以把宝宝抱起来，问他是不是饿了，是不是尿了，或者是哪里不舒服了？然后根据你的判断，一边喂奶、换尿布或者按摩，一边和宝宝讲你在为宝宝所做的事。慢慢地，你就会发现宝宝似乎能听懂你的话了，并且会用更加热情的动作和表情回应你。而你所做的这一切，都能够促进新生儿的智力发育。

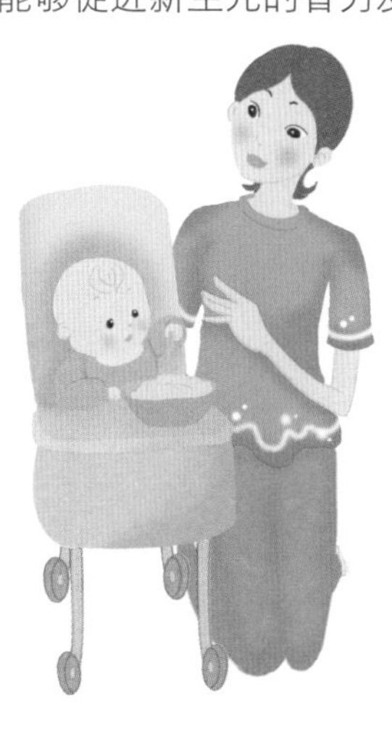

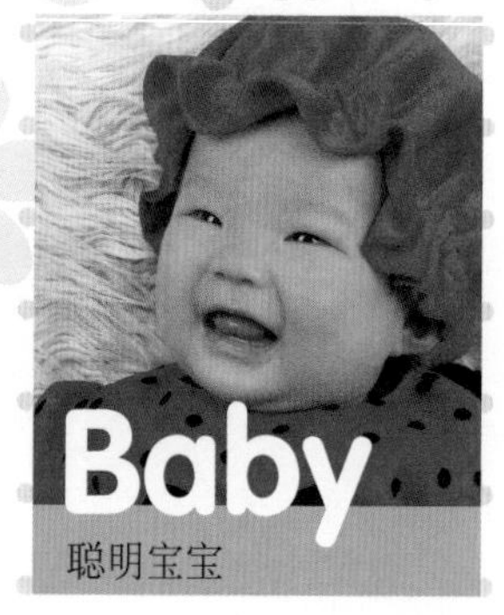

Part 02

1~2个月宝宝 我会"咯咯"地笑了

宝宝的微笑是送给爸妈最好的礼物。如果父母跟他亲密地聊上几句，他可能会发出"咯咯、咕咕"的声音来回应爸爸妈妈呢！总而言之，宝宝在慢慢的成长中不断地发生着变化，他的世界里充满了笑声、快乐和安详。

1~2个月宝宝生长发育标准

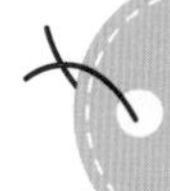

1~2个月宝宝身体发育

本月的宝宝，面部长得扁平，阔鼻，小脸光滑了，皮肤也白嫩了，肩和臀部显得较狭小，脖子短，胸部、肚子呈现圆鼓形状，胳臂、腿也变得圆润了，而且总是喜欢呈屈曲状态，两只小手握着拳。所有这一切都表明，宝宝已经平安顺利地度过了新生儿期，开始迎接自己的新生活。

身长

身高增长比较快，一个月可长 3 ~ 4 厘米。影响身长的因素很多，有喂养、营养、疾病、环境、睡眠、运动等。但这个月的孩子身长的增长不受遗传影响。宝宝身长的测量也和体重一样，要标准测量。有的父母测量的结果往往与实际有较大的误差，故应该请专业人员进行测量。如果宝宝身长增长明显落后于平均值，要及时看医生。

体重

这个月的宝宝体重增长较快，平均可增加 1000 克。人工喂养的孩子体重增长更快，可增加 1500 克，甚至更高。但体重增加程度存在着显著的个体差异。有的这一个月仅增长 500 克，这不能认为是不正常的，体重的增长并不均衡，这个月长得慢，下个月也许会出现快速增长。体重增长呈阶梯性甚至是跳跃性，这样的孩子并不少见。所以，如果您的宝宝在一个时期体重增长有些慢，不要过于着急，只要排除患病的可能性，到了下一个月就会出现补长现象。如连续增长落后，应到妇幼儿保健机构咨询并接受指导。

头围

这个月的宝宝头围可达 38 厘米以上，前半年头围平均增长 9 厘米，但每个月并不是平均增长。所以，只要头围在逐渐增长，即使某个月增长稍微少了，也不必着急，要看总的趋势。总的趋势呈增长势头就是正常的，并不是这个月必须增长 3 ～ 4 厘米。经常会遇到父母为了孩子头围比正常平均值差 0.5 厘米而焦急万分，这是没有必要的。

囟门

前囟是没有颅骨的地方，一定要注意保护，没有必要不可触摸孩子的前囟，更不能用硬的东西磕碰前囟。孩子的前囟会出现跳动，这是正常的。前囟一般是与颅骨齐平的，如果过于突出或过于凹陷都是异常。过于隆起可能是因为颅压增高，过于凹陷，可能是因为脱水。

这个月孩子的前囟大小与新生儿期没有太大区别，对边连线是 1.5 ～ 2.0 厘米左右，每个孩子前囟大小也存在着个体差异，如果不大于 3.0 厘米，不小于 1.0 厘米都是正常的。

宝宝的前囟门通常要到生后 6 个月左右才开始逐渐变小，一般在 12 ～ 18 个月闭合。头的后部正中的后囟门呈三角形，一般在生后 2 ～ 3 个月时闭合。

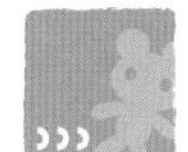

1～2个月宝宝智力发育

逗引宝宝时有反应，听到声音会有受惊的动作和表情。视线能随灯光或物体从外眼角移动，超过身体中间。给他看两样东西时，视线只会集中于其中一物。以全身的动作反应，试图去抓吸引他的物品。物品留在手中的时间极短，意志取代反射的抓握动作。期待某物体出现时会兴奋，会开始期待物体移动。开始看手，将它当作沉思的对象。可能开始显示出对左边或右边的偏好，单纯地为重复而重复一个动作，同时只能做一件事，一心无法二用。能清楚分辨不同的声音、人、味道、远近，以及东西的大小。将人及其特有的行为联想在一起，例如妈妈和喂食。啼哭减少了，哭声有了些区别。大声哭通常是要吃，小声哭通常是找人，突然被移动身体也会哭，告诉父母“我有危险”，手脚被卡住或动不了也会惊慌地哭。

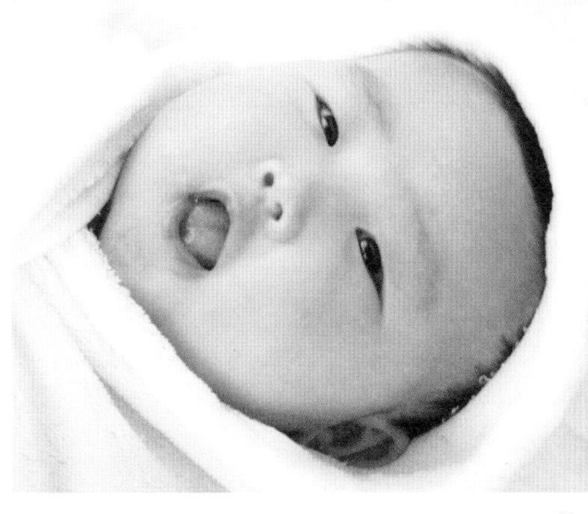

1～2个月宝宝动作发育

在大动作上，拉手腕坐起时头可竖直片刻，俯卧时头开始可以抬离床面。宝宝自发动作开始，但反射行为现在开始消失，因为它们开始被自主性的动作所取代。宝宝的四肢抽动开始减少，而运动变得较有韵律。手臂、腿部转动平稳。俯卧时，头部居中，头部可抬至呈45°；同时，头会左右转，每隔一段时间头会抬起呈45°。在精细动作上，抓握动作发展为意志控制的行为，可握着东西数秒钟或更久些，手臂还可能会挥动物品。

1～2个月宝宝语言发育

语言主动由小声的喉咙音变为啊啊、咿咿、咕咕等声音，大部分的发声仍以啼哭为主，被动地对声音有兴趣。

1～2个月宝宝感知觉发育

视觉：宝宝满月后，视觉集中的现象就越来越明显，喜欢看熟悉的父母的脸。这时候的宝宝，眼睛清澈了，眼球的转动灵活了，哭的时候眼泪也多了，不仅能注视静止的物体，还能追随物体而转移视线，注意的时间也逐渐延长。

听觉：当宝宝哭闹时，妈妈如果哄他，即使声音不高，宝宝也会很快地安静下来；如果宝宝正在吃奶时听到爸爸或妈妈的说话声，便会中断吸吮动作；宝宝对突如其来的响声和强烈的噪声，会表现出惊恐和不愉快，还可能会因此受到惊吓而啼哭。这个时期的宝宝对爸爸妈妈的声音很敏感，也非常乐于接受。

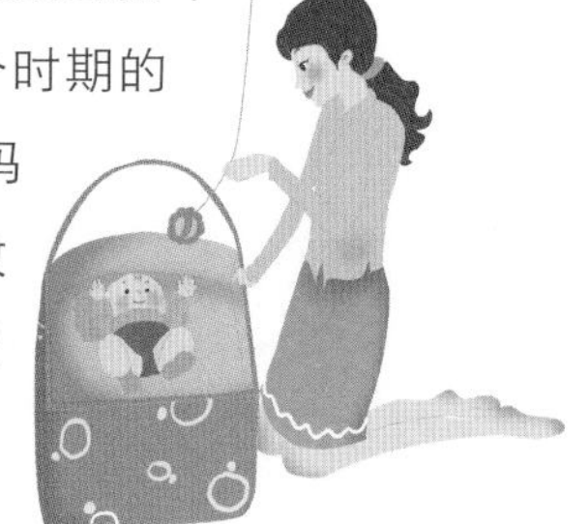

发育水平测测看

1 朝发出声音的方向看吗？
2 一逗弄就有笑脸吗？
3 发出“啊啊”、“呜呜”的声音吗？
4 躺着自由地转换颈部的方向吗？
5 喜欢看光亮和面孔吗？
6 追视光线和红色物体吗？
7 把手指放在嘴里吸吮吗？
8 哭泣时听到声音就停止吗？
9 俯卧时可抬起头颈吗？
10 听转动玩具和拨浪鼓的声音吗？

※答“是”加1分，答“否”得0分。

9～10分，优秀；7～8分，良好；5～6分，一般。

5分以下也不要担心，1、2、3这三点为“是”就可以了。

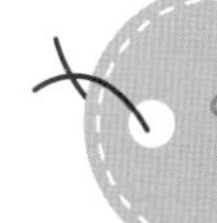

1～2个月宝宝吃什么、怎么吃

本月焦点营养素——DHA、ARA

何为 DHA、ARA？有何作用？从哪些食物中可以获取呢？DHA 为二十二碳六烯酸，是脑部皮质层及眼睛视网膜的主要成分。DHA 可以增进脑神经细胞纤维膜及突触的延伸及摆动，增加脑活动空间，对宝宝脑部发育极为重要。ARA 为花生四烯酸，是构成脑部的重要脂肪酸，对脑部发展可以说是十分重要。

对于 1～2 个月的宝宝，坚持母乳喂养一般可以保证这些营养素的供给，因为母乳中含有均衡且丰富的 DHA 和 ARA，对提高宝宝的智力和视觉敏感度都是大有裨益的。

如母乳不足或是因为特殊原因而不能坚持母乳喂养时，为宝宝选择婴儿配方奶粉哺喂，最好选择含有 DHA、ARA 成分的奶粉，现在许多奶粉都添加了 DHA 和 ARA，只是添加的量不同。家长购买奶粉时，可看奶粉罐上成分标示量。配方奶粉的选择应注意：一方面要选择比较接近母奶成分的，另一方面要有适当的比例助于宝宝生理代谢的运转。也有些奶粉罐上没有标明 DHA 和 ARA 的含量，而是以亚麻油酸和次亚麻油酸为主，此为 DHA 和 ARA 的前驱物质，宝宝进食后会在体内部分转化成 DHA、ARA。

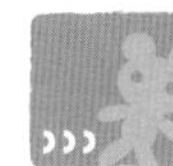

保证宝宝摄入充足的热量

出生第二个月的宝宝，母乳喂养及不确定方式喂养每日所需的热量分别是每千克体重 100 千卡～110 千卡，如果每日摄取的热量超过 120 千卡，就有可能造成肥胖。

在这个月宝宝可以靠吃母乳摄取所需的营养，不需要添加辅助食品。如果母乳不足，可添加牛乳，不需要补充任何营养品。

另外，判断宝宝摄入热量是否充足的方法是：母乳喂养的宝宝，可每周用体重计测量宝宝的体重，如果每周宝宝的体重增长都超过 250 克，就有可能是热量摄入过多，如果每周宝宝的体重增长低于 100 克，就有可能是热量摄入不足。

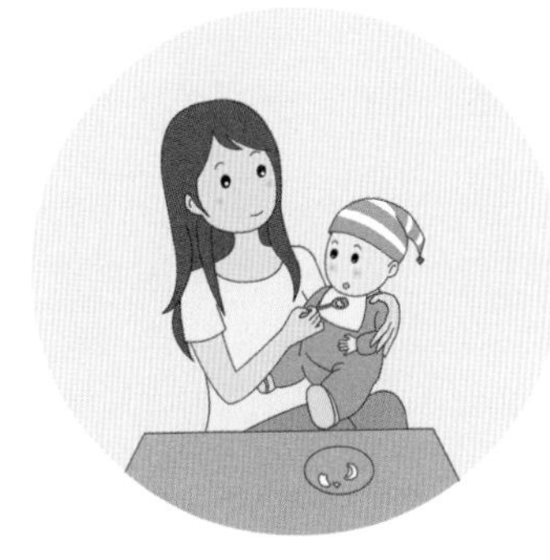

建立正常的哺乳规律

第一个月的宝宝哺喂时只吃空妈妈一边奶可能就够了，而宝宝到了第二个月每顿要吃空妈妈两边的奶才能满足，奶量大约有 300 ～ 400 毫升。此时喂养宝宝，一定要遵循正常的哺乳规律。

正常生长的孩子这时候进食量开始增大，进食时间也日趋固定，每天要吃 6 ～ 7 次奶，每次应间隔 3 ～ 4 小时，夜里间隔 5 ～ 6 小时。

对于哺乳的时间长短，妈妈也要灵活掌握，如果起初乳汁排出不畅通，可以把哺乳时间延长到 15 分钟，但是最好不要超过 20 分钟。食量惊人的宝宝在最初的 5 分钟内会吃下需要量的一半左右，其后的 5 ～ 10 分钟将吃下需要量的大部分。但是如果孩子持续吮奶 30 分钟以上或是吃完奶不到 1 小时肚子就饿了，体重也不增加，可能就是母乳不足，这种情况非常常见。应对的方法就是最好用人工喂养或是混合喂养的方法来继续哺喂婴儿。

母乳喂养的要点

经过 1 个月的“磨合”，妈妈和宝宝已达成了一定程度的默契，母乳很充足的妈妈喂养 1 ～ 2 个月的宝宝会很顺利。喂奶次数要根据婴儿的个性逐渐确定，比如说宝宝食量小的话，即使白天过 3 小时也不饿，晚上不喂奶也可以，这样的孩子晚上排便

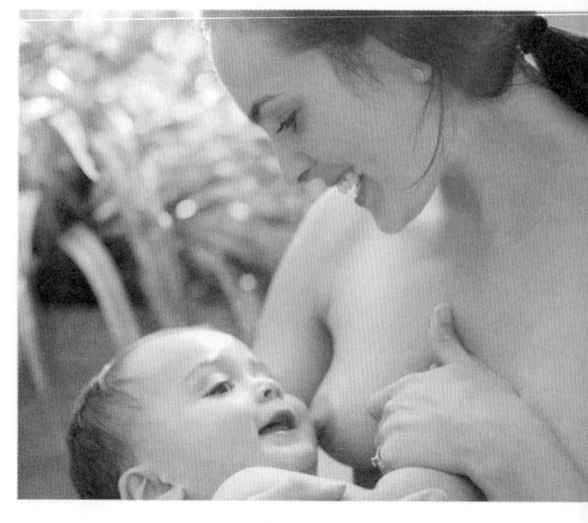

的次数也少。相反，宝宝把两个满满的乳房都吃净的情况下，排便的次数就多，而且多数都是“腹泻便”，即宝宝会把喝多了的奶排出来，这种现象在人工喂养的情况下也经常出现。不过只要宝宝很好地吃奶且常微笑，父母就不用担心。

为了帮助宝宝形成良好的饮食习惯，从这个月起，妈妈应逐渐固定喂奶时间，并将哺乳次数逐渐减少为每天 6 ～ 7 次。同时，1 个多月的婴儿吸奶力量变得很大，经常会弄伤乳头，如果细菌从伤口侵入就容易引起乳腺炎，喂养时一定不要让每侧乳头持续被吸吮 15 分钟以上。喂奶前妈妈也要把手洗干净，用洁净的小毛巾洗净乳房，保持乳房的清洁，不要弄脏乳头。

另外，由于配方奶中的营养不如母乳均衡，其蛋白质及矿物质含量高，肾脏溶质负荷高。在人工喂养和混合喂养时，妈妈要注意在两餐之间给宝宝适当补充水分，以保证正常尿量。

1~2个月宝宝人工喂养的要点

进入第二个月的宝宝，如果母乳不足或是不能喂母乳，要考虑实行人工喂养。不过要提醒妈妈的是，一定不要轻易认为自己的母乳不足，有时可能是休息或是饭量不足而引起暂时的奶量不足。人工喂养宝宝时，最重要的是不要喂得过量，以免增加宝宝消化器官的负担；而且还会带来超重和肥胖的困扰。那么，如何判断人工喂养的宝宝每次能否吃饱就成了一个大问题。

细心的妈妈会发现宝宝吃不饱常有这样两种表现：一是如果每周体重增长低于100克，就是奶量不足，应该加牛奶了；二是宝宝晚上醒来的次数增多，而且要求吃奶的时间间隔缩短，吃奶时一脸不满的表情，这都表明宝宝吃不饱,要为宝宝加牛奶。可是，看着宝宝“咝、咝”地吸空奶瓶，不再发牢骚时，家长可能会在不知不觉中给宝宝喂多了。这里有个标准大家不妨参考，出生时体重在3000～3500克的宝宝，满月时每天喝奶量应分7次喂，每次喂120毫升;分6次喂的话，每次大概喂140毫升就可以了。不过，这只是一个大致情况，因为爱哭闹的宝宝，一般吃得更多，而安静睡觉的宝宝却吃得较少。对于食量大的宝宝每次可以喂150～180毫升，最好不要超过180毫升。如果喝了奶，宝宝还是哭闹，就要给他喂些温开水了。

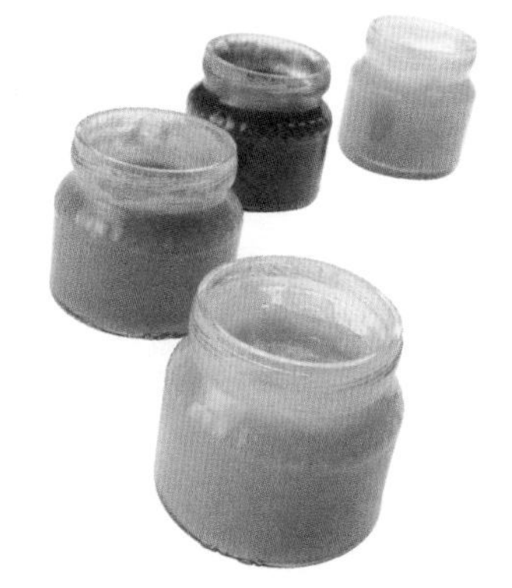

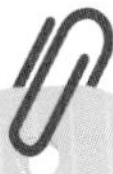

专家提示

由于婴儿生长发育很快，人工喂养的宝宝一过满月，妈妈就可以选择性地为他添加其他食品。而母乳喂养的宝宝，在4个月以内用不着添加其他食物。对于人工喂养的2个月大的宝宝可以适当喂一些菜水、果汁，以补充维生素C、维生素D，有助于软化大便，便于排出。用牛奶喂养的婴儿即使每天排便4～5次，只要健康成长，家人就不用担心。

适合宝宝的果汁有很多，每个季节都有合适的水果，春天的草莓；夏天的番茄、西瓜、桃;秋天的葡萄、梨；冬天的苹果。把新鲜的水果制作成果汁，一定要注意清洁卫生，防止被细菌污染。

为了预防细菌的侵入，还要把榨汁器用沸水或消毒柜进行杀菌。同时，还可以给宝宝加服浓缩鱼肝油，开始哺喂时，可每日喂2滴，渐增到6滴。

混合喂养要注意什么

当母乳量不足时可以采用混合喂养的方式哺喂宝宝，但一定要坚持母乳喂养优先，因为母乳具有营养丰富、全面、比例适合、利于消化吸收等优点，尤其是所含的蛋白质、脂肪、糖类三大营养素的比例适当。

混合喂养时，还要继续想办法增加母乳量，因为这时宝宝对乳房的吸吮可在很大程度上刺激乳汁分泌。妈妈要多吃营养食物，饮食要多样化，并尽量保证营养均衡，或是吃些有催乳功效的中药加以调理，但是要在医生的指导下进行，不能随便乱用中药催奶。

如何给宝宝喂配方奶粉

尽管母乳是宝宝天然营养的食品，但是对于母乳缺乏或是没有母乳的婴幼儿来说，婴幼儿配方奶粉可谓是专为这类宝宝设计的健康食品。婴幼儿配方奶粉根据不同时期婴幼儿生长发育所需营养特点而设计，以新鲜牛乳为主要原料，以大豆、乳精粉等为辅料，加工过程强化了人体生长发育所需的维生素和微量元素，调整了脂肪、蛋白质、糖类的比例，可以满足 0 ～ 36 个月不同年龄段的婴幼儿食用。哺喂时，注意好以下几点就可以放心了：

● **注意营养成分**：前面已经介绍了多种配方奶的选购方法，请家长们参考前面的相关内容。不过，需要提醒的是，配方奶包装上的营养成分表，

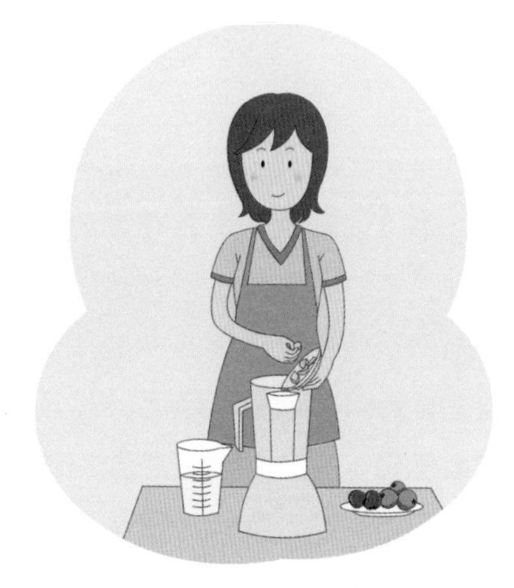

家人一定要留心。表中一般要标明热量、蛋白质、脂肪、糖类等基本营养成分。

● **选择适合的年龄段**：一般来说，0 ～ 6 个月的婴儿可选Ⅰ段婴儿配方奶粉。6 ～ 12 个月的婴儿可选Ⅰ或Ⅱ段婴儿配方奶粉。12 ～ 36 个月的幼儿可选用Ⅲ段婴幼儿配方奶粉等。清楚了这些问题，在选择时，就要选择最恰当的，即适合 2 个月宝宝的Ⅰ段婴儿配方奶粉。

● **调配必知**：调配配方奶粉时要牢记几个问题，一是冲奶粉时奶瓶和奶嘴要洁净、消毒。二是冲奶粉的水一定要用烧开后再凉凉的水，而不要用沸水，因为水温过高会使奶粉中的乳清蛋白产生凝块，影响消化吸收，并且某些维生素也会被破坏。三是幼儿食用奶粉时最好配有其他辅助食品一起食用。四是喂奶时家人的手一定要清洗干净，不能带有细菌，以免感染宝宝。总之，只要掌握了正确的冲调方法，孩子就能健健康康地成长。

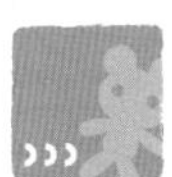

1～2个月宝宝可以适量喂养些蔬果汁

婴儿从哪个月起喝果汁一般没有明确的规定。如果母乳充足，可以满足宝宝对维生素等营养素的需要，即使不加果汁，婴儿也不会缺乏营养。如果是混合喂养或是纯人工喂养，只要购买市售的复合维生素液来服用，也不出现缺乏维生素的现象。所以，服用复合维生素的婴儿没有必要再加果汁了。

增加果蔬汁，一是为了满足营养的需要；二是为以后添加辅食作准备。2个月大的宝宝喜欢通过味觉来感受外界的事物，用果汁代水添加给宝宝喝，他会觉得甜甜的，喝完还会吮吸空瓶。而且给2个月左右大便比较干燥的宝宝加了果汁后，硬硬的便便就会轻松地排出来。总之，在宝宝2个月大时，适量地添加些果蔬汁对宝宝来说，是件一举多得的好事。

不过，需要提醒的是，给宝宝添加果蔬汁最好不要买超市现成的成年人喝的果汁，里面含防腐剂，并非纯天然的。要购买应季最新鲜、最好吃的水果，这样榨出的汁水宝宝喝起来才健康。在制作果汁的过程中，卫生很重要，一定要做好消毒处理工作，避免饮食不洁引起小宝宝患病。

制作前，要先用沸水把水果刀烫一下，榨汁机及要用到的容器也要消毒。这里的榨汁机最好选用市面上能将果肉与果汁相剥离的榨汁机，而且其榨得比较彻底，不会浪费，也免去了过滤等工作。用专用水果清洗剂洗好水果，削掉果皮，因为一般水果在生长过程中都被喷洒农药，食用前一定要削皮。然后将水果切成大小均等的块或丁，放入榨汁机中，几分钟后果汁就做成功了。

给宝宝饮用原汁还是稀释果汁也要灵活处理。满月后的婴儿可加1倍的凉白开水，喝时最好不放糖。如果婴儿不太愿意喝，可以少加点糖，每次喂20～30毫升就可以。如果宝宝有便秘的问题，用稀释果汁效果不是很明显时，可以给他喂些原汁，也可增加饮量。如果宝宝喝得非常高兴，大便也不受影响，每日可加2次。

给宝宝喂果汁，最好在他口渴的时候，也可以在两顿奶之间稀释一点，代替白开水喝。

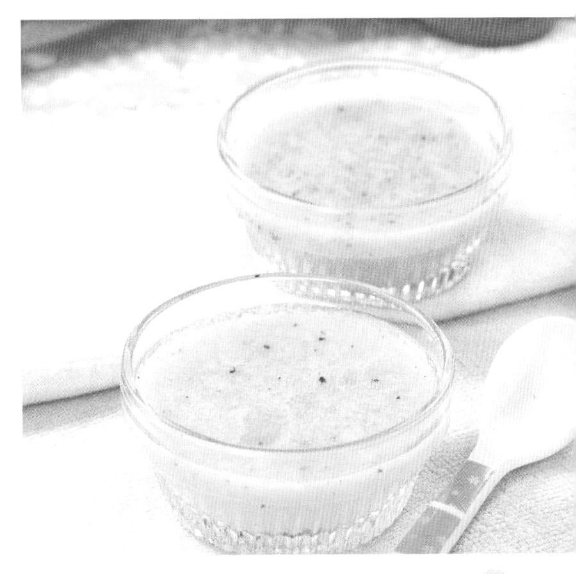

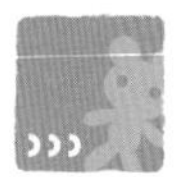

上班族妈妈该如何喂养宝宝

许多上班族妈妈产假结束后就要上班了，按时哺乳就成了一个大难题，如何才能做到既坚持母乳喂养，又不耽误工作呢？上班族妈妈如何科学、合理地喂养宝宝呢？

- 妈妈在上班前 1 ～ 2 周要根据自己上班后的作息时间，调整、安排好宝宝的哺乳时间，给宝宝一个适应过程。
- 工作地点离家比较近，可以在上班前喂饱，午休时回家再喂一次，下班后再喂，晚上回来再喂几次奶，这样就能基本上满足宝宝的需要了。
- 如果工作地点离家远，可以事先把母乳挤出来储存好，让家人代喂 1 ～ 2 次，晚上回家再哺喂。注意要将挤出的母乳装在容器内冷冻或是冷藏保存。对于积蓄母乳的用具，最好使用宜冷冻、密封良好的塑料制品，如母乳保鲜袋，其次可以选择玻璃制品。不要用金属制品，因为母乳中的活性因子会附着在玻璃或金属上，降低母乳养分。除了准备好储奶容器外，还要备好吸奶器，并在储存母乳的容器外贴上挤奶日期及时间，这样能清楚地知道母乳的保存期限，以免由于过期而滋生细菌，引起宝宝消化道疾病。

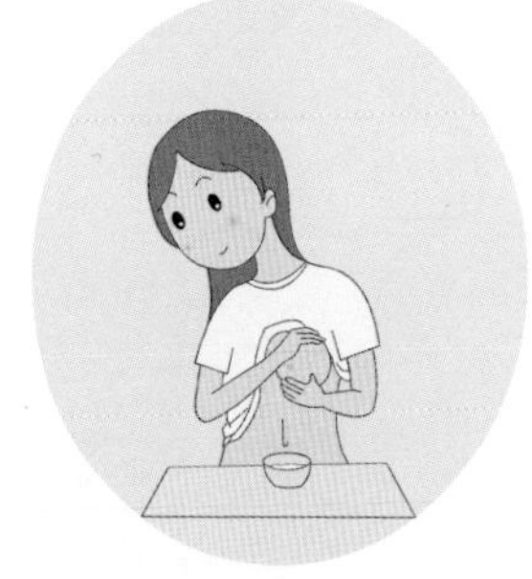

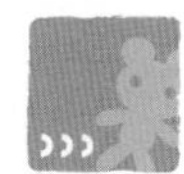

1～2个月母婴一日食谱

这个月的宝宝营养需求还依赖妈妈的乳汁，为此，妈妈的饮食仍要注意食物的多样性，而且保证多种营养素的均衡摄取，特别是母乳不足的妈妈更要多摄取些有益乳汁分泌的食物，每天可安排 5 次进餐，但是一定要避免吃过于辛辣的食物，以免影响乳汁的味道而使宝宝不愿意进食母乳。

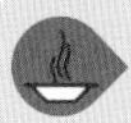

宝宝出生第 2 个月新妈妈一日食谱

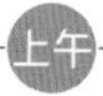

上午

- 8：00～9：00 面包、牛奶、鸡蛋、小米粥
- 11：00～12：00 黄瓜、青菜、猪肉、鸡汤、米饭

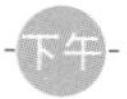

下午

- 14：00～19：00 黄豆芽、炖豆腐、猪蹄、蛋汤、馒头

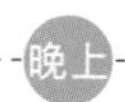

晚上

- 22：00～23：00 动物肝脏、牛奶、鸡蛋、面条、时令蔬菜

宝宝出生第 2 个月一日食谱

优选食物	母乳、配方奶粉等。
辅助食物	蔬菜汁或果汁。
用餐时间	每隔3小时喂一次母乳，每次喂奶量大概在60～150毫升。

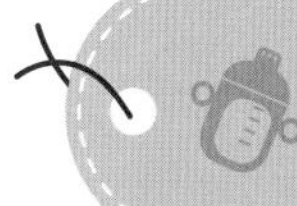

1～2个月宝宝怎么养

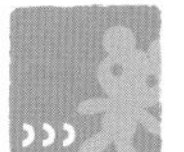

如何训练宝宝安睡

宝宝到了第二个月，每天的睡眠虽然不像新生儿时间那样长，但那依然是宝宝的主要任务。在这个时期，宝宝的睡眠逐渐减少，并开始懂得分辨昼夜了，刚开始会因为肚子饿而醒过来，等喂完奶后又甜甜地睡着了，等他睡足后，又会慢慢地醒来。晚上睡眠时间会相对延长一些，大约要睡10个小时。因此，家人应当使宝宝养成白天清醒，夜间睡觉的生活习惯。

为了保证宝宝的睡眠质量，不仅要了解这些睡眠时间的规律性，还要保持宝宝卧室安静、空气新鲜和温度、光线适宜，室温以20℃左右为宜。同时，父母还应注意防止婴儿含着奶头睡觉。有的妈妈喂养婴儿不定时，宝宝什么时间哭就什么时间喂。遇到夜里妈妈躺着喂奶时，可能自己睡着了，宝宝还在吸乳汁，即使小家伙已入睡，嘴里也还含着奶头。其实这种喂奶方式非常不可取，若是宝宝处于深睡状态时，吞咽反射差，进入咽喉的乳汁就会引起呛咳，严重时还会吸入气管，发生吸入性肺炎或窒息，甚至引起死亡。而且妈妈入睡过深，乳房也会压住宝宝的口鼻，容易发生窒息，特别是那些体弱的婴儿。因此，家长一定要注意，使宝宝养成不含奶头入睡的习惯。

一般来说，影响宝宝睡眠质量的原因大致有以下几种：

1	白天睡得太多，晚上反倒清醒或活跃。
2	奶水不够吃或是宝宝口渴。
3	衣被太厚压得宝宝不舒服。
4	尿布湿了，或是宝宝出现感冒、消化不良或腹胀等异常情况。

所以，当宝宝睡眠不好时，爸爸妈妈不要一味地把宝宝抱起来又哄又摇，即使暂时奏效，长此以往反而会养成宝宝依赖于在爸爸妈妈怀里摇晃着才能入睡的坏习惯，这样做不仅影响孩子的睡眠质量，还会让父母感到疲惫不堪。

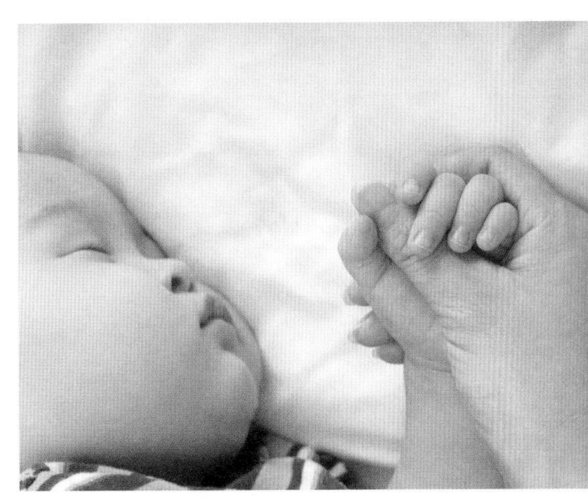

注意宝宝的排便

宝宝从 2 个月开始就应该训练按时排便了，最好养成定时排便的习惯，这样可以促进养成宝宝消化排泄功能的规律性。当然，排便时间也不拘泥于某个时间，要视宝宝的个人情况和选择合适的排便时间。

有一些比较特殊的宝宝，会排出绿色的粪便，这是胆汁中的胆红素造成的，胆红素一旦氧化就会呈绿色，因此绿便也是正常的。此外，吃富含铁的奶粉或添加铁剂也可能会造成绿便。一般宝宝拉绿便不会影响健康发育，但是持续时间较长，并在用助消化药后症状还不见改善，则要及时到医院就诊。

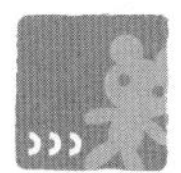

给宝宝洗手、洗脸要注意什么

此时宝宝新陈代谢逐渐旺盛，容易出汗，有时还把手放到嘴里。因此，每日为宝宝洗脸、洗手成为日常护理的头等要事。

● **宝宝洗手,洗脸的准备工作**：给宝宝洗手、洗脸之前，一定要备好宝宝专用的毛巾、脸盆，而且使用前要用沸水烫一下。给宝宝洗脸、洗手的水，温度不要过高，只要和宝宝的体温相近就行了。可以用父母的手去试水，以不烫、跟手掌面皮肤温度相适宜即可。

● **宝宝先洗脸再洗手**：给宝宝洗脸、洗手，一般是先洗脸，再洗手。爸爸或妈妈可用左臂把宝宝抱在怀里，或直接让宝宝平卧在床上，右手用洗脸毛巾蘸点清水轻轻擦洗。也可以两个人协助，一个人抱宝宝，另一个人给宝宝洗。注意不要把水弄到宝宝耳朵里，洗完后要用毛巾轻轻吸去脸上的水珠，一定不要用力擦。

● **给宝宝洗手、洗脸的要领**：给宝宝洗手时，因为年幼的小宝宝总喜欢握紧拳头，洗之前要把宝宝的手轻轻掰开，手心手背都要洗到，洗干净后再用毛巾擦干。有的父母会问，这个时候龄要不要用香皂呢？洗手时可以间断用一些婴儿香皂，洗脸则不需要用香皂了。

● **宝宝的毛巾要消毒**：给宝宝洗完脸、手之后，洗脸毛巾要搓洗干净，放到太阳下晒干，借阳光中的紫外线消毒杀菌。此外，这个月的宝宝皮下血管丰富，而且皮肤细嫩，父母给宝宝洗脸、洗手时，动作一定要轻柔，否则容易使宝宝的皮肤受到损伤，甚至出现发炎的现象。

如何给宝宝修剪指甲

刚出生的宝宝指甲长得非常快，平均每星期以 0.1 毫米左右的速度生长。长指甲容易藏污纳垢，滋生细菌，成为疾病的传染源。再加上宝宝的两只小手总喜欢到处乱抓，很容易把自己的小脸儿抓破，指甲里的细菌也会趁机而入，易引起皮肤溃烂。而且宝宝的指甲又薄又软，指甲一长就容易在活动中被翻起并折断，有时会引起指甲下皮肤溃烂。还有的宝宝喜欢握紧小拳头，长指甲就会在自己的手掌心上掐出深深的伤痕。因此，父母一定要认认真真地给宝宝修剪指甲。可是,对于没有经验的新妈妈而言，在什么情形下给宝宝剪指甲才安全呢？多长时间剪一次指甲才合适呢？

给宝宝修剪指甲时，要先剪中间再修两侧，这样会比较容易掌握修剪长度，避免把边角剪得过深。修剪过后还要摸摸指甲边缘有没有突出的尖角，如果有，一定要把这些尖角修剪圆滑，避免尖角成为宝宝抓伤自己或父母的“凶器”。对于一些藏在指甲里的污垢，最好在修剪后用清洗的方式来清理，而不要用坚硬的东西去挑。

宝宝手指甲的生长速度较快，建议每星期修剪 1 ～ 2 次 ；而脚趾甲生长速度则慢得多，一般 1 个月修剪 1 ～ 2 次就可以了。

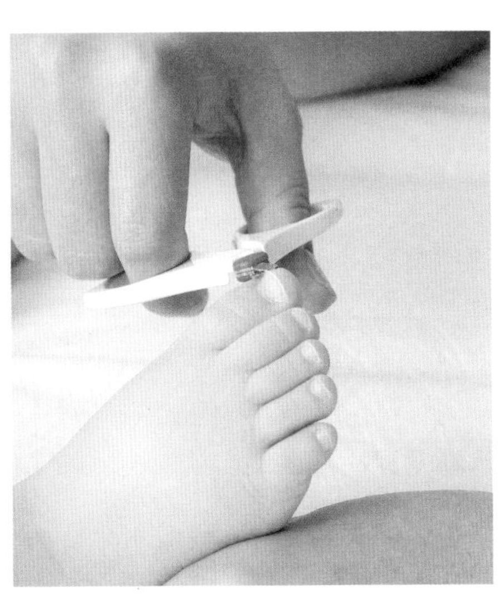

清楚了给宝宝修剪指甲的方方面面，还得懂点儿给宝宝选择专业指甲钳的要点。婴儿指甲钳是专门针对婴儿的小指甲而设计的，安全实用，而且修钳后有自然弧度，尤其适合 3 个月内的宝宝。建议妈妈们选用专用婴儿指甲剪。这种工具灵活度高、刀面锋利，能一次顺利地修剪成型。而且顶部是钝头设计，即使宝宝突然发出动作，也不用担心会戳伤宝宝的皮肤。

如何给宝宝理发

给宝宝理发可不是一件容易的事，给 2 月大的宝宝理发就越发不容易了。因为宝宝的颅骨较软，头皮柔嫩，理发时宝宝也不懂得配合，稍有不慎就可能弄伤宝宝的头皮。

刚出生 1 ～ 2 个月的婴儿，头发一般长得慢，脑袋后面的头发有点光秃秃的，但有的孩子头发长得很快，乱蓬蓬的，父母要把长得过长的部分剪掉。不过此时的宝宝正年幼，皮肤非常娇嫩，还不能用剃刀，弄不好会伤到皮肤，造成细菌感染，所以用剪刀剪短就行，免得积聚灰尘、汗垢和溢脂。理发时间控制在 3 ～ 5 分钟，不要超过 10 分钟。

要为宝宝打理出一个漂亮的发型，理发工具的选择显得尤为重要。1 岁以内的婴儿须使用迷你型的理发工具，所有的理发工具必须彻底消毒，以免孩子乱动时剃破皮肤，发炎感染。

同时，此时宝宝的囟门尚未完全长合，剃发最好在宝宝熟睡时进行。剃发后要用粉扑扫净碎头发，不必立刻洗头，等孩子睡醒后再洗也不晚。

最后要说的是，对于没有经验的妈妈来说，在家里为太小的宝宝理发时，一定要认真小心，如果技艺不是很娴熟，最好找一家干净、正规的婴幼儿专业理发店来解决。如果误伤宝宝的头皮的话，会造成很多不必要的麻烦。

宝宝头发的好坏与以下两方面因素有关：一是受遗传因素影响，一般来讲，爸爸妈妈头发好，则宝宝的头发也较好，爸爸妈妈头发差，宝宝头发也差；二是受宝宝后天身体健康状况的影响。当宝宝体质较差、营养不良或病后体质虚弱时，头发就可能变得稀疏而没有光泽。假如宝宝经过加强营养、增强体质或病后恢复很好，头发也就自然会长好。

如何清除宝宝头上的乳痂

乳痂是头皮脂腺分泌物积聚而形成的一层黄褐色物质，不仅不卫生，也不好看，而且还会有一股酸臭味。出现这种现象与家长的护理方法不当有关。如果在婴儿没结乳痂前经常洗头，就可以不产生乳痂。有的家长认为囟门这个地方不能摸碰，因此不敢给孩子洗头。其实囟门处并非一点不能碰，只要动作轻柔，是可以洗的，只要经常洗头也就不会结痂了。

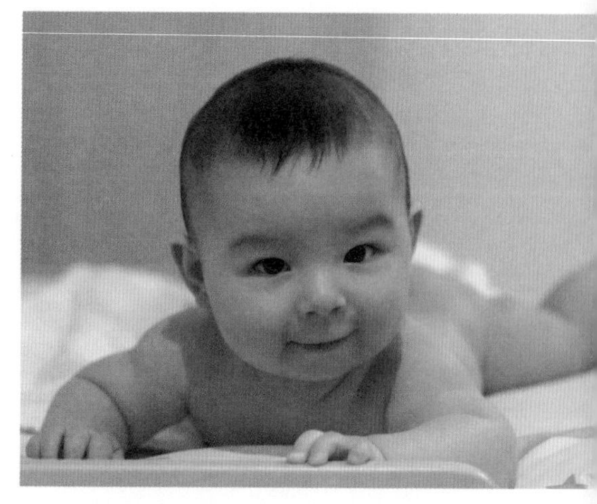

要想清除这层厚痂可用婴儿润肤露、植物油涂在结痂处。敷半天，用细齿的小梳子轻轻一梳痂皮就掉了，然后用中性洗发液和温水洗净即可。需要注意的是，不要用梳子硬刮，也不要用手抠，以免弄破头皮引起感染。对于较厚的结痂，一次洗不掉，要用油多敷、多洗几次。而且洗头后要注意防止婴儿着凉，最好尽量用毛巾把宝宝头发上的水抹干，或是带上吸水的婴儿干发帽，或用手绢遮盖一下，这样可以避免风吹湿头发引起宝宝感冒等。

如何给婴儿清除耳屎

宝宝耳道尚未发育成熟，多数呈扁平缝隙状，而且皮肤娇嫩，如果用挖耳勺来掏，会损害正在形成中的耳膜和耳鼓，对听觉发育产生不利影响。可以在洗完澡后用棉签在耳道口抹抹，切不可伸进里边。如果耳垢实在太多而阻塞耳道影响听力时，应带宝宝去医院请医生处理。

让宝宝享受空气浴和阳光浴

宝宝是不会乐于总是被关在室内的，宝宝也需要时常亲近大自然。适当的户外活动可以增加宝宝的免疫力，增加宝宝对冷空气的适应能力，减少呼吸道疾病的发生。婴儿从 1 ～ 2 个月开始，就可以适当地进行户外活动了。空气浴和日光浴可使宝宝的皮肤和鼻、咽喉的黏膜适应外界温度的改变，让宝宝生长发育得更健壮，不容易生病。

空气浴可从室内开窗换气开始，一定要在阳光和煦的时候进行，时间在 3 ～ 5 分钟,冬天可以短一些。2 ～ 3 天后，就可以抱着宝宝来到窗边，间接地接受阳光的照射。先从足部开始，慢慢地为宝宝脱去外衣，开始时间可以在 5 分钟左右，2 ～ 3 个月后可以增加到 15 分钟左右。需要注意的是，2 个月的宝宝对外界的抵抗能力较弱，在有阳光的时候偶尔进行一下空气浴，让宝宝感受到外界流通的新鲜空气就可以了。待宝宝逐渐适应后，除了遇到坏天气外，可以每天都抱宝宝到室外转转，这样既能让宝宝呼吸到新鲜空气，妈妈也可以适当地锻炼身体。

在宝宝熟悉了空气浴后就可以进行日光浴了。日光浴能促进婴儿的血液循环，而且阳光中的紫外线照射到皮肤后，可以促使皮肤合成维生素 D，利于钙质的吸收，能够起到预防和治疗佝偻病的作用。但是日光浴一定要慎重，要在宝宝适应了 7 ～ 10 天的空气浴后再进行，而且日光浴不可过度，还要避免直晒，阳光的直接照射会伤害宝宝幼嫩的肌肤。

如何控制宝宝洗澡的时间和水温

给 2 个月宝宝洗澡，如果是在冬天，最好在正午至下午 2 点之间，并且在喂奶前 30 分钟洗。如果在冬天晚上给宝宝洗澡，最好把室温控制在 22℃左右再洗。洗澡用水的温度一定不要过高或过低，过高会烫伤宝宝，过低宝宝又会受凉感冒，一般夏天控制在 38℃、冬天在 40℃左右。而且冬天还要准备些更热的水备用。在给宝宝洗澡时，先在浴盆中放七成多的水就可以了，因为中途还要往里加水。在给宝宝洗完第 1 遍后，最好再洗 1 次，以清除孩子身上的皂液泡沫。给婴儿洗澡的动作要快速，全过程应在 10 ～ 15 分钟左右。时间太长，妈妈和婴儿都会感到疲劳，而且婴儿也容易感冒。

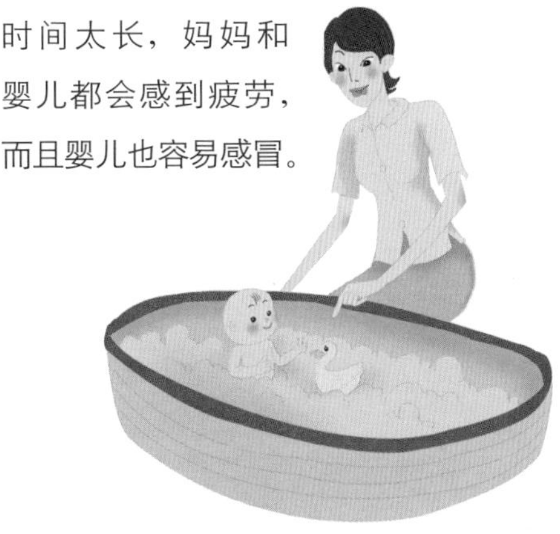

1～2个月宝宝怎么教

动一动：宝宝的抬头练习

本月的宝宝可以进行抬头练习了。俯卧抬头练习不仅能锻炼宝宝的颈部、背部的肌肉力量，增加肺活量，对宝宝较早正面面对世界，接受较多的外部刺激也是非常有利的。

● 练习时间：练习宜在宝宝清醒、空腹时进行。

● 练习准备：床面平坦舒适。将宝宝两臂曲于胸前方，俯卧在床上。

● 训练方法：妈妈将宝宝的头转至正中，手拿色彩鲜艳有响声的玩具逗引宝宝，使其努力抬头，抬头的动作从与床面成45°开始，逐步稳定。到3个月时能稳定地抬起90°。

宝宝抬头时，妈妈可将玩具从宝宝的眼前慢慢移动到头部的左边；再慢慢地转移到宝宝头部的右边。让宝宝的头随着玩具的方向转动，每天练习3～4次，每次俯卧时间不宜超过2分钟。

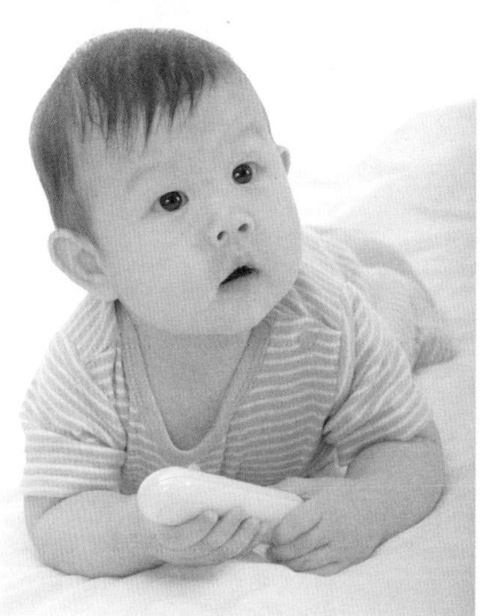

动一动：适当摇晃宝宝

这个训练可以训练宝宝的身体平衡力，抑制宝宝的紧张，纠正宝宝的触觉过分敏感，从而提高宝宝的肢体协调能力。妈妈可以这样做：在宝宝开心的时候，拉拉宝宝的手，摇摇宝宝的腿，使宝宝身体活动开。母亲仰卧在床上，将两只脚举高，膝盖微微弯曲。

接着将宝宝放在自己的脚板上，以手拉住宝宝的手腕，微微地摇动宝宝。也可扶着宝宝的腰部，让宝宝靠在自己的腰部或膝盖上，双眼注视着宝宝的脸庞，然后前后左右地轻轻摇晃。动作要稳要轻，以免惊吓宝宝。

动一动：让宝宝的双脚活动一下

让宝宝平躺，妈妈握住宝宝双腿脚踝。先将宝宝的左脚上下摇一次，再将宝宝的右脚上下摇一次，如同双脚打水状。也可在宝宝的脚踝处施力，先弯曲、伸直宝宝的左脚，再弯曲、伸直宝宝的右脚，反复 10 次。这种训练方式可以活动宝宝的双脚，让宝宝的小脚慢慢有些力量，并且刺激脚底的血液循环。

训练前，可以把宝宝置于一张铺有垫褥的木板床上，尽可能少穿衣服，并用温和的声音和宝宝说话，使之心情愉快。同时时刻注意宝宝是否困倦，在宝宝清醒时进行训练效果是最佳的。

说一说：锻炼宝宝的嘴唇肌肉

妈妈可以让宝宝仰卧在手臂中，妈妈的脸与宝宝的脸距离约为 25 厘米。然后妈妈说："宝宝乖，看妈妈，舔舔嘴。"然后用力舔舔嘴，接着说"宝宝也来舔一舔。"然后再重复。妈妈还可以说："宝宝乖，看妈妈，伸舌头。"然后妈妈伸出舌头，接着说"宝宝也来伸一个"，然后再重复。也可以把舔嘴唇和伸舌头换成其他锻炼嘴部肌肉的小运动，经常更换项目能保持新鲜感。这时的宝宝虽然听不懂话，但是会看着妈妈的动作做出相应的反应，同时也可以为以后宝宝说话奠定基础，从而提高宝宝的语言能力。

闻一闻：锻炼宝宝的嗅觉

通过让宝宝闻不同的香气，可以刺激宝宝的嗅觉发育。妈妈可以这样做：

将烧好的菜放进小盘子里，让宝宝闻闻（注意安全距离），然后问他："香不香？"

把还没用过的香皂让宝宝闻，告诉他："肥皂真香。"

让宝宝闻闻鲜花，告诉他："花真香。"

不要用香味太浓，太刺激的物品。闻鲜花时，不要让花离宝宝的鼻子太近，防止花粉过敏。

亲子互动：游戏让宝宝更快乐

宝宝第 2 个月时便对妈妈的话有反应了，和宝宝讲话，逗引他，宝宝也会兴奋地"叫"起来。

因此，这时和宝宝做关于看与听的游戏是再适合不过了。缤纷的色彩可以刺激宝宝的视觉功能，爸爸妈妈可适时在宝宝床上吊一些风铃、彩球、摇铃等小玩意儿，不要太多，也不要放得太近或太远，一般距离宝宝的眼睛 50 ～ 70 厘米即可。

对于满月后的宝宝，听比看更能引起他的注意，哪怕是一点儿微小的声音都会引起宝宝的警觉。所以，小铃、小鼓、小钢琴、小手风琴等音乐玩具对宝宝听觉和节奏感的发展十分有利。爸爸妈妈的温柔逗引和亲切谈话，更能吸引宝宝的注意力。

游戏不但能让宝宝感到快乐，还能促进宝宝各项能力的发展。

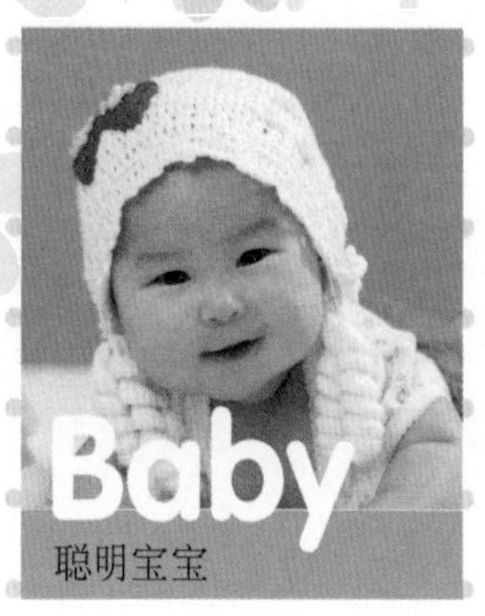

Part 03

2～3个月宝宝 手指真的好好吃

宝宝每天都会带给家人很多的惊喜，这时的宝宝已接近百天了，并且可以抬起头来看世界了。以前整天睡觉的“贪睡鬼”，现在已经可以掌握一定的生活规律了，白天一双圆溜溜的大眼睛总是好奇地感受这个世界。

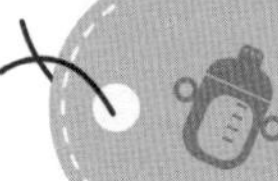

2～3个月宝宝生长发育标准

2～3个月宝宝身体发育

在这个月，宝宝的身高、体重、头围等都有不同程度的增长，不过身高和体重的增长呈跳跃性，是个连续的动态过程。

身长

前3个月婴儿身长每月平均增加3.5厘米。满两个月的孩子身长可达57厘米，这个月孩子的身长可增长3～4厘米，到了两个月末，身长可达60厘米。虽然身长是逐渐增长的，但是，并不一定都是逐日增长的，也会呈跳跃性。有的孩子半个月都不见长，但又过了一周，却长了将近三周的水平。生长是个连续的动态过程。

体重

体重是衡量婴儿体格发育和营养状况的重要指标。这个月的孩子，体重可增加900～1250克，平均体重可增加1000克。这个月应该是婴儿体重增长比较迅速的一个月，平均每天可增长40克，一周可增长250克左右。

在体重增长方面，并不是所有的孩子都是渐进性的，有的呈跳跃性，这两周可能几乎没有怎么长，下两周快速增长了近200克，出现了对前段的补长情况。

头围

头颅的大小是以头围来衡量的，头围的增长与脑的发育有关。月龄越小头围增长速度越快，这个月婴儿头围可增长约 1.9 厘米。婴儿头围的增长是有规律的，是一条逐渐递增的上升曲线。

囟门

前囟和上个月比较没有多大变化，不会明显缩小，也不会增大。前囟是平坦的，可以看到和心跳频率一样的搏动，这是正常的。

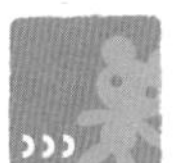

2～3个月宝宝智力发育

注意力可维持 4 ～ 5 分钟。物体于眼前移动时，双眼及头部可至少跟随 10 秒钟，由一侧转至另一侧。看到物品，脸上有反应，可集中注意力于眼前或远处的图片或玩具。眼神可自一物浏览至另一物，也可立刻看见晃动到面前正中之物，并可用握紧的拳头挥击物品，或以两手伸出碰触。会观看手中玩具，分辨近与远的物品，并伸缩手臂探试距离的变化。开始显露记忆能力，会等待定时的作息，如喂食。对重复的声音或影像感到不耐烦，但很快就会安静下来以注视人脸，对立体脸孔较注意。开始分辨家庭成员。长时间观看自己的手、脚，边动边看，以手摸索脸、眼睛、嘴。

开始感到自身的存在。对喜欢的景象会一看再看，会毫无缘由地重复同一动作，可能会将行动与其结果联想在一起。会停止吸吮来倾听，也会同时观看与吸吮，以眼睛搜寻声音来源。以全身反应大部分的刺激。吞咽与抓握由意志控制。开始整合意志性与反射性行为。

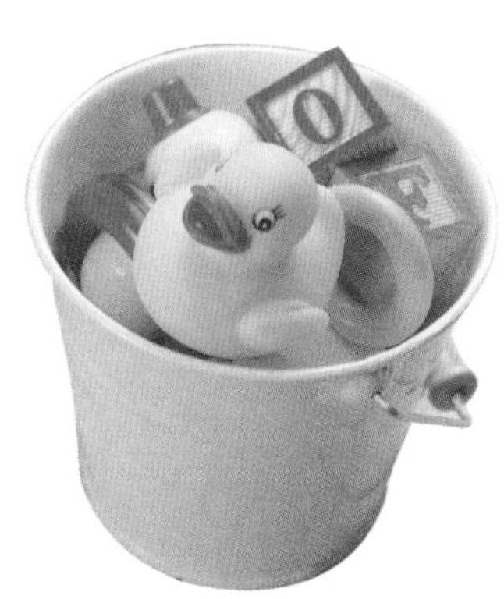

2～3个月宝宝动作发育

身体控制由反射动作转变为意志性动作。仰卧时，头部居中，姿态对称，可抬头。身体一侧的手脚一起活动，然后换另一侧，或者双手一起、双脚一起活动并用力活动手臂及转头。俯卧时，由胸部支撑抬起头挺直约 10 秒钟，头可抬起数分钟。俯卧时臀部低，双脚弯曲。被拉着站起来时，双脚贴着地面，能短暂支持。需要人支持才能坐，可稍微维持姿势，头会稍微摇晃。手掌大多张开，抓握反射逐渐消失。可能无法握紧物品。开始挥击，但也许离目标还很远。以两手臂一起伸向物品，从两侧开始到身体前方会合，常以握紧的拳头碰触物品。

2～3个月宝宝语言发育

能主动发出“呜、啊、哦”的音。由喉底发出如“咯咯”等声音。较少啼哭。宝宝发声不受环境影响，会以发声作为社交性的回答，被动倾听人声，分辨人声，并听出不同字音。

2～3个月宝宝感知觉发育

视觉：本月的宝宝视觉有了发展，开始对颜色产生分辨能力，对黄色最为敏感，其次是红色，当宝宝见到这两种颜色的玩具时很快能产生反应，而对其他颜色的反应要慢一些。另外，宝宝也能看得更远了。

嗅觉：这个月的宝宝嗅到有特殊刺激性的气味时会有轻微的受到惊吓的反应，慢慢地就学会了回避不好的气味，如转头。

2～3个月宝宝情绪发育

宝宝能即刻、自然地微笑，哭泣大量减少，代之以脸部表情、身体语言、发出的声音来表达自己的情绪。受挫时会尖声啼哭，饿了时则会抽抽噎噎地咂嘴啼哭。可以认出妈妈。看到熟悉的面孔时会兴奋地全身扭动。被父母抱着时，手脚会缓和地推动。对不同的人能做出不同的反应。在妈妈离开与别人离开时的哭声不同；妈妈在身边或听到妈妈声音时的笑容、声音不同。会设法吸引他人注意。会由于抱自己的人不同而停止哭泣或开始哭泣。说话声、歌声、熟人的声音或走近的人都可以使宝宝转头注视。社交性的刺激显得越来越重要，当有人对着宝宝说话时，宝宝会发声。

发育水平测测看

1. 用目光追视旁边的行人吗?
2. 一逗弄就出声笑吗?
3. 很快地握住拨浪鼓吗?
4. 颈部坚挺吗?
5. 俯卧瞬间会抬起头吗？追视光线和红色物体吗?
6. 手指放在嘴里吸吮吗?
7. 可以转向妈妈发出声音的方向吗?
8. 哭泣时，听到妈妈的声音就停止吗?
9. “啊啊”、“呜呜”地喃喃自语吗?
10. 喂奶时抓奶瓶或乳房吗?

※答“是”加1分，答“否”得0分。

9～10分，优秀；7～8分，良好；5～6分，一般。

5分以下也不要担心，1、2、5这三点为“是”就可以了。

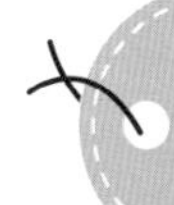

2～3个月宝宝吃什么、怎么吃

本月焦点营养素——维生素C

宝宝的生长发育离不开各种营养物质，维生素就是其中比较重要的一种。对于3个月大的宝宝来说，要特别注意补充维生素C，维生素C能够有效对抗宝宝体内的自由基，防止坏血病的发生。

宝宝对维生素C的摄取有两个途径：一是母乳，大约每100毫升母乳含有2～6毫克的维生素C；二是为宝宝添加富含维生素C的食物，如新鲜果汁、蔬菜汁等。为此，用母乳喂养宝宝的妈妈，不仅要保证母乳喂养的量，还要保证妈妈的营养均衡，日常生活中，妈妈要多摄取富含维生素C的食物，蔬菜和水果都是不错的选择。

补充有益大脑发育的营养

第3个月是宝宝大脑发育的黄金时期，为了促进宝宝大脑发育，要及时补充有益脑部发育的营养物质。采用母乳喂养的妈妈一定要注意摄取有补脑功效的食物，如鱼肉、鸡蛋、牛奶、大豆及豆制品，核桃仁、芝麻、花生仁、橘子、苹果、小米、玉米、红糖、金针菇、菠菜、胡萝卜等食品。

调整好夜间喂奶的时间

本月宝宝大多在夜里还要吃奶，父母如果发现宝宝体质很好，就可以设法引导宝宝断掉凌晨2点左右的那顿奶，试着把喂奶时间调整一下，可以把临睡前9～10点的这顿奶，顺延到11～12点。宝宝吃过这顿奶后，大概在凌晨4～5点后才会醒来再吃奶。尽管刚开始时，宝宝还是习惯到了吃奶时间就醒来，妈妈一定要改变过去一见宝宝动弹就急忙抱起喂奶的做法，等宝宝闹上一段时间，看他会不会再睡着，如果宝宝脾气很倔非要吃奶，可以试着喂些温开水，小家伙可能会重新睡去。如果不能接受，只得继续喂奶。不过还是建议妈妈坚持一阵子试试。其实，从营养学的角度看，白天奶水吃得很足的宝宝，夜间吃奶的需求并不是很大。

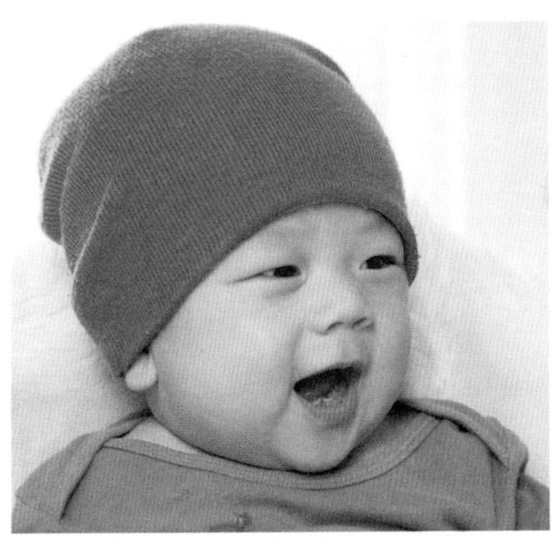

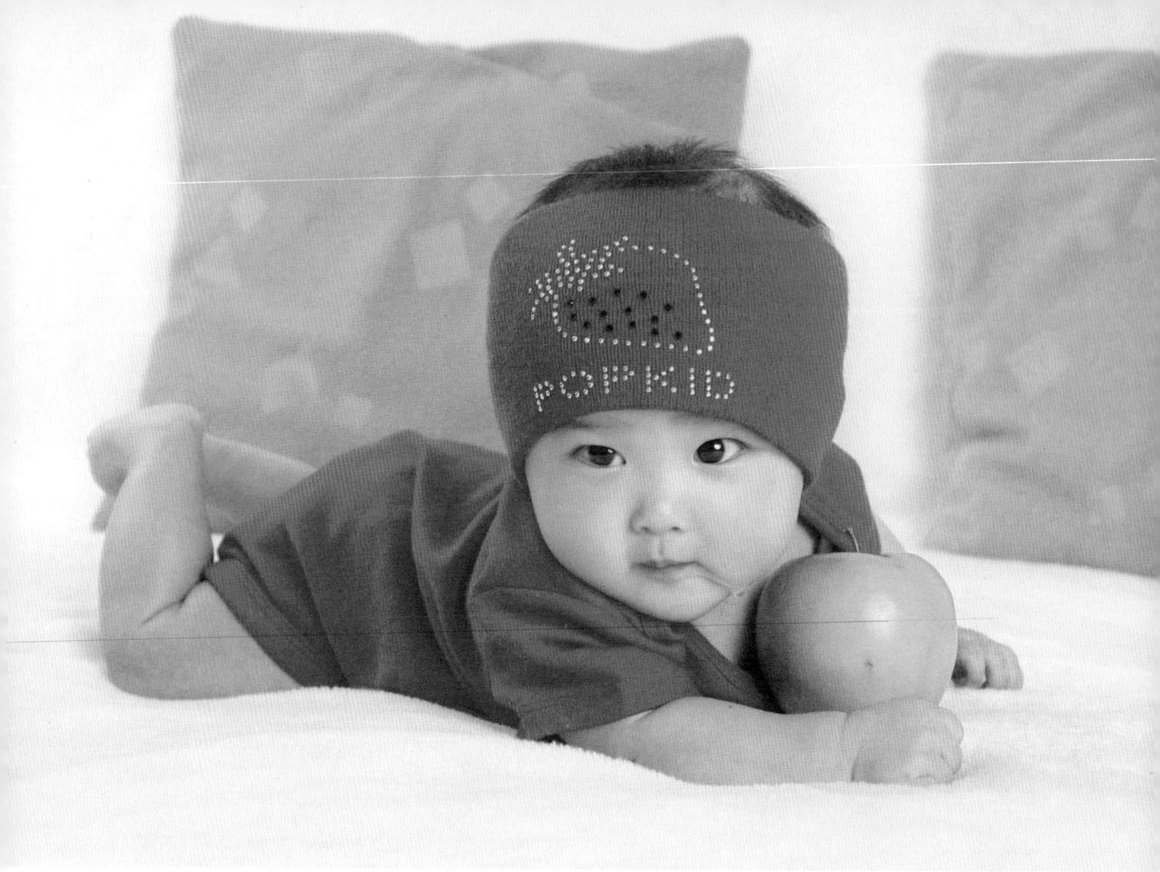

2～3个月宝宝需要添加哪些辅食

给宝宝添加辅食必须与宝宝的月龄相适应。过早添加会因消化功能尚未成熟而出现呕吐和腹泻，导致消化功能发生紊乱；过晚添加会造成宝宝营养不良，甚至还会因此拒吃非乳类的流质食品。

对于3个月大的宝宝来说，在尽量保证母乳喂养的同时，可以给宝宝适当添加些果汁或是蔬菜汁。至于如何添加，可以参考前面1～2个月给宝宝添加果蔬汁的一些建议。另外，在此期间，还可以适量添加些鱼肝油、钙片等营养物质。

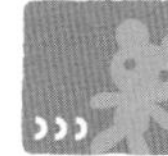

3个月内的宝宝饮食中不宜添加过多米粉

3个月以内的宝宝可以适量添加些米粉，但是不能完全用米粉代替母乳或是配方奶粉，因为米粉中的营养成分不能满足婴儿生长发育的需求，而这个月龄的宝宝消化道中淀粉酶的含量很少，宝宝吃了米粉后，淀粉颗粒往往很难被分解和消化，宝宝会出现腹胀、大便多泡沫等问题，过多添加米粉，还有可能导致宝宝肥胖。

另外，用米粉代替乳类食品喂养宝宝，还有可能让宝宝患上蛋白质缺乏症，这会严重影响宝宝的神经系统、血液系统及肌肉的健康发育，让宝宝的生长发育变得缓慢。

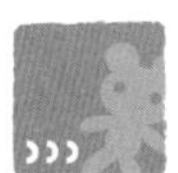

吃配方奶粉的宝宝要添加维生素D和钙剂吗

对于吃配方奶粉的宝宝，很多家长关心的问题就是要不要另外添加维生素 D 和钙剂，添加后会不会过量?

市场上配方奶粉的种类繁多，不同品牌的配方奶粉中所含的营养素种类及含量并不完全相同，而多数配方奶粉维生素 D 的添加量大概是每 100 克配方奶粉（冲成奶为 800 毫升）含维生素 D200 国际单位。而正常宝宝每天维生素 D 的推荐进食量约为 400 国际单位。显然宝宝一天吃 800 毫升奶，每天维生素 D 的摄入量只有 200 国际单位，仅为推荐量的一半，这远远不能满足宝宝生长发育的需求。而且奶粉冲调时要拆开包装，打开密封罐，一旦保存不好就容易被阳光照射而降低维生素的效用。为此，建议每天或隔天补充维生素 D400 国际单位。

为宝宝选择代乳品要适当

市面上销售的牛奶与配方奶粉的品牌较多，很多家长会为到底给宝宝选择哪种代乳品而觉得无从下手。其实无论哪种牌子的配方奶粉，只要宝宝吃过之后体重增加的速度正常、精神状态很好，而且也没有大小便异常的问题，就是适合宝宝的代乳品。当然选择了一种代乳品后尽量不要随意更换品牌，以免宝宝对某种牛奶产生过敏反应。

保证充足的饮水量

宝宝的身体比父母更需要水分，到了这个月龄，除了从妈妈的奶水中获取水分外，父母还要额外给宝宝补充水分。因为 3 个月的宝宝肾脏浓缩尿的能力较差，摄入食盐过多时，水就会随尿一并排出，所以一定要保证宝宝饮水量的充足。但是，怎么补、补什么样的水是很多妈妈烦恼的问题。

父母首先要明白一点，母乳中所含盐分较低，而牛奶中则含有较多的蛋白质和盐分，因此，牛奶喂养的宝宝要比母乳喂养的宝宝多喂一些水，以补充代谢的需要。

对于宝宝来说，温开水是最佳的补水选择。因为水是六大营养素之一，不仅能补充宝宝流失的水分，还有散热、调节水和电解质平衡等功效，而且温开水是完全安全的，不会产生任何的负面影响，作为日常的液体补充是最好的。

一般婴幼儿每天需要补充的水分大概占自身体重的 10% ~ 15%，将宝宝每日的饮水量控制在这个范围内就可以了，不过也要根据宝宝的实际情况来安排。

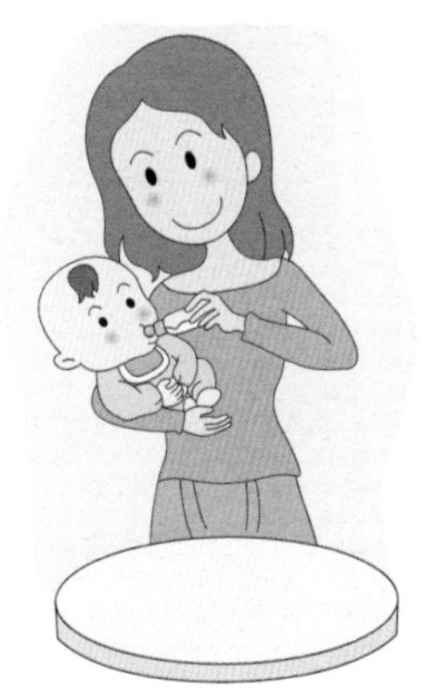

为终止夜间哺乳做准备

从这个月开始要适当地拉长夜间哺乳的间隔时间，可以用大麦芽汁、牛奶等代替夜间母乳喂养，为中止夜间哺乳做好准备。

另外，也可以让宝宝尝试母乳和奶粉之外的食品，如果汁、蔬菜汁、各种代乳品等。但是这个月龄的孩子消化功能还不是很完善，在尝试一种新的食物时，第一次喂食，可以先喂一小勺，观察孩子的大便情况，如果没有什么异常，以后再逐渐加量。否则，要暂停哺喂，隔一段时间，再慢慢试喂，逐渐加量。

2～3个月新妈妈一日食谱

宝宝3个月时，不仅身体生长发育特别迅速，大脑发育也进入第二个高峰期，妈妈一定要合理安排饮食，确保母乳的质和量，也不必每天安排5顿饭，基本上可以恢复到以前的三餐，但仍然要坚持喝牛奶，每天要保证500毫升左右，并且每日要保证水果和干果的均衡摄取，避免偏食，以免影响妈妈身体健康与宝宝的健康发育。下表是适合本月妈妈的一日食谱。

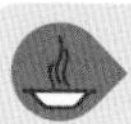

宝宝出生第3个月新妈妈一日食谱

上午

- 8：00～9：00 面包、牛奶、鸡蛋、熟肉制品
- 11：30～12：00 凉拌金针菇、红烧带鱼、粉丝排骨汤、米饭

晚上

- 17：00～17：30 沙锅豆腐、小鸡炖蘑菇、馒头、大米粥

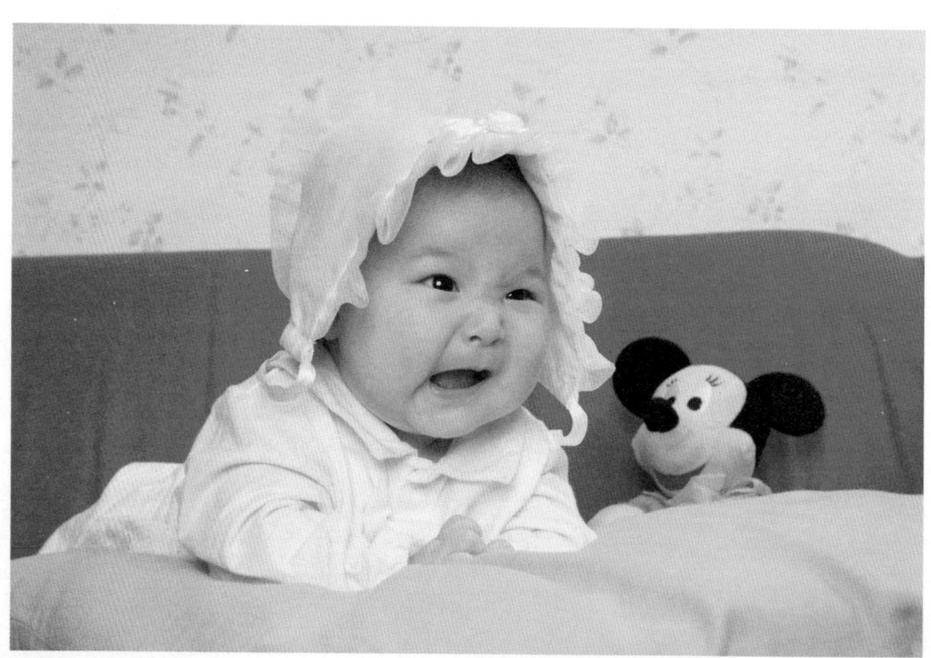

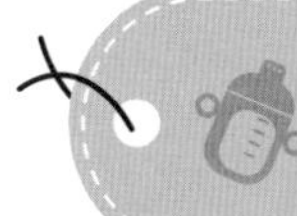

2～3个月宝宝怎么养

小心呵护婴儿娇嫩的皮肤

大多数妈妈认为，宝宝的肌肤幼嫩光滑、完美无瑕，不需要特别的呵护。其实，宝宝的皮肤屏障功能尚未发育完善，皮肤表层的水分极易流失，再加上皮肤角质层薄，抵御外界各种刺激的能力较弱，皮肤特别容易受到外界细菌的侵害，随着宝宝年龄的增长这些侵害会愈加严重，有的在婴儿皮肤发育成熟后也不可能再恢复。而0～3岁的宝宝更是护肤的“黄金时间”。因此，要从现在开始留住宝宝的完美肌肤。必须注意一些细节护理工作：

妈妈在给宝宝洗澡后，总喜欢涂一些爽身粉，尽管表面上摸起来光滑柔软，但若长期使用，就会破坏气管纤毛的功能，甚至还会阻塞气管，引起“爽身粉综合征”。对女婴而言，爽身粉最好不要扑在大腿内侧、外阴部、下腹部等处。

在这个月内，同样要坚持经常给宝宝洗澡，并且要注意洗完澡后，给宝宝抹上专用的婴儿护肤用品。

要注意，高温以及容易损伤宝宝皮肤和生命安全的危险物品要远离宝宝，避免烫伤、割伤、扎伤小宝宝，或给宝宝的皮肤带来损害。

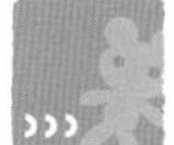

注意保护宝宝的眼睛

3个月大宝宝的眼睛十分娇嫩、敏感，容易受到各种外在因素的侵袭，为了让孩子拥有一双明亮的眼睛，妈妈需要给予小心保护。

● **经常保持眼部清洁，防止疾患：** 用婴儿专用毛巾、脸盆等洗脸用品，洗脸时，先擦洗眼睛，如果眼屎过多，用棉签或毛巾蘸温水轻轻擦掉。洗后毛巾要放在阳光下晒干，不要随意用他人的毛巾或手帕擦拭宝宝的眼睛。还要保持宝宝双手的清洁，避免宝宝用脏手去揉眼睛，引发眼睛感染致病细菌。

● **避免强烈阳光或灯光直射宝宝的眼睛：** 宝宝居室的灯光不宜过亮，外出晒太阳时，也要避免阳光直射宝宝的眼睛。

● **防止锐利物刺伤宝宝的眼睛：** 为宝宝选择没有尖锐棱角的玩具，不给宝宝玩小棍类或带长把的玩具。

● **父母患急性结膜炎时，要避免接触宝宝：** 家人患上眼病，应及早为宝宝做好预防和隔离措施。眼病流行期间，不要带宝宝去公共场所，以防感染。

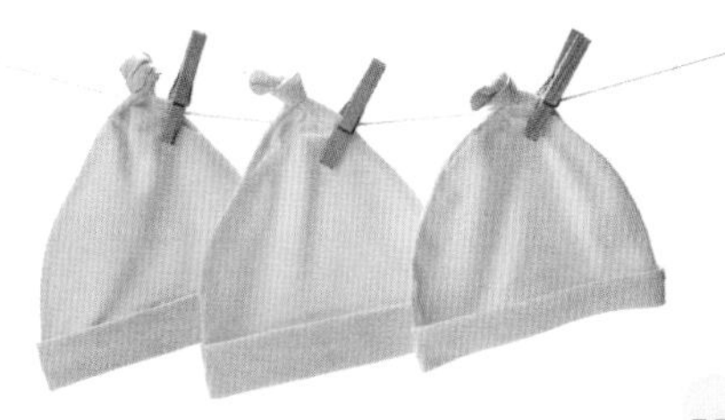

细心呵护宝宝的耳朵

宝宝的耳朵一旦出现问题，就会给听力造成影响，无法模仿语音，也就无法学会语言，对婴儿的智力发育也极为不利。因此，保护好宝宝的听力非常重要。

● 避免噪声：宝宝听觉器官发育还不完善，外耳道短、窄，耳膜很薄，不宜接受过强的声音刺激。各种噪声都会损伤宝宝柔嫩的听觉器官，降低听力，甚至引起噪声性耳聋。要避免宝宝处在噪音过强。另外，如果居住在噪声过大的地区，要注意在家中做些必要的消音措施。

● 避免耳部疾病：不要给宝宝挖耳朵，不要让耳朵进水，以免引起耳部疾患。

● 防止麻疹、流脑、乙脑、中耳炎：这些疾病的发生，可能会损伤宝宝的听觉器官，造成宝宝听力障碍。

给宝宝清理鼻腔

宝宝鼻黏膜非常柔软而且血管密集，遇到轻微刺激就容易充血、水肿，极易使原来较狭窄的鼻腔更加狭窄，造成呼吸不顺畅，产生类似打鼾的声音。遇到这种情况该如何护理呢？

如果可以直接看到鼻内的阻塞物或分泌物，不妨用棉花棒蘸点水，伸入鼻孔内将分泌物取出，但不能伸得太往里。也可以用一块温热的毛巾在宝宝鼻子上热敷一会儿，鼻黏膜遇热收缩后，鼻腔自然会通畅起来，而且黏稠的鼻涕也容易水化而流出来。不过需要提醒的是，宝宝鼻腔内黏膜很脆弱，父母一定不能盲目地清除，以免造成不必要的伤害。

调整宝宝的睡眠

宝宝 3 个月了，白天清醒的时候越来越多，夜里哺喂的时间在逐渐减少，有时甚至能一觉睡到天亮。但也有的宝宝白天睡得过多，到了晚上睡不着，还迷迷糊糊地分不清白天和黑夜。对于这种宝宝，家人可以鼓励他们在下午或是晚上保持更长时间的清醒，主动和他们沟通，让宝宝加入到其他家庭成员正常的起居中，总之让他们在睡眠时间以前保持清醒。除了做好这些工作外，还要从其他细节上帮助宝宝建立自己的睡眠习惯。

● 睡觉前先给宝宝洗个澡，换上干净的衣服。不便给宝宝每天洗澡的话，也必须每天洗脸、洗手，洗干净臀部和小脚丫，换好尿布再睡。

● 宝宝睡前不要过分逗引他，以免宝宝兴奋，不易入睡。

● 注意宝宝的入睡姿势，侧卧、仰卧、俯卧都可以，入睡一段时间后，可以帮助宝宝变换一下姿势，让他睡得更舒服。

● 多数宝宝刚入睡时会出汗，只要用毛巾轻轻擦干就可以了。这是自主神经功能还不够稳定的缘故，父母不要担心是维生素D缺乏的症状。

宝宝将要上床睡觉前，要增加他的喂奶量，以免他因为饥饿而过早醒来，如果是母乳喂养的宝宝，可以延长一下他的喂奶时间。

宝宝的被褥要清洁、舒适，而且要勤洗、勤晒、勤换。宝宝的睡衣要柔软宽松，冷暖要适度，以宝宝睡下手脚温暖不会出汗为宜。

保证宝宝居室空气的新鲜、湿润，光线要暗，电视的声音要低，父母说话的声音也要轻些，这样宝宝就会很快入睡，睡得也踏实。

给宝宝选择合适的枕头

宝宝长到3个月，开始学会抬头，趴着时能用双肘支起上半身，颈部脊柱开始向前弯曲，胸部脊柱渐向后弯曲，而且躯干生长加快，肩部增宽。而合理地选择和使用枕头，对维持睡眠时脊柱的生理弯曲、保证体位舒适都具有非常重要的作用。如何才能给宝宝选择到满意的枕头呢?

宝宝的枕头不要过大，以轻便、吸湿、透气最佳。高度以2厘米为宜，填充物可以是荞麦皮。不要让宝宝使用父母枕头，因为父母枕头往往过高，宝宝睡起来会不舒服，而且久而久之会出现驼背、斜肩等畸形。同时，父母枕头会让宝宝头部抬得过高，气管容易受到压迫，造成呼吸不畅、夜里惊醒。

婴儿专用枕头则有利于宝宝的成长和发育。枕头高度计算是孩子枕上后的高度计算。并且要看颈椎是否悬空，或者说颈椎和身体是否在一条直线上。

婴儿床的布置

宝宝大部分时间都是躺在婴儿床上睡觉，为了宝宝的舒适，父母在婴儿床的布置上也要下一番功夫。

挑选木制或聚酯质地的婴儿床：婴儿床的围栏有全围及半围之分，全围的无论宝宝怎样睡都不怕撞到；半围的能让妈妈清楚看见宝宝的活动情况。床的尺码应根据家居环境的大小而定。床围应尽量选择纯棉加海绵的质地，这样才比较坚挺厚实，不易磕碰到宝宝。

检查床的结构是否稳固：床边是否圆滑，床栏柱的距离及床板的承受力，并注意床围栏的高度，防止宝宝有摔下床的危险。

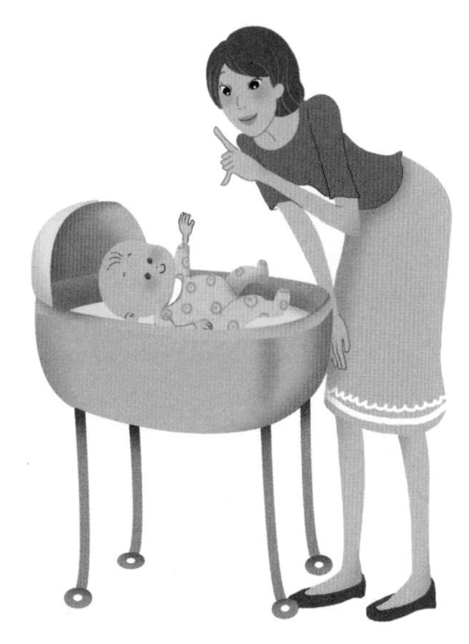

● **婴儿床的安置地点**：要远离灯座及任何挂有悬垂线圈的东西，还要远离窗户、电热器、暖气等。条件允许的情况下，建议在宝宝的床旁边铺上厚厚的地毯，以免宝宝摔下床。

● **选购适合婴儿用的床上用品套装**：包括子母被、枕套、枕芯等。夏天最适合选用纤维棉被、毛巾被或多用被；冬天可加入羽绒被芯。宝宝的枕头用薄薄的便可，前面已有介绍，可以参考。如果怕宝宝"翻"被有危险，可以买一些被夹把被及床栏柱扣上就可以了。

● **添置婴儿床上的玩具**：光线柔和、光亮适中的音乐灯，不仅有悦耳的音乐，也能给怕黑的小宝宝带来安全感，但要避免出现太亮或太暗的情况。挂床的音乐吊饰可以吸引宝宝的注意力，最适宜安抚难以入睡的宝宝。但是在宝宝的床上不要放置毛绒玩具，或大型的玩具，以免压在宝宝身上出现窒息的危险。

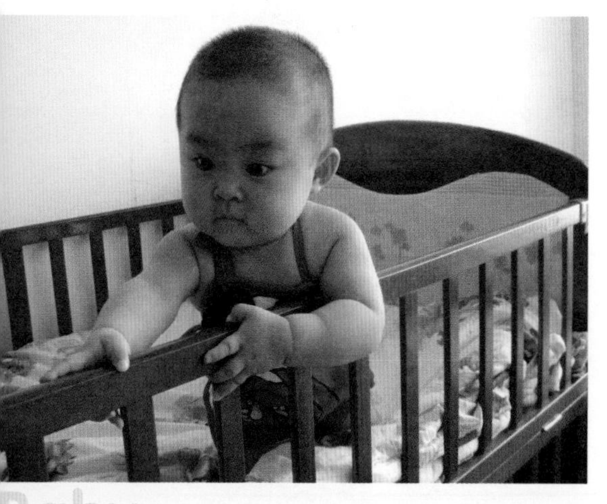

让宝宝每天开心地起床

有的家长在孩子快要睡醒时，会一直守在床边等着孩子醒来，以防止孩子醒后找不到熟悉的面孔而受惊哭闹；也有的家长会放心做自己的事情，一听到宝宝醒来的声音就马上冲到孩子身边，看看孩子有没有什么情况。这样做其实都不能很好地训练孩子的独立性。那么爸爸妈妈该怎么做才能让宝宝养成高高兴兴独自卧床的习惯呢？

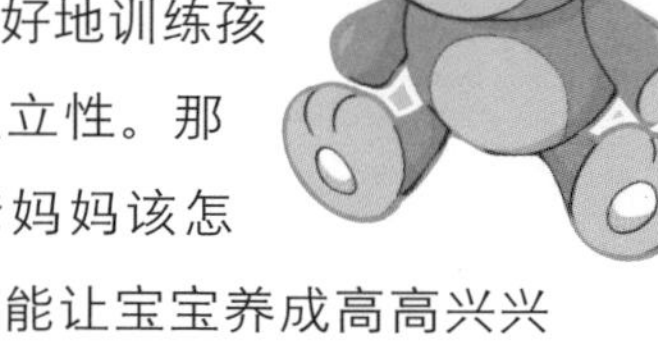

● 可以在宝宝床的上方挂一个色彩鲜艳的风铃，当孩子醒来的时候，他的小动静会让风铃发出悦耳动听的声音，这样孩子的注意力自然会被眼前的小物件吸引，不再注意身旁是否有人在了。

● 在宝宝的床边安一个边缘光滑的镜子，当他醒来时，看着自己的影子，就不会感到孤独了。

● 在宝宝能够抓握东西后，在小床上给他挂一根绳，上面穿上各种小物件，这些东西可以吸引孩子的注意力，孩子醒后，让他自己拨动和玩耍一会儿，也可以让他很开心。

● 早晨时室内光线不要太暗，要保证孩子能够看清自己玩的东西。如果室内光线很暗，可以在床边开一盏小灯，或是换一个浅色的窗帘，使太阳能够透过窗帘照在屋子里。

总之，做好了上面的这些准备，小宝宝就不需要每天都由父母来守着他醒来了。当宝宝醒来后，又有可以使他高兴的东西陪伴，自然会开心地起床，而不会哭闹。这对于培养宝宝良好的睡眠习惯，培养宝宝的自主能力有很大帮助。

宝宝护臀用品的宜与忌

宝宝的皮肤是非常娇嫩的，3个月大的宝宝，仍然需要尿布，由于宝宝的臀部皮肤经常有尿液和大便浸渍。一旦护理不当，臀部皮肤就易发红，甚至糜烂。

现在随着科技的发展，人们生活水平的提高，市面上有售大量的护臀用品，这些用品在给宝宝带来一些呵护的同时，如果使用不当，对小宝宝的小屁股也会带来一些伤害。

那么，怎样才能合理地使用护理宝宝小屁股的各种用品呢？

- 尿布，我们一直建议选用柔软、吸水性强的纯棉尿布。至于一次性的纸尿片，建议父母只在带宝宝外出时使用，并且要保证及时更换。

- 至于爽身粉之类的用品，不要总是使用。因为这些东西容易吸收水分，使皮肤干燥易破，增加感染机会。抹上婴儿专业的护臀膏即可。

- 一旦发现宝宝臀部皮肤发红，有水疱，建议不要使用所谓的宝宝护臀霜，或是使用护臀湿纸巾给孩子擦拭，而应该用浸了温水的柔软的洁净棉布擦拭。擦干后，再用消毒的植物油或是凡士林薄薄涂上一层。如果持续几天没有好转的迹象，就要带宝宝看医生了。

- 给宝宝清洗尿布，不要用洗衣粉或碱类清洗液清洗，可以用宝宝尿布专用肥皂洗，漂洗干净后在太阳光下晒干；并要经常洗、烫。由上面的使用建议可以得知，现在市售的宝宝护臀用品，使用都是有讲究的，不要盲目购买或使用，也不建议跟风购买或使用。其实，传统的一些护臀用品和做法还是很实用的。

把宝宝大小便的技巧

随着宝宝月龄的增长，大便次数逐渐减少，2 ～ 3 个月时，每天大便约为 3 ～ 4 次，到 3 个月末每日大便 1 ～ 2 次，而小便次数约为 20 次左右。小便次数比大便次数多，是因为初生几个月的宝宝，膀胱肌肉层较薄，弹性组织发育还没有完善，膀胱容量小，储存功能差，神经系统控制、调节排尿的功能较差，肾脏对水的浓缩、稀释功能也较差。因此，宝宝的小便次数比较多。

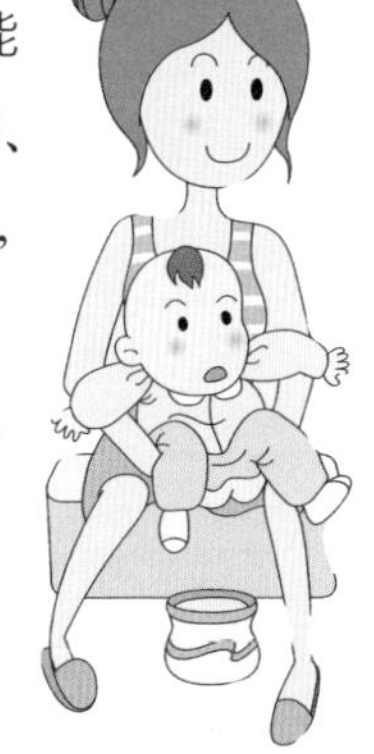

为了尽早培养宝宝养成良好的大小便习惯，把大小便就显得尤为重要。

下面我们就一起来看看，在这个时期，如何把宝宝的大小便。

● 首先，家长要注意观察宝宝的排便需求，当宝宝出现腹部鼓劲、脸发红、发愣等现象，就说明他有大便需求了，这时家人要试着给宝宝把便。在宝宝睡醒、吃奶后也要及时把便，但不要把得过勤，以免造成尿频。

● 接下来，用哪种姿势把宝宝大小便也很关键。让宝宝的头和背部靠在父母身上，而父母的身体不要挺直。把便时，还要给宝宝一些条件刺激，可以用"嘘嘘"声诱导把尿，"嗯嗯"声促使其排便。刚开始时，宝宝可能不太会配合，但坚持训练，相信宝宝会逐渐形成条件反射而配合父母把便。

2～3个月宝宝尿布如何使用

对于3个月的宝宝来说，仍然要使用尿布，但使用次数要比新生儿期有所减少。居家活动时，可用自制的布尿布，这样宝宝会感到很舒服，不过一定要勤换勤洗。外出时间较长时，为了方便可以暂时使用一次性纸尿裤。如果也用布尿布，则要根据离家时间的长短，准备适量的尿布，并带一个塑料口袋，随时把换下来的尿布放进去，一起带回家再清洗。如果事先没有做好这些准备，当宝宝大小便后就会手忙脚乱束手无策，处于非常尴尬的局面。

如何用背带兜抱宝宝

有没有一种安全可靠、简便灵活的办法来代替抱宝宝呢？使用背带兜就是一种不错的选择。用背带兜抱婴儿的优点不仅在于安全可靠，简便灵活，也可以让宝宝获得安抚和亲切感，增加母子感情交流。在妈妈走动的时候，还可以让宝宝得到运动，有利于生长发育。使用方法如下：

● 在腰部扣紧腰带，如果感觉不舒服，可以在前面扣紧再转回腰部。

● 抱起婴儿，让他靠住妈妈的肩膀，然后一只手托住他的头后部。坐下来，身体向后倾，让妈妈的胸腹部支撑着宝宝，再向上拉起兜袋，让他的腿穿过兜袋的洞，用一只手托住宝宝，再用另一只手把肩带拉到妈妈的肩膀上，当坐直身体时，宝宝的重量就逐渐落到背带上了。

● 脱背带的方法与穿背带的方法相同，反着做就可以了。穿、脱背带时，需要注意宝宝的安全，要随时注意托住宝宝的身体，以防失手，把宝宝摔着或吓着。

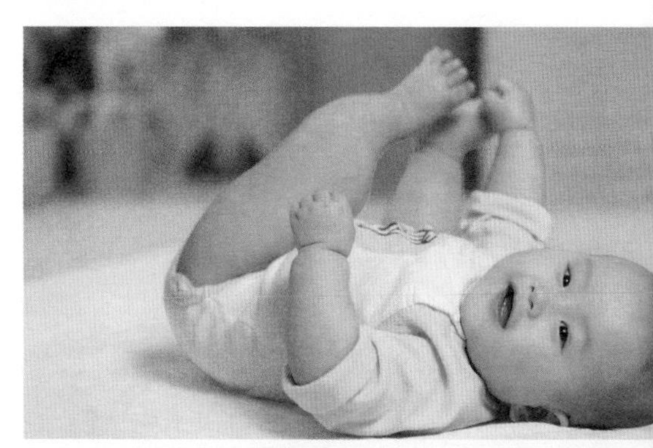

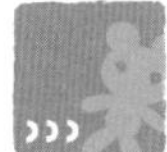

宝宝有了“奶瘾”怎么办

母乳喂养的宝宝无论饿不饿，总喜欢吮吸妈妈的乳头，一旦小愿望不能满足就会哭闹不止。宝宝一旦有了“奶瘾”，对食物会越来越缺乏兴趣，摄取的营养物质也会减少，生长发育自然受到影响。那么，宝宝有了“奶瘾”该如何护理呢？

当宝宝有吸奶的欲望时，父母要拿些宝宝喜欢的玩具、来转移他的注意力，渐渐地宝宝的视线就会远离母乳；也可以逐渐减少宝宝和妈妈在一起的时间，不过这种做法要灵活掌握，以免宝宝产生情感方面的心理障碍。

另外，防止“奶瘾”的形成，关键还在于合理喂养。宝宝满月后要逐渐延长喂奶时间，形成有规律的哺乳，尽量不要让宝宝含着乳头入睡。不要边喂奶边和宝宝嬉戏，这样会在无形中延长哺乳时间。如果宝宝无缘无故地哭闹时，要弄清楚真正原因，不要一遇到这种情况就让宝宝吸吮妈妈的乳头，哄他平静下来。

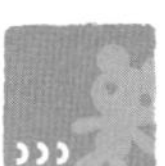

矫正吃手指的习惯

宝宝到了2～3个月时，一切都很正常，但就是喜欢吮吸手指，有时吃完奶还吃手指，然后就会干呕，甚至把奶也吐了出来，遇到这种问题又该怎么办呢？

首先要说明的是，宝宝吃手指是很正常的现象，这是宝宝发育成熟的标志，这时的宝宝正在尝试用一种特殊的方式来认识自己身体的各个部位。随着大脑皮质的发育，宝宝渐渐开始学会吸吮手指的动作。宝宝吸吮手指也是一种心理安慰剂。当宝宝的某种需求得不到满足时，就会靠吸吮手指作为安慰剂来稳定自己的情绪。这往往是在自己饿了却等不到奶吃时，或是宝宝需要妈妈的爱抚却得不到满足时发生。一般来说，这一时期的吮指并不需要纠正。

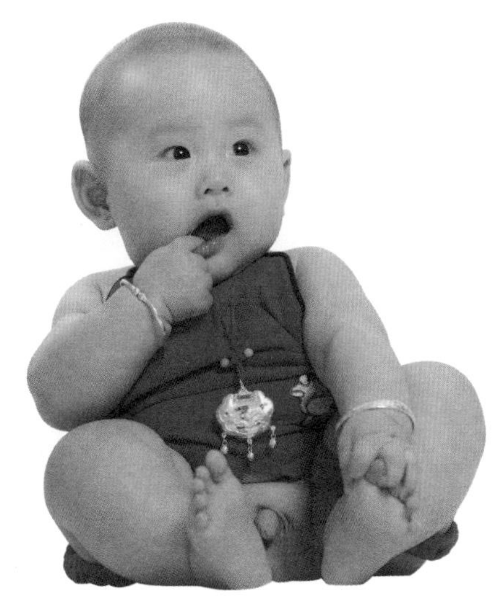

有的宝宝是在断奶后开始吮手指的，这时就应该制止了。但不要用恐吓、束缚等强制手段来纠正，因为这会给宝宝带来痛苦。最好用宝宝喜欢的玩具逗引他用手去拿，增加手的活动，分散宝宝注意力。如经常带宝宝到室外活动，让宝宝的注意力集中到他感觉有趣的事物上，从而忘记将手指放入口中。

2~3个月宝宝怎么教

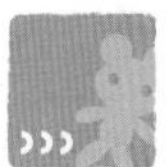

动一动：发展头部动作的灵活性

妈妈抱着宝宝，爸爸躲在妈妈的身后轻轻叫宝宝的名字。宝宝听到声音后会转头找爸爸。这时，爸爸可抱住宝宝转个圆圈以表示亲昵。在训练中，爸爸妈妈也可交换角色。这样的训练可以扩大宝宝的视野，发展头部动作的灵活性，提高宝宝的运动能力。

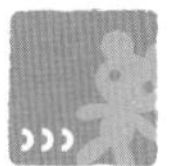

动一动：让宝宝感受自己的小手

擦净宝宝双手，并剪去指甲。妈妈拉住宝宝的小手，吸引宝宝看自己的手、玩自己的手。还可以引导宝宝吸吮自己的手。爸爸妈妈还可以在宝宝的手上拴块红布或戴个能发出响声的手镯，激发宝宝看手和玩手。通过看、玩小手，可以让宝宝感知手与手指，促进手的精细动作发展。

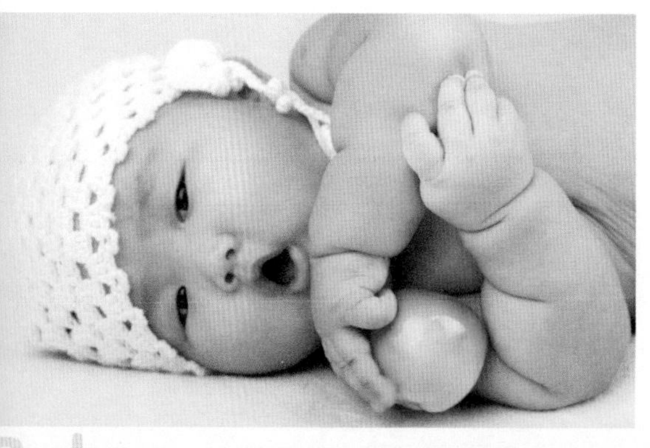

摸一摸：刺激宝宝的手心和脚心

妈妈用食指当虫子，在宝宝的手心、脚心爬来爬去，同时可以念一些宝宝熟悉的儿歌。还可以跟着儿歌的节奏在宝宝的手心或脚心做一些摩擦运动。这样的训练可以刺激宝宝的手心、脚心，提高触觉反应能力，促进智力的发展。但妈妈要注意，在做这些刺激运动的时候，动作要轻柔、缓慢。

看一看：对宝宝进行适当的视觉刺激

视觉刺激对宝宝大脑的发育具有极其重要的作用，训练宝宝视觉能力是这个月的重点。

这个月宝宝的对颜色的敏感强度已经接近成人了，这是宝宝辨别不同颜色的基础。研究表明，大多数宝宝更喜欢红色，其次是黄色、绿色、橙色和蓝色。在训练宝宝颜色辨别能力时，最好以这几种颜色为首选，依次训练宝宝的色觉能力。

在对宝宝进行视觉训练时，不要让阳光直接照射宝宝的眼睛，过强的阳光会伤害宝宝。最好不要使用闪光灯在室内给宝宝拍照，闪光灯对宝宝的视力也是不利的。

宝宝看到喜欢的玩具会很高兴并用手去抓，这是宝宝视觉与肢体运动的有机结合，这一点是非常重要的。如果“看”到了不能用大脑分析，并指导行动，“看”就没有意义了。爸爸妈妈要利用这个特点，训练宝宝认识事物，不断告诉宝宝这是什么，是什么颜色。

随着宝宝头部运动自控能力的加强，他的视觉注意也会得到更大的发展。爸爸妈妈会发现宝宝能够有目的地看某些物象。宝宝喜欢看妈妈，也喜欢看玩具和食物，尤其喜欢奶瓶。宝宝对新鲜物象能够保持更长时间的注视，注视后进行辨别差异的能力也会不断增强。

宝宝对看到的东西开始有比较清晰的记忆了，开始认识爸爸妈妈和周围亲人的脸，能够识别爸爸妈妈的表情好坏，能够认识玩具。如果爸爸妈妈从宝宝的视线中消失，宝宝会用眼睛去找，这就说明宝宝已经有了对看到物象的短时记忆能力。爸爸妈妈要抓住宝宝这个视觉能力的发展阶段，对宝宝的视觉潜能进行开发。

亲子互动：按摩抚触——增加母子间的情感交流

妈妈对刚出生的宝宝进行亲密的按摩抚触，不仅能促进宝宝生长发育、增加睡眠和饮食，还能增进母子间的情感交流，为宝宝的健康成长营造温馨的氛围。但做按摩也要在合适的条件下进行，不仅要注意手法，更要控制时间，一般不要超过 30 分钟；当宝宝不配合妈妈按摩时，应该马上让宝宝休息。

按摩的益处：婴儿按摩不仅是父母与宝宝情感沟通的桥梁，还有利于宝宝的健康。它具有帮助宝宝加快新陈代谢、减轻肌肉紧张等功效。通过对宝宝皮肤的刺激使身体产生更多的内分泌素，促进对食物的消化、吸收和排泄，加快体重的增长；按摩活动了宝宝全身的肌肉，使肢体长得更健壮，身体更健康。按摩还能帮助宝宝睡眠，减少烦躁情绪。让宝宝对自己的身体产生意识。

从脚开始：握住宝宝的小脚，使你的大拇指可以自如地在宝宝脚底来回揉搓，用轻柔的力道，按摩几分钟。随后你可以顺着小脚丫向腿部挺进：把小腿和大腿握在手里，让膝盖来回伸展几次，再用手掌在大腿和小脚丫之间抚摸。

握住宝宝的手：手和胳膊的按摩和按摩腿的方法相似：先握住宝宝的小手，用大拇指按摩掌心，其他指头按摩手背。然后分别握住宝宝的上臂和前臂，开合几个来回，再在肩膀和指尖之间轻柔地按摩。这种按摩会促进宝宝的血液循环，你还可以一边按摩一边和宝宝说话。

抚摸宝宝的脸：用你最柔软的两根手指，由中心向两侧抚摸宝宝的前额。然后顺着鼻梁向鼻尖滑行，从鼻尖滑向鼻子的两侧。多数宝宝会喜欢这个手法，他们以为是在做游戏，但是如果你的宝宝觉得不舒服就先停止做这个动作，隔天不妨再试一次。

摸摸宝宝的肚腩：从宝宝的肩膀开始，由上至下按摩宝宝的胸部和腹部，然后用手掌画圆圈按摩，这种按摩可以刺激宝宝的呼吸系统，增大肺活量。随后用手掌以宝宝的肚脐为圆心按摩至少 40 次，对于常常腹痛的宝宝，这种按摩格外有效，能缓解宝宝腹痛的症状。

侧过身来：当你给宝宝转身的时候，不要错过按摩体侧：虎口穴按着宝宝的侧身，从肩胛部开始，经髋骨再按摩至锁骨。

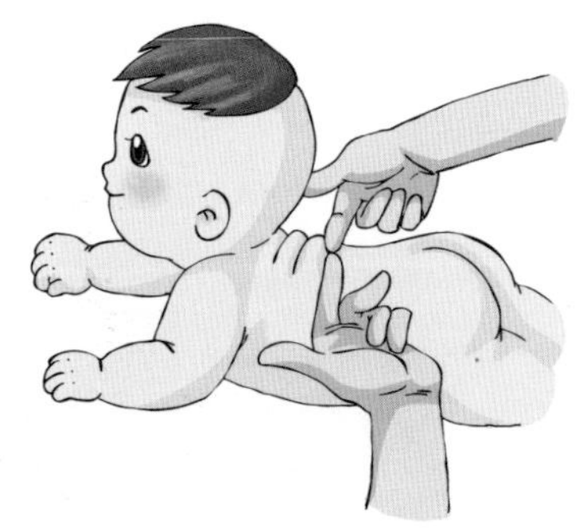

宝宝趴着：如果宝宝趴在床上，你给宝宝按摩背部的话，记得让宝宝抬起头来。宝宝保持这个姿势的时候，你也可以轻轻地按摩宝宝的后脑瓜，宝宝会用劲对抗这种压力，这样也可以锻炼宝宝的颈部肌肉。再有用双手顺着宝宝肩膀一直按摩到屁股，宝宝会特别放松的。

全身运动按摩：全身运动就是给宝宝热身。你坐在地板上伸直双腿，为了安全铺上毛巾，让宝宝脸朝上躺在你的腿上，头朝你双脚的方向。在胸前打开再合拢他的胳膊，这能使宝宝放松背部，肺部得到更好的呼吸。然后上下移动宝宝的双腿，模拟走路的样子，这个动作使大脑的两侧都能得到刺激。

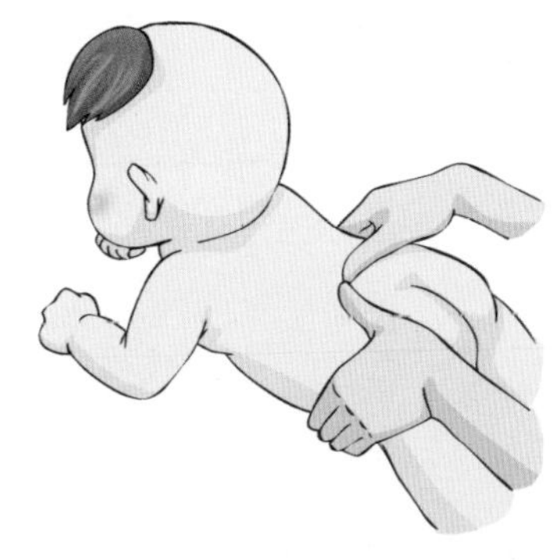

按摩注意事项：不要宝宝刚吃完奶，就给他按摩。

最舒服的按摩环境是：室温 25℃左右，宝宝身下垫着松软的垫子。

根据宝宝不同的肤质，你可以简单地按摩，也可以在手上涂上一些润肤露或润肤油再给宝宝按摩，夏天也可以尝试一下不含香精的婴儿爽肤粉。

将手指甲剪短，并且用温水洗一下手，以防划伤宝宝皮肤。

刚开始给宝宝按摩时，最好用整个手掌。大部分宝宝都喜欢被抚摸，但是不喜欢压强太大的按摩。所以你要在按摩的时候察言观色，通过宝宝的反应来选择合适的力道和手法。

亲子互动：相互模仿——妈妈与宝宝的早期交流方式

模仿是宝宝成长的开始，父母和宝宝早期的交流是通过相互模仿形成的。

模仿是宝宝的天性：从诞生的那一天起，宝宝就开始了他模仿的历程。很小的时候宝宝就会模仿父母的脸部表情，父母朝他吐吐舌头，他也会学样。到了 2 ~ 3 周，宝宝会动动手指，学父母的手势了。两个月的宝宝会跟着父母发出声音，父母对他笑，他也会以笑脸回报；父母张开双臂，他也会张开双臂了。

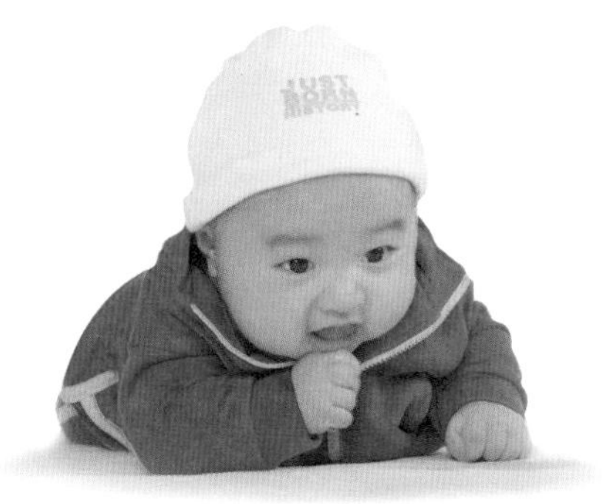

模仿宝宝的声音：这个时期的宝宝是个观察者，他能用眼睛盯着父母所指的事物，并把眼光落在这个事物上。当他看到父母用舌头、嘴唇发出声音时，就会模仿他们自发地发出一些无意识的单词，如“呀”、“啊”、“呜”等。对于宝宝咿呀学语发出的呢喃声，父母要尽可能做出反应。这样的回应会使宝宝很兴奋，就像拿到了一个新玩具。为了得到应答，宝宝会更积极地学发声。

模仿时，父母与宝宝面对面，仔细倾听并重复宝宝发出的声音，将他发出的声音立刻转换成字，如将“啊”变成“妈妈”，每发一次重复音节就停顿一下，给宝宝模仿的机会。

模仿宝宝的表情：父母可以刻意模仿宝宝的动作与表情，宝宝会因此而兴奋不已。反过来，假如父母做了一些夸张的动作，宝宝也能学得惟妙惟肖。宝宝通过模仿父母的表情，慢慢了解不同的心情是用不同的表情表现出来的。他们像父母一样微笑时，觉得自己很高兴。他们在模仿父母的各种表情时，父母的脸部表情不仅反映着自己的情绪，而且确实对宝宝有一定的影响。婴儿期的宝宝就拥有了这类感知能力。

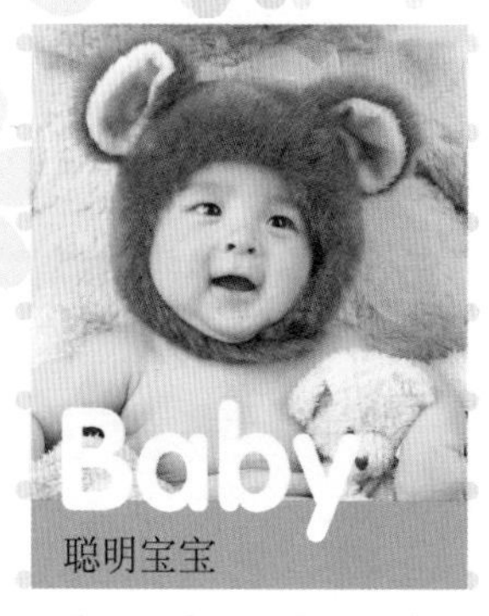

Part 04

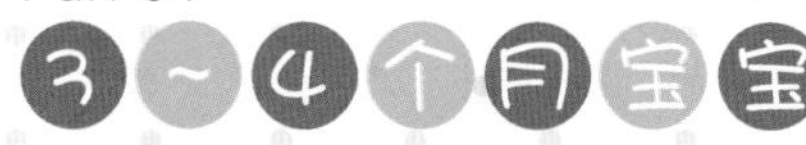

我爱抓东西

宝宝对周围的事物越来越感兴趣了，总喜欢东看看、西瞅瞅；东摸摸、西抓抓。这时的宝宝能够用力抓紧手中的东西，并且会不停地在眼前摇晃。爸爸妈妈在惊叹小宝宝超棒的变化时，也要更加尽心尽力地来照顾和培育好小宝宝。

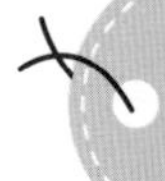

3～4个月宝宝生长发育标准

3～4个月宝宝身体发育

这个时期宝宝的身体发育速度开始稍缓于前3个月。宝宝的头看起来仍然较大，这是因为头部的生长速度比身体其他部位快。

身长

这个月宝宝身长增长速度与前3个月相比，开始减慢，1个月平均增长约2.0厘米。但与1岁以后相比还是很快的。不要为宝宝一时的身长不理想而担心。身长的增长是连续动态的，静态的一次或一个月的测量值，并不能说明是否偏离了正常生长标准。

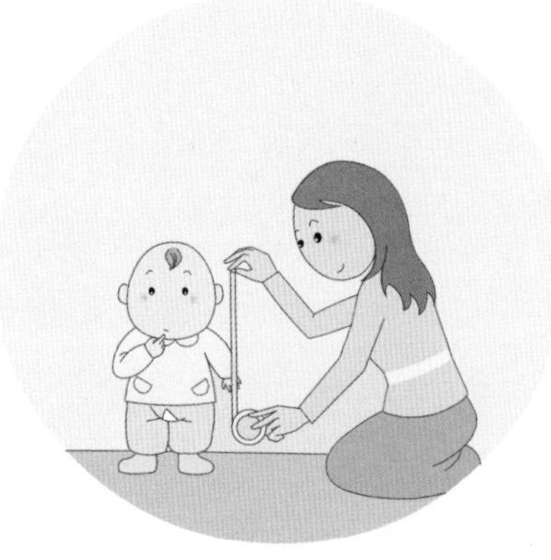

体重

这个月的宝宝体重可以增长600～700克。如果体重偏离同龄正常婴儿生长发育标准太多，就要寻找原因，除了疾病所致以外，大多数是由于喂养或护理不当造成的。

头围

这个月婴儿头围可增长 1 厘米，婴儿定期测量头围可以及时发现头围过大或过小。如果超过或低于正常标准太多，则需要请医生检查，看是正常的变化，还是疾病所致。

如果宝宝的头围增长过快，要考虑脑积水或佝偻病；头围增长过慢要注意婴儿智能发育，是否有小头畸形或狭颅症等。测量头围要准确，方法要正确，不像体重身长，头围增长范围不大，如果测量误差比较大，就会造成不必要的担忧。所以最好请医生测量头围，或父母在医生那里学会正规的测量方法。测量头围应用软尺测量，宝宝采取立位或坐位，爸爸妈妈将软尺 0 点固定于宝宝头部一侧眉前上缘，紧贴头皮绕枕骨结节最高点及另一侧眉弓上缘回至 0 点，读数记录至小数点后 1 位数。

囟门

这个月龄的婴儿后囟早已闭合，前囟 1.0 ～ 2.5 厘米不等，如果前囟大于 3.0 厘米或小于 0.5 厘米，应该请医生检查是否有异常情况。前囟过大可见于脑积水、佝偻病，前囟过小可见于狭颅症、小头畸形、石骨症等。

囟门的检查多要靠医生。有的医生在测量囟门时，没有考虑到个别婴儿囟门呈假性闭合（膜性闭合），就是说从外观上看囟门像是闭合了，其实是头皮张力比较大，类似闭合，但颅骨缝仍然没有闭合。这些不解释清楚，会给父母带来不必要的担心。

父母不要因为宝宝囟门大就认为是佝偻病，从而盲目补充钙剂。婴儿发热时，囟门可能会膨隆、饱满，如果怀疑有颅脑疾病，要请医生鉴别。

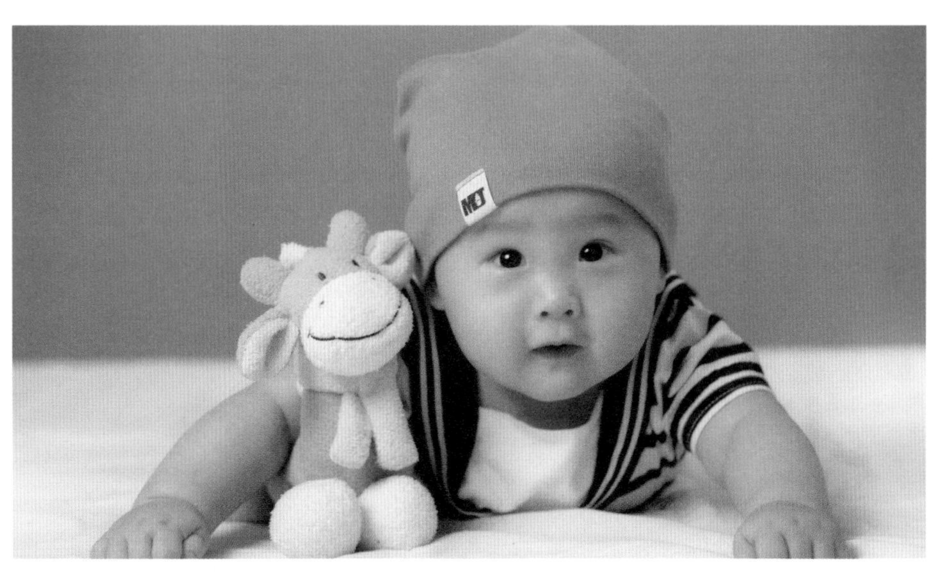

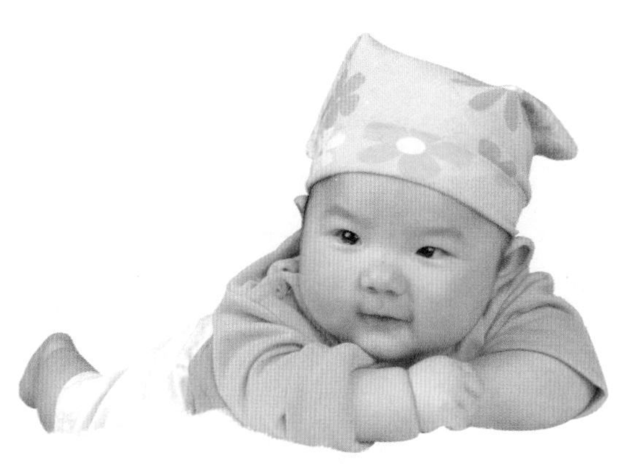

3～4个月宝宝智力发育

对事物的细节有兴趣。坐或卧时，头部与眼睛能平稳地追随吊挂或移动的物体与声响而转动，能立刻注意到小玩具。用手将吊挂物扭向自己，将物体带到嘴边，用手臂及张开的手掌拍击，但常打不中目标，注视物体开始往下掉的地方。

有 5 ～ 7 秒的记忆力。对真的人脸会微笑并发声较多，对照片则较少。能分辨人脸与图案，知道人与物不同。还可分辨脸孔，认得妈妈，但可能会讨厌陌生人。可能会对镜中自己的影像微笑、说话，开始调整对人的反应。觉察本身行动与其所产生的结果的区别，也觉察自身与外界其他对象的不同，可觉察到陌生的环境。可分辨各种玩具，也许会偏好某一玩具，还可能将玩具由一只手换到另一只手中。

宝宝的身心发展有的快，有的慢，个体差异相当大。如果稍有偏差，也不要过度担心。

3～4个月宝宝动作发育

仰卧时，头保持正中。坐或卧时，头均可自由转动，头可稳稳抬起，维持短暂时间。俯卧时，双臂伸直或以前臂支撑，头可抬至与床面成直角。仰卧时，头可撑起，抬至看得见手和脚。俯卧时，双脚伸展，可故意弯曲腰以下的肌肉，臀部抬起；还可以摇动，四肢伸展，背挺起呈弓形。可由俯卧或侧躺姿势翻身。拉宝宝站立，双腿会伸展，使肩膀到脚成一直线。若有人支撑，可坐上 10 ～ 15 分钟，头部稳定，背部坚实。

在精细动作上，双手活动较灵敏，也有较多变化了，两手手指会交互拉扯。抓握东西时，手掌与四指在一边，大拇指在另一边，但不熟练，挥击物体仍不准确。视线可由物体游移至手，再回到物体，想抓住物体但常抓不准，不是抓得太低、太远，就抓得太近。

3～4个月宝宝语言发育

喉咙主动发出的“咕咕”声，有声调的抑扬变化。开始牙牙学语，能发出一连串不同的语音，哭声坚定有力。有人对宝宝说话时，他会微笑、

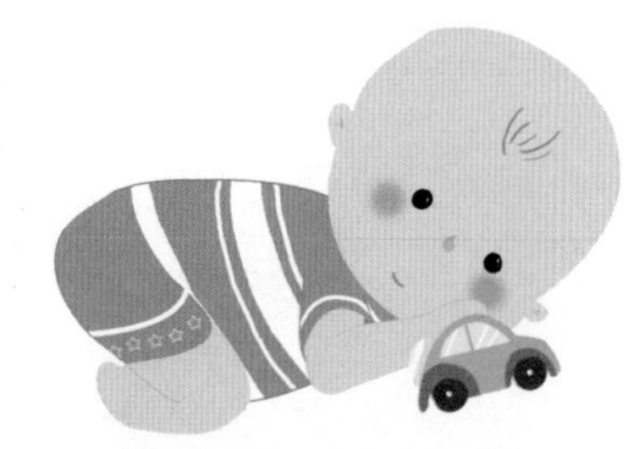

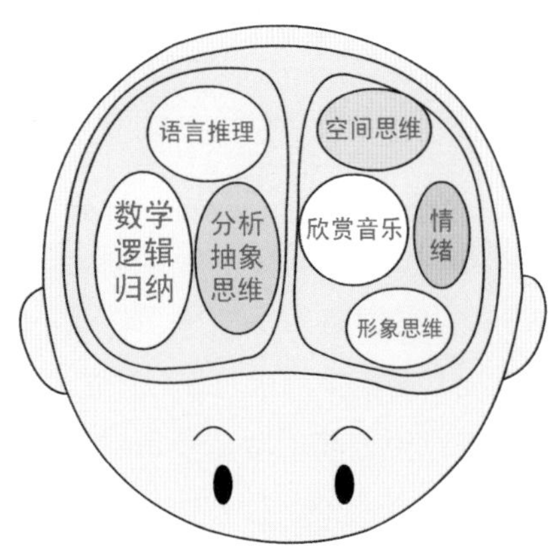

高兴地尖叫、咕咕发声。宝宝这个月已经学会用各种各样的笑来表达他内心的喜悦和对周围事物的好奇心，并模仿数种音调。

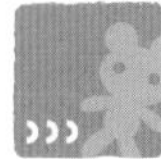 3~4个月宝宝感知觉发育

能识别妈妈和面庞熟悉的人以及经常玩的玩具。能注意倾听音乐，并对柔和动听的音乐声表示出愉快的情绪，对强烈的乐声表示不快。听到声音能较快转头，能区分爸爸妈妈的声音。

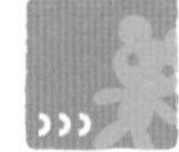 3~4个月宝宝情绪发育

会发声，表示情绪起伏，喜悦、犹疑、抗议等。与人交谈时会笑，玩耍时会拍手掌或手指，玩耍被打断时会哭。会兴奋地期待事情发生，会试着安抚自己。听到音乐时会安静，呼吸沉稳。对镜中自己的影像有兴趣，可能会分辨镜中的妈妈与自己。以假咳嗽或咋舌出声吸引别人的注意，希望和别人玩耍。喜欢被人抱起，坐起时会发声，躺下时不安分。对玩具表示兴趣，可能偏爱某一玩具。喜欢玩游戏。在日常生活中，由于与人情感交流的兴趣增加，宝宝对食物的兴趣会有所降低。洗澡时他会拍水作乐、踢腿、抬头。

发育水平测测看

1 颈部坚挺吗？
2 会用目光去追逐活动的物体吗？
3 一逗弄就笑吗？
4 会转向妈妈发出声音的方向，寻找妈妈吗？
5 碰到拨浪鼓会玩吗？
6 碰到手的东西他就去握吗？
7 能从仰卧位转向侧身吗？
8 能对着熟人微笑吗？
9 能做双手合拢的游戏吗？
10 会盯住自己的手看吗？

※答“是”加1分，答“否”得0分。

9~10分，优秀；7~8分，良好；5~6分，一般。
5分以下也不要担心，1、2、6这三点为“是”就可以了。

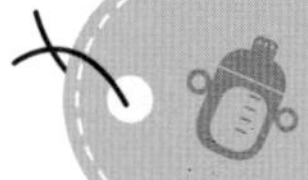

3～4个月宝宝吃什么、怎么吃

本月焦点营养素——铁

在妈妈怀孕后期，宝宝会从母体中得到足够的铁，并储存在肝脏中，这样才能满足出生后4个月的需要。但是宝宝出生4个月后，体内铁的储备量已消耗殆尽，而母乳或牛奶中的铁又不能满足宝宝的营养需求，这时如果不及时添加含铁的食物，就容易患上缺铁性贫血。

为了满足宝宝对铁元素的需求，刚开始时可以摄入富含铁的营养米粉和蛋黄，5个月左右时可以选购肝粉等铁营养剂，7～8个月时可以为宝宝喂食肝泥、肉末、鸡血等富含血红素的食物。此外，给宝宝补铁的同时，还要适当补充富含维生素C的蔬果，因其与铁结合会生成小分子可溶性物质，有利于肠黏膜上皮对铁的吸收。

增加蛋白质的摄取

蛋白质是脑细胞的主要成分之一，是宝宝营养摄取的一部分，在促进宝宝语言发育方面也起着极为重要的作用。婴幼儿蛋白质摄取不足，会直接影响到脑神经细胞的发育。宝宝年龄越小，对蛋白质的需求量就越多。

一般来说，0～6个月的婴儿每千克体重蛋白质的摄取量约为2.2克。乳制品是宝宝摄入蛋白质的主要来源，4个月大的宝宝每天可以通过母乳或配方奶粉来满足对蛋白质的需求。

不过蛋白质食物中的异种蛋白可能会引起宝宝的过敏反应，添加蛋白质食物来源时，应特别慎重。最好刚开始一天只添加一种，并且仅让宝宝摄取一小勺，观察数日，见宝宝很健康的话，可以慢慢增加食品种类。

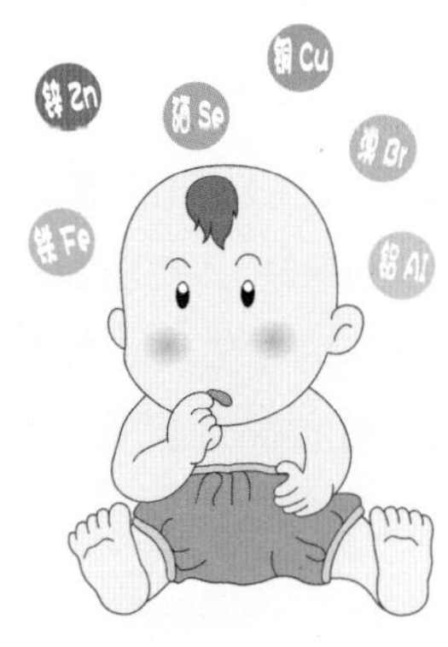

有的家长担心宝宝蛋白质质量摄取不高，就为宝宝长期选择一些含高蛋白的食物、营养品，让宝宝摄入精细的蛋白质，这可能会影响宝宝的消化道处理能力。因为小宝宝的胃肠道还很柔嫩，消化器官没有完全成熟，消化能力是有限的。长期这样会让宝宝的消化功能得不到训练和发挥，并且还会给宝宝身体带来太多的负担。

对于4～6个月的宝宝除了可以添加蔬果类食物，是不是可以添加些非奶类的食物来满足宝宝对蛋白质的需求呢？其实，非奶类蛋白质最好在宝宝6个月后再添加，因为此前的宝宝消化系统、肾脏功能还不是很成熟，不建议过早添加豆、鱼、肝类等非奶类蛋白质食物，而那些容易引起过敏反应的食物，如虾、蟹、壳类海鲜等食物则要在宝宝1岁后再添加比较好。

给宝宝喂辅食的窍门

宝宝不吃辅食，只跟喂养方式有关。首先，要及时添加辅食，改变宝宝食物的性状不仅是营养上的需要，更是咀嚼能力的培养。其次，要坚持添加辅食，如果宝宝生病，应该暂停添加新品种的辅食，而不是暂停所有固体食物的哺喂，倒退回只喝奶的时期。最后，辅食添加一定要先用勺子喂，不要装在奶瓶里让宝宝喝。最好不要由妈妈来喂辅食，因为妈妈身上散发的奶味太具诱惑力。

到了4个月，很多父母开始给宝宝添加辅食了。因为是新的尝试，所以给宝宝喂辅食要注意一定的技巧：

- **饭前做好准备**：为了避免弄脏衣服，应事先给宝宝穿好小围嘴。另外，为了让宝宝能够培养起良好的饮食习惯和饮食条件反射，可以在给宝宝喂辅食前，放上一首固定的音乐，曲调一定要轻柔、明快，适合宝宝听。这样，时间长了之后，这些餐前准备和音乐，就可以让孩子形成进餐的条件反射。

- **鼓励孩子进食**：有的宝宝吃辅食时，会用舌头将食物往外推，父母要鼓励宝宝把食物吞下去，并且要一点一点地喂，不要着急。放慢速度多试几次，渐渐地宝宝就会适应了。

- **品尝各种新口味**：有的宝宝讨厌某种食物，父母应在烹调方式上多变换花样。在宝宝喜欢的食物中加入新材料，并要注意色彩搭配。富于变化的饮食能提高宝宝的食欲，让他养成不挑食的习惯，但口味不宜太浓。

- **不能喂太多或太快**：喂宝宝辅食时，要按他的食量喂食，速度不要太快，喂完后，让宝宝休息一下，不要有剧烈的活动，也不要马上喂奶。

添加辅食的误区

宝宝从准备断乳到添加辅食不是一个容易的过程，稍一疏忽就可能会把宝宝的肠胃搞坏，又或是引起消化不良、过敏等情况，为此，父母给宝宝添加辅食时一定要注意一些必要的细节问题，比如：

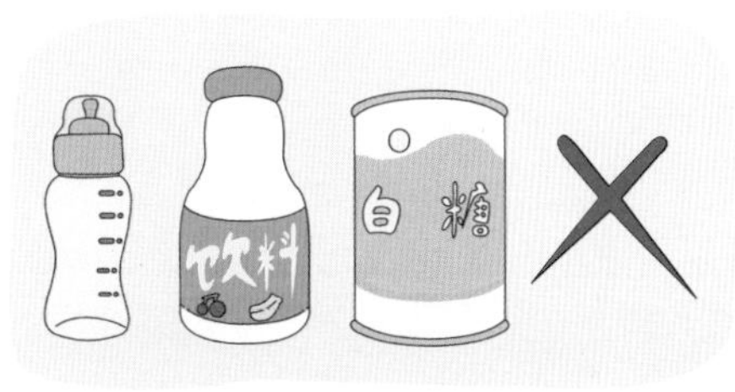

过晚添加辅食：有些爸爸妈妈对添加辅食过于谨慎。孩子早已过了4个月，还只是吃母乳或牛奶、奶粉。殊不知母乳或牛奶、奶粉已不能满足这个时期孩子对营养、能量的需求了。而且，孩子的消化器官功能已逐渐健全，味觉器官也具备添加辅食的条件。

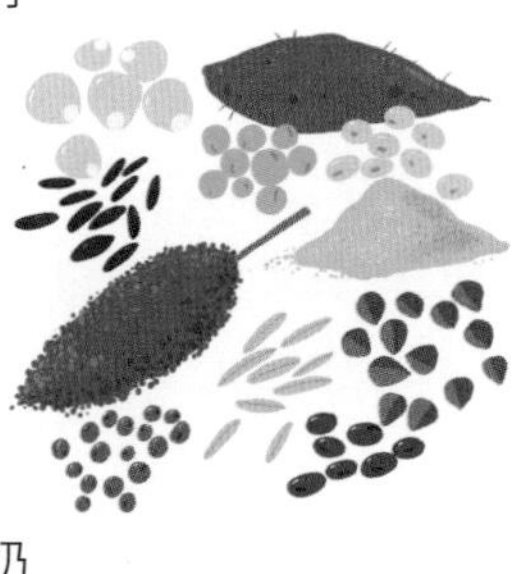

辅食过滥：有的家长从小对孩子娇生惯养，要吃什么就给什么，想要多少就给多少。其实，这个月龄的宝宝虽能添加辅食了，但消化器官还不是很完善，如果任意添加，很容易造成消化功能紊乱，营养不平衡，养成偏食、挑食等不良习惯。可见，添加辅食应视宝宝的消化功能的发育情况一点一点地逐渐添加，过滥是不合适的。

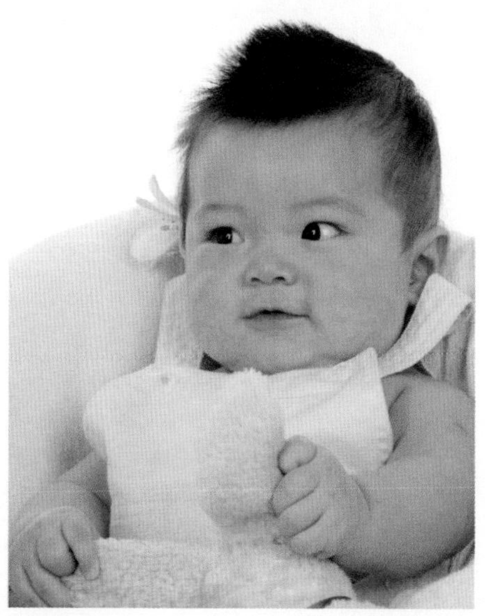

辅食做得过细：宝宝的辅食做得过于精细的话，孩子的咀嚼功能得不到应有的锻炼，而且食物未经咀嚼不会勾起孩子的食欲，也不利于味觉的发育。长此以往，还会影响宝宝大脑智力的发育，宝宝的生长当然不会理想。

橘子汁

材料

橘子1个。

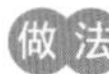

将外皮洗净，切成两半；将其放在榨汁机中转几次，过滤；饮用时可加1倍水稀释。

番茄水果泥

材料

番茄1/4个，桃子少许。

做法

番茄、桃子均洗净，去皮；用杵棒将其捣烂后拌匀即可。

青菜水

材料

青菜50克（菠菜、油菜、白菜均可）。

做法

把菜洗净，切碎；将锅中水烧沸，放入碎菜，盖好锅盖烧煮5～6分钟，将锅离火，闷10分钟，滤去菜渣留汤即可。

3~4个月宝宝对脂肪的需求

脂肪是婴儿脑和神经组织的重要成分，也是婴儿迅速生长发育的能源，4 月龄婴儿体内脂肪含量增加到 26%。中国营养学会推荐婴儿期前 6 个月脂肪供能比为 45% ~ 50%，后 6 个月为 35% ~ 40%。就是说，以 100 毫升母乳为例，所含蛋白质为 1.3 克、乳糖 7.4 克、脂肪 3.4 克，共产生 272 千焦的能量，其中脂肪供能大概为 45% ~ 50%。而且母乳中脂肪含量及脂肪酸组成是婴儿脂肪需要的金标准。因此，为了保证宝宝生长发育对脂肪的需求，妈妈要尽量坚持母乳喂养。

而配方奶粉中脂肪酸的组成与母乳相比大相径庭，不仅缺乏亚油酸和亚麻酸，还缺乏对宝宝大脑发育特别有益的 ARA 和 DHA，因此，人工喂养的宝宝需要食用根据母乳的脂肪酸构成进行配制的配方奶粉，以适应和满足婴儿对脂肪酸的需求。

怎样给宝宝吃蛋黄

鸡蛋蛋黄能补充宝宝生长发育所需的优质蛋质和铁质，还容易被宝宝消化吸收。但是在给宝宝喂蛋黄时，切不可连同蛋白一起喂。因为此时的宝宝肠胃功能还不健全，吃了蛋白不容易消化，会导致腹泻，而且有的宝宝还可能会对蛋白中的异种蛋白产生过敏反应，严重时还会引起湿疹或是荨麻疹。一般最好在 8 个月前都不要给宝宝喂蛋白。那么，怎么给宝宝喂蛋黄才更有营养呢?

先把生鸡蛋洗净外壳，放在清水锅中煮熟后，取出冷却，剥去蛋壳。取一个干净的小勺，把蛋白弄破，取出蛋黄后，再在宝宝专用碗里用小勺切成几个小份。之后，取出其中一小份蛋黄用沸水或是米汤调成黏糊状，用小勺挖取宝宝可以食用的量喂给他就可以了。如果宝宝吃过后，没有出现腹泻或是其他不适反应，可以逐渐增加蛋黄的分量。

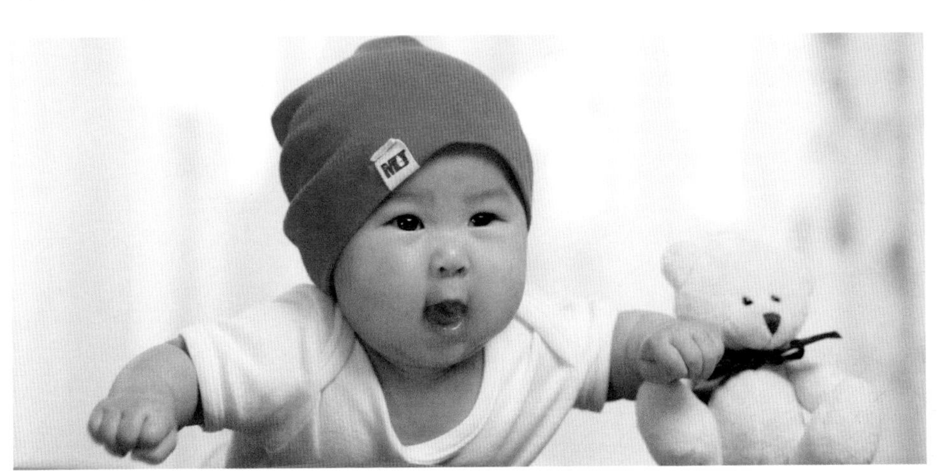

不宜用炼乳作宝宝的主食

4个月的宝宝尽管可以添加些辅食，但还是应尽量以母乳及牛奶为主。有些妈妈担心宝宝的营养不够，经常给宝宝喂些炼乳。炼乳具有易存放、易冲调、孩子爱吃等优点，许多父母也认为炼乳同样是乳制品，与鲜牛奶一样有营养。但事实上，只喂炼乳有许多弊端。

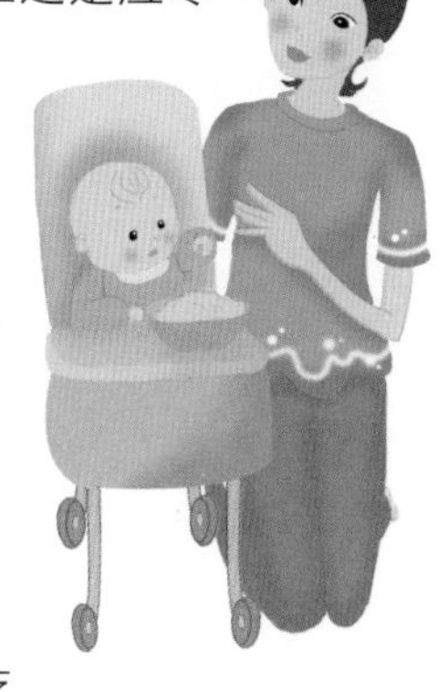

炼乳喂养的宝宝起初生长发育还很正常，但久而久之会出现面色苍白、肌肉松软、抵抗力低、易生病等问题。而且炼乳的糖分太高，如果稀释成适宜宝宝进食的比例后，又会降低蛋白质、脂肪的含量，不能满足婴儿的营养需要；如果不稀释，则会因宝宝摄入糖分多，引起宝宝消化不良，甚至肥胖等不良症状。因此，不要用炼乳作为主要食物来喂养婴儿。

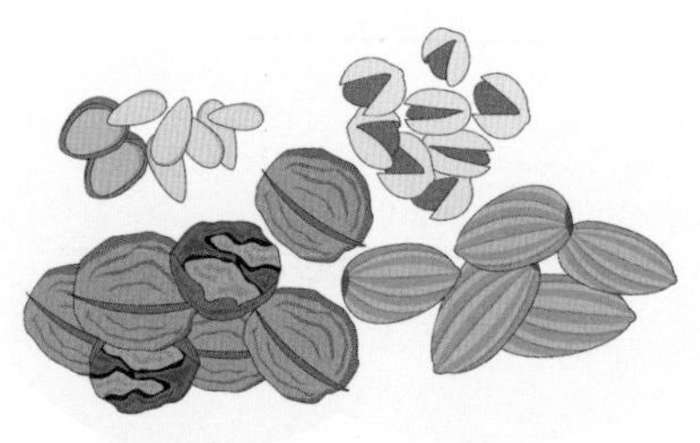

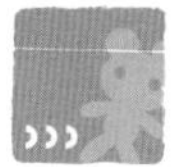

3～4个月母婴一日食谱

4个月时，妈妈要多补充些可以促进乳汁分泌的食物，为了保证宝宝摄取丰富的营养物质，还要尽量多地摄取蔬果等食物。同时，多摄取有益宝宝大脑发育的食物，如核桃仁、鱼类等健脑食品。但要避免吃刺激性强的食物，以免奶水中带有宝宝不喜欢的异味。有偏食、厌食倾向的妈妈要尽量调整自己的饮食习惯，不要为了恢复苗条的身材而肆意节食。

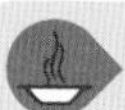

宝宝出生第4个月一日食谱

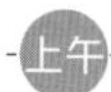

上午

- 6：00　母乳喂养10～15分钟（或牛奶150毫升，加适量糖）
- 9：30　母乳喂养10～15分钟（或牛奶150毫升，加适量糖）
- 11：00　蔬菜汁或水果汁90毫升，小儿鱼肝油滴剂

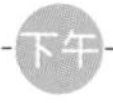

下午

- 13：00　母乳喂养10～15分钟（或牛奶150毫升，加适量糖）
- 16：00　母乳喂养10～15分钟（或牛奶150毫升，加适量糖）
- 17：30　水果泥或蔬菜泥20克

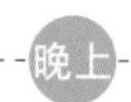

晚上

- 20：00　母乳喂养10～15分钟（或牛奶150毫升，加适量糖）
- 24：00　母乳喂养10～15分钟（或牛奶150毫升，加适量糖）

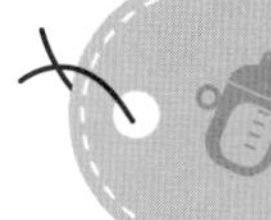

3～4个月宝宝怎么养

为宝宝配置睡袋

很多宝宝睡着时容易把被子蹬开，这样很让父母担心，怕宝宝着凉，就用被子把宝宝裹得严严实实的，其实这样做并不利于宝宝的生长发育。而婴儿用睡袋可以很好地解决这个问题。睡袋舒适、宽松，不仅保暖性好，还不会被宝宝蹬开，既解除了家长的后顾之忧，又简便易护理。因此，我们提倡宝宝睡觉时用睡袋。但是面对市面上品种繁多、款式各异的婴儿睡袋，妈妈又该如何挑选最适合宝宝的睡袋呢？

抱被式的睡袋：睡袋后面的短带设计，可以让父母把手腕伸进去，抱起宝宝会特别顺手，方便着力。睡袋上部展开是一个平软的小枕，而拉起拉链，就是外出时挡风的帽子。白天睡觉也可以把他放进小睡袋。出门时可以把他放进可躺式的童车里，再在上面添一条厚软的小毛毯就可以了。而且宝宝不会翻身，不会踢被子，在睡袋颈部稍微一收口，也不用担心宝宝转头时颈部进风受凉了。更重要的是，宝宝可以只穿全棉内衣，外加小薄袄，这样的穿着，比起里三层外三层的毛衣和棉袄，无疑更舒服、更宽松。

铺满小床的大睡袋：在使用这款睡袋前，先在童床里垫好棉褥子，再把大睡袋放上去。宝宝睡觉时，穿上全棉内衣，先放入小睡袋，再放进大睡袋，即使在很冷的冬天，在大睡袋上再添一条毛毯就很保暖了。这个睡袋适合铺满宝宝的整张小床，让宝宝有一个宽松、温暖的睡眠空间。既可以单独用，也能与其他睡袋配合使用。适合 0 ～ 3 岁的宝宝使用。

背心式的睡袋：这款睡袋在前面有一条长拉链，穿上后可以从胸口往下拉到腿部，给宝宝换尿布会非常方便。背心式睡袋既保暖，又不限制宝宝双手的活动，给父母和孩子都带来方便。3 个月至 2 岁的宝宝都可以挑选这款睡袋。

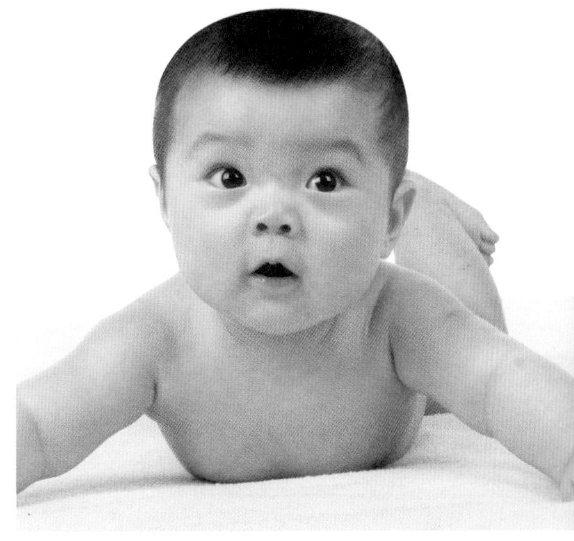

宝宝不睡觉怎么办

许多家长都遇到了这样的问题，宝宝一到晚上就不喜欢睡觉，但也没有其他不适症状，这是怎么回事，该怎么办呢？

其实，睡眠习惯是在长期的生活中形成的，不要总是不分昼夜地护理孩子。白天让孩子尽量少睡，临睡前 1 ~ 2 小时避免剧烈的活动，更不能让宝宝饿着就睡，上床时或是夜间不要喂太多的水，以免扰乱睡眠。夜间除了喂奶，换 1 ~ 2 次尿布以外，不要打扰孩子。在后半夜，如果孩子睡得很香也不哭闹的话，可以尝试不喂奶。只有父母有意识地培养宝宝的睡觉习惯，宝宝才会睡得香、父母才不会被搅得不得安宁。

婴儿晒太阳前后的讲究

宝宝皮肤非常娇嫩，带孩子出去晒太阳时需格外小心。晒太阳的时间控制在 15 ~ 30 分钟之内。尤其在春季，外出晒太阳最好不要超过 30 分钟。因为春天空气里所含的大量花粉和细菌对免疫系统尚未发育完善的宝宝容易造成伤害。对于皮肤易过敏、瘙痒的宝宝来说，更容易受到花粉、细菌的侵袭。尤其是有过日光性皮炎、季节性皮炎的宝宝更要避免长时间晒太阳，尽量少去赏花游园的地方，如果一定要去，最好为宝宝戴上口罩，减少裸露部位。为宝宝洗漱时，也不要使用碱性的护肤品和香皂。

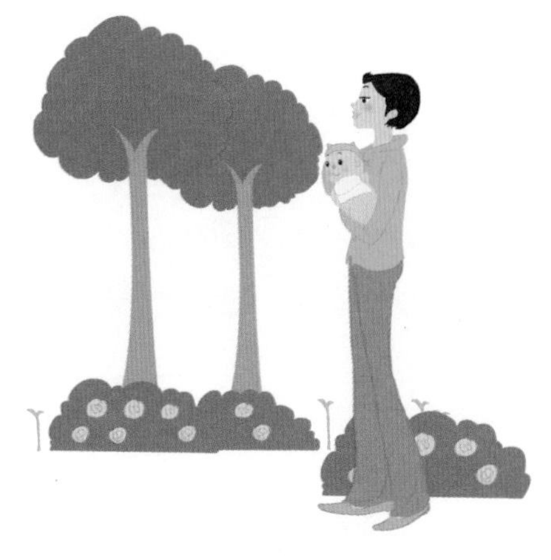

带宝宝晒太阳后，父母要给宝宝多喝水，擦适量婴儿专用润肤霜，进食含维生素 A 较丰富的食物及蔬果，以维持宝宝皮肤的正常功能。

天气闷热时要注意护理宝宝皮肤

闷热的夏季，人们出汗较多，对于肌肤柔软娇嫩、防御功能差的宝宝来说，极易受细菌感染及蚊虫的叮咬。为此，父母一定要护理好宝宝的皮肤。除了尽量避免阳光暴晒，还需注意哪些问题呢？

● 密封好屋子的纱窗，避免宝宝被蚊虫叮咬，将有缝隙的地方用封条封好。也可以在宝宝小床的四周挡上一层高度约 30 ~ 50 厘米的薄布。宝宝一旦被蚊子叮后，要涂抹一些婴幼儿专用的驱蚊花露水。平时要勤给宝宝剪指甲，避免宝宝抓破被叮咬处后继发感染。

● 勤给宝宝洗澡，可以在洗澡水里滴少许花露水，洗完后要用毛巾轻轻擦干宝宝的皮肤，然后给宝宝抹上适合他用的爽身粉。但是如果宝宝易起湿疹、有点偏胖、出汗还多的话，最好不要用爽身粉，否则会刺激宝宝娇嫩的皮肤，使宝宝感觉不舒服，严重的还可能会损伤皮肤。高温天气里可以给宝宝每天洗 2 ～ 3 次清水浴。

● 给宝宝穿柔软宽松的衣服，一定要全棉材质，而不要穿尼龙化纤制品。

● 保持室内空气流通，适当开启空调、电扇以降温。

● 饮食要清淡，多给宝宝喂食清暑解毒的食物，如西瓜汁、绿豆汤，增强宝宝在夏季的暑热天气自我调节的能力。

不要频繁给宝宝洗澡

和父母相比，刚出生的婴儿肌肤非常娇嫩，也需要保湿防晒，频繁洗澡或过度晒太阳是宝宝皮肤护理的大忌。

炎炎夏日，给宝宝洗澡是件最令他开心、舒服的事情，但家长不要频繁给宝宝洗澡。因为宝宝的皮肤尚未发育完全，皮脂分泌很少，洗澡过勤，会洗去宝宝身上的油脂保护层，娇嫩的皮肤就容易受到外界环境的刺激而产生过敏，给细菌和真菌以可乘之机，更容易出现痱子和尿布疹。即使洗澡，也要等汗干了再洗，而且尽量不要用沐浴液反复给宝宝洗澡，用清水就可以。

清新宝宝房间的空气

很多人都认为宝宝的居室就要像温室一样，密不透风，何须再为宝宝营造清新的居室环境呢？

其实，在很多家庭中，宝宝生活的居室存在着许多易致宝宝生的隐患。比如，大部分家庭都使用空调，如果宝宝长时间待在空调房中，很容易处在缺乏负离子的空气环境中，长此以往就会使神经功能紊乱，影响宝宝的健康发育。再加上房间内的空气被反复使用，导致空气中氧气缺乏而使空气变得污浊，这就很容易滋生霉菌、病毒及细菌，宝宝就可能会出现头痛、高烧、全身肌肉酸痛、呕吐、腹泻、精神恍惚的反应。解决这些问题除了要注意勤开窗通风外，在居住环境中放置些可以洁净空气、增加含氧量的植物也是不错的选择。

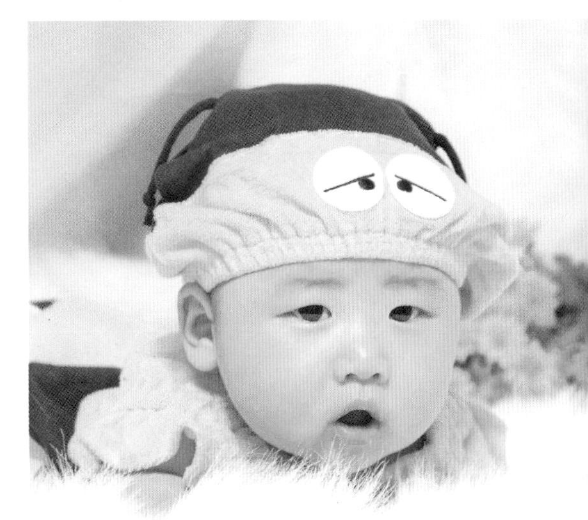

小心宝宝吞食异物

观察宝宝的表情也能判断宝宝是否误食异物。如果宝宝的脸色突然变差，异物很有可能已经卡在气管了，遇到这种情况应立即就医治疗。如果无法判断宝宝究竟是否误食异物，可带孩子去医院接受 X 射线检查，但并非所有异物都能像金属类物品一样通过 X 射线检查出来，一些塑料类、木头、玻璃等异物就不容易通过 X 光片看出来。这时父母要认真观察宝宝事故发生后三天内的排便情况，并把便便留在便盆或容器里，看是否有异物排出。若异物没有排出，要再次带孩子就医。

预防宝宝吞食异物的方法：

1	宝宝的身边不可以没有父母。
2	不要给婴儿吃大块的食物。
3	检查婴儿活动的范围内是否安全。

早坐对宝宝不利

婴儿的骨骼非常柔软，骨矿含量及密度均较低，作为人体中轴的脊柱更是非常柔软，不具备成人特有的 4 个生理弯曲，而且肌肉缺乏力量，不能支持长久坐立。另外，如果宝宝总是固定坐在某一个地方，势必会造成视野狭小，与周围的接触也少，容易变得呆板、迟钝，影响智力发育。所以爸爸妈妈要注意，不要过早对宝宝进行坐的训练。即使训练，也应该循序渐进。

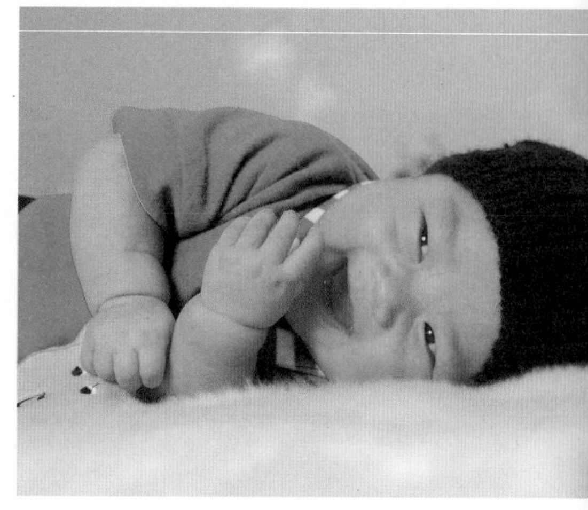

4 个月的婴儿，只可以练习拉坐。5 个月的婴儿，可以练习靠坐，将孩子放在有扶手的沙发上，让孩子靠坐着玩，以后再慢慢减少他身后靠的东西，让孩子仅有一点支持即可坐稳或独坐片刻。经过这样的训练，孩子在 6 个月左右，就可以独坐了。

不要过分逗笑宝宝

3 ~ 4 个月的宝宝，会因为父母的一些动作和声音发出有意识的笑声，爸爸妈妈积极有益的逗笑自然会促进孩子的身心健康。如果宝宝过了 4 个月还不会笑，就要观察是否有其他异常情况，及时采取措施。但是过分大笑，则会损害宝宝的健康。一般来说，过分逗笑会产生以下伤害：

- 增高宝宝胸腹腔内压，有碍胸腹内器官的活动。
- 造成宝宝暂时性缺氧。

在进食、吸吮、洗浴时逗笑宝宝，容易把食物、水汁吸入气管，发生呛咳，甚至引起窒息，对健康不利。

逗笑过度，会引起宝宝痴笑、口吃等不良习惯。

经常大笑会引起宝宝大脑长时间兴奋，阻碍大脑正常发育。

过分大笑还会引起下颌关节脱臼等症状出现。

因此，成年人在逗笑婴儿时，一定要把握分寸和尺度。

提高宝宝的抗病能力

不同时期的宝宝，抗病能力也不相同。刚刚出生的宝宝抗病能力比较强，因为他们从母体中获得了比较多的免疫球蛋白，可以有效抵抗细菌和病毒的侵袭，但是新生儿又非常娇嫩，对一些化脓性细菌和引起破伤风的细菌缺乏免疫力，父母护理稍不得当就可能因皮肤破损或脐带损伤而发生化脓性感染或破伤风。

6个月前的宝宝体内仍有较多的免疫球蛋白，在抵御多种病毒和部分细菌的感染上仍有一定的作用，一般较少发生感冒，也较少发生其他感染性疾病。

而宝宝在6个月以后，从母体获得的免疫球蛋白逐渐减少，抗病能力比较差。爸爸妈妈要针对孩子生长发育时期的不同特点，适时参加计划免疫，并合理搭配膳食，这样才能促进小儿免疫系统成熟，减少患病概率。

细心观察宝宝便便的颜色

这个月龄的婴儿，应密切观察他的大小便情况，以摸清宝宝大小便的规律，这样才能为日后养成良好的大小便习惯打下基础。一般来说，纯母乳喂养的宝宝正常的大便呈金黄色，是稀糊状的软便；而人工喂养的宝宝大便呈浅黄色。有的时候宝宝放屁会带出点大便弄脏了肛门周围，也有大便中夹杂少量奶瓣，颜色发绿的情况，这些都是偶然现象。只要宝宝精神状态很好，吃奶也很香，父母就不必多虑，生活中多加护理，密切观察即可。用牛奶喂养的小孩如果出现大便过硬、臭味较大时，表明牛奶喂量过多，糖分少，应在奶中加些糖。

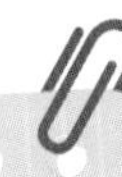

专家提示

不过父母还需了解宝宝不正常的排便情况，如果大便像水一样，或是呈蛋花样便、脓血便、白色便、柏油便等情况，都预示着宝宝身体可能存在某些不适，要及时去医院诊治。

3～4个月宝宝怎么教

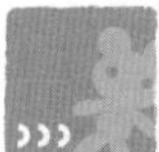

动一动：让宝宝学会抬头、侧翻、抓握

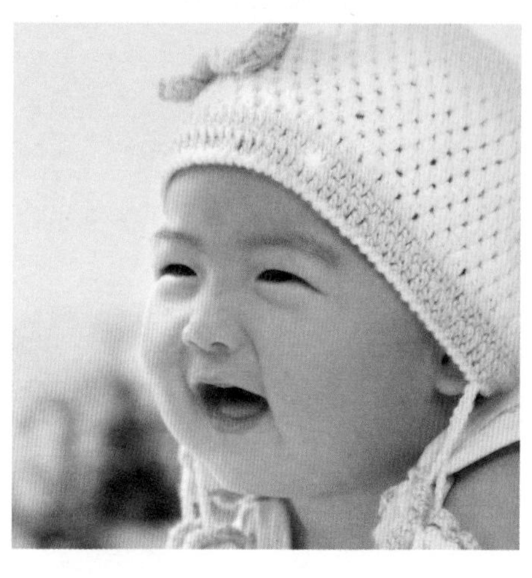

到了第 4 个月，宝宝的体能有了进一步的发展，爸爸妈妈要及时对宝宝进行抬头、侧翻、抓握训练。

● 抬头练习：让宝宝采用俯卧位，将他的两臂屈肘于胸前。爸爸妈妈在宝宝头侧引逗宝宝抬头，开始训练每次 30 秒钟，以后可根据宝宝训练情况逐渐延长至 3 分钟左右。

● 侧翻训练：训练时不要给宝宝穿太厚的衣服，翻身要循序渐进，让宝宝有个适应的过程。先从仰卧翻到侧卧，再翻至俯卧，爸爸妈妈不要着急，要让宝宝感到翻身过程快乐有趣。用玩具逗引宝宝翻身是很好的办法，先用一个发声的玩具，吸引宝宝转头注视，然后妈妈一手握住宝宝一只手，另一只手将宝宝同侧腿搭在另一条腿上，辅助宝宝向对侧侧翻注视，然后左右轮流进行侧翻练习，以帮助宝宝感觉体位的变化，学习侧翻动作。这种侧翻训练可每日进行 2 次，每次 2 ～ 3 侧翻。

● 抓握训练：先拿一个宝宝的手能抓住而且能发出声响的玩具，在宝宝的上方或两侧摇动，先使宝宝听到声音并看到玩具，然后再让宝宝去抓握。每日训练数次，每次数分钟。在宝宝能持续抓握 5 秒钟以上后，再进行够取玩具训练。妈妈和爸爸可用一条小绳系上一个宝宝能够够得着、抓得住而且对宝宝具有吸引力的玩具，先在宝宝面前晃动几次，引逗宝宝伸手去够取或把着他的手让他够取玩具，左右两手都要练习，以训练宝宝手部肌肉紧张和放松能力。

对于第 4 个月的宝宝来讲，要有意识地让宝宝把看、听、触、嗅、味、运动等感觉联系起来，利用身边的玩具或其他东西，给他看，给他听，让他触摸，让他摇动，进行全方位的综合感官训练，以此锻炼宝宝的认知能力。

● 视觉训练：让宝宝采取仰卧位，在宝宝胸部上方 20 ～ 30 厘米处用玩具（最好是红色或黑白对比鲜明的玩具）吸引宝宝注意，并训练宝宝视线随物体做上下左右的运动，来刺激宝宝视觉发育，发展其眼球运动的灵活性及协调性。让宝宝多看周围的人和物，让他的视线在物与物间转移，也可用活动的物体让宝宝追视。

听觉训练：爸爸妈妈可在宝宝周围，用说话声或玩具声训练宝宝转头寻找声源。可选择不同乐器奏出的音乐或发声玩具，也可利用家中不同物体的敲击声，或改变对宝宝说话的声调来训练宝宝分辨各种声音。

宝宝天生对节奏就很敏感，父母们说话的时候宝宝会跟着做动作，宝宝对悦耳的音调或语调也同样敏感。到了 4 个月的时候，宝宝分辨高音的能力也更强了，这样宝宝就能从周围环境的声音中分辨出他人的声音，尤其是妈妈对宝宝说话时自然用到的像唱歌一样的高音，这种语调有时被称为“妈妈语调”，常听这个语调能让宝宝听得更清楚，更容易辨清音节。

触觉训练：宝宝面颊、口唇、眉弓、手指或脚趾等处对触压感觉很敏感。爸爸妈妈可利用手或各种形状、质地的物体对宝宝进行触觉练习。光滑的丝绸围巾、粗糙的麻布、柔软的羽毛、棉花、头梳齿、粗细不同的毛巾或海绵，以及各种形状的玩具等，均可让宝宝产生不同的触感。让宝宝多感觉不同的材质，有助于发展宝宝的触觉识别能力。

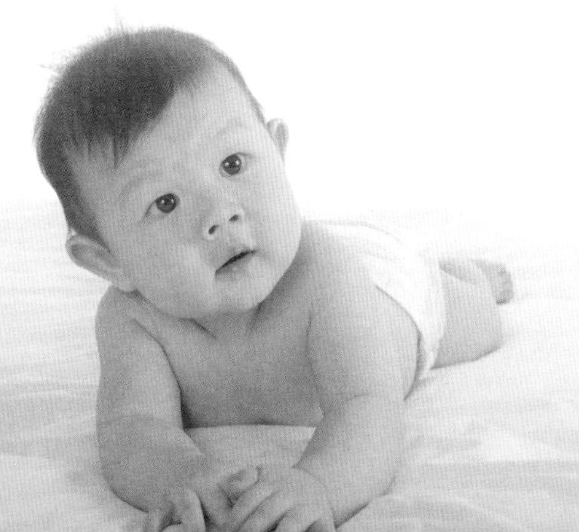

味、嗅、温度等感知觉训练：利用日常生活的点滴发展宝宝各种感觉，如在吃饭时，用筷子蘸一点儿菜汁给宝宝尝尝；吃苹果时让宝宝闻闻苹果的香味、尝尝苹果的味道；洗澡时，让宝宝闻闻肥皂的香味；用奶瓶喂奶时，让宝宝用手感受一下奶瓶的温度等，均有助于宝宝感知觉的发展。

说一说：多和宝宝说说话

本月的宝宝虽然只有初始的思维能力，但是能够简单地发音做出回应，爸爸妈妈经常对宝宝说话有助于他尽早发音说话。

起初，宝宝喉咙里的“咯咯”声或嘴里发出的“咿咿呀呀”声完全是无意识的，并对元音做出更多的尝试。这时，宝宝的词汇包括简单单音节的或短或长的尖叫。随着月龄的增加，宝宝就可能发出拖长的单元音，或连续的两个音，并能逐渐模仿妈妈或爸爸的口形发出声音。在宝宝情绪好的时候，妈妈或爸爸可逗引宝宝主动发声，逐渐诱导宝宝出声搭话，使宝宝学会怎样通过嗓子、舌头和嘴的合作发出声音。

说笑逗引训练：爸爸妈妈可抱起宝宝，与宝宝面对面，用愉快的口气和表情与他说笑、逗乐，使宝宝发出“啊、呃、呀”声或笑声。爸爸妈妈在宝宝模仿发音时应有回应的动作，如：抱着宝宝摇晃或者把脸贴在宝宝的脸上等。为了更能引起宝宝的注意，父母有时可以夸大口型，因为夸张的口型更能引起宝宝的注意。

玩具逗引训练：爸爸妈妈可用宝宝喜欢的玩具、图片逗引他发音。因为宝宝在兴奋地手舞足蹈时，会发出更多的“啊、呃、呀”声。

户外活动逗引训练：在户外活动中，宝宝遇到感兴趣的人和物，也会高兴地发出声音。一旦逗引宝宝发出了“啊、呀”声，爸爸妈妈就要富有感情地称赞他、触摸他，与他“你一言，我一语”地交谈。

和宝宝说话时，要见到什么说什么，干什么讲什么，而且语言要规范简洁。虽然宝宝不会重复你所说的任何话语，但宝宝会注意倾听，会把你的话储存在大脑里，而且宝宝也会越来越善于表达自己，甚至会用高兴的尖叫或“咯咯”的笑声来表达自己的快乐。

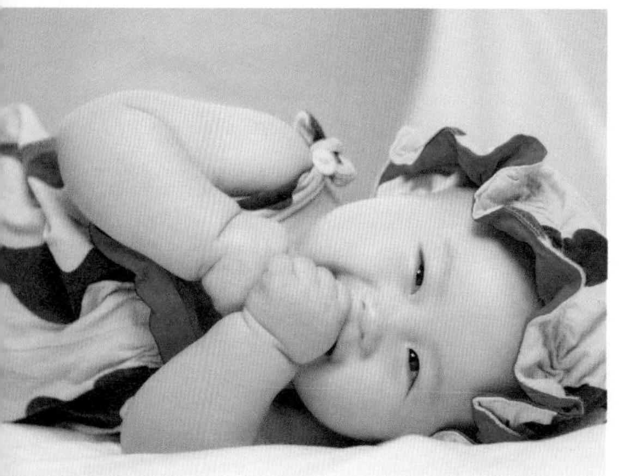

亲子互动：适度满足宝宝的依恋心理

宝宝成长的早期环境直接影响到宝宝成年后的感情关系和婚姻关系，决定了宝宝与别人相处的安全感。如果宝宝从小没有形成良好的依恋关系，那么宝宝在日后与他人建立亲密和信赖关系方面就会出现障碍，比如与人的疏离感、亲密焦虑、缺乏信任等。宝宝刚出生的时候第一本能反应就是寻找妈妈的乳头，这是宝宝与这个世界的第一个紧密的、安全的联系。1 岁半之前，宝宝需要最大程度地和妈妈相处，以建立母婴依恋安全感。如果这个时候妈妈不能照顾宝宝，那么这种安全感将很难建立，宝宝心里会充满失去爱的恐惧。

家庭才是最能够给每个宝宝温暖和勇气的地方，而提供这些力量的就是宝宝和妈妈之间温暖、亲密、连续不断的关系，即适度的依恋（也就是“黏人”现象）。“黏人”不仅可以促使宝宝获得满足感，而且还可以帮助宝宝享受愉悦感。适度的依恋有助于建立一个人的依赖度和自我信任感，将来能够成功地与伴侣、后代和睦相处。

因此，专家提醒，如果在婴幼儿时期，宝宝还没有产生适度的“黏人性”，将来就可能很难和别人沟通，这可能会影响宝宝今后的社会工作和家庭生活。

宝宝是这个世界的小天使，每一对父母都有抚育宝宝的责任，除了在生活上的照顾外，有时候，心理上的育儿更加重要，这也关系到宝宝日后基本心理素质的养成。父母适当参与带养宝宝是十分必要的，爸爸妈妈们尽可能抽出时间到宝宝身边，陪伴宝宝成长吧，这是我们一生中能给宝宝的最好的礼物。

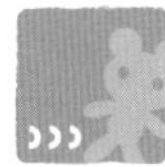

亲子互动：被动操增进母子感情

妈妈给宝宝做被动体操能促进宝宝神经系统的发育，增强宝宝的机体免疫力，减轻宝宝的焦虑感，同时还能安抚宝宝的情绪，增进与宝宝的感情。下面就是适合4个月宝宝的被动体操。

● 手臂交叉：宝宝采取仰卧位，握住妈妈的拇指，妈妈其余手指轻轻抓住宝宝的手腕。将宝宝双手分别向两侧分开，让其肘部伸直。牵拉宝宝双手，使其两臂在胸前呈交叉状，不要让他的肩膀抬起。再将宝宝两臂分开，回到原位，来回做7～8次。目的是促进双肩肌肉关节活动。

● 仰首抬头：宝宝采取仰卧位，妈妈双手轻轻支撑宝宝腋下。慢慢抬起宝宝的双手时，使他的头随之自然

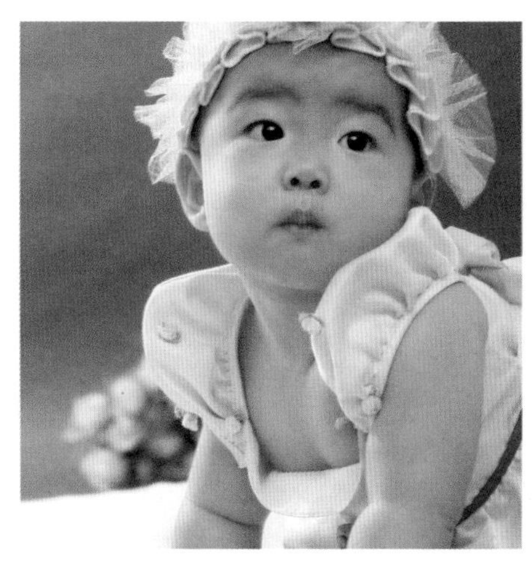

抬高。这样重复2～3次。如果此时宝宝的头不能抬起，而向后仰，则应停止此运动。目的是加强颈部肌肉韧性。

● 俯卧挺背：让宝宝趴着，两手放在头前并与肩同宽。让宝宝的头由贴着地面慢慢自然抬起。妈妈一只手抓住宝宝两只脚，另一只手撑住宝宝腹部，抬起双脚踝，使宝宝背部弯曲，目的是为了锻炼宝宝背部肌群。

● 抬头挺胸：让宝宝趴着，两手放在头前与肩同宽。妈妈两手分别抓住宝宝双肩，使他头部抬起。几次后宝宝头与胸部即可顺势抬起并逐渐挺立住，呈抬头挺胸状。目的是锻炼胸部、背部及手臂肌力。

● 双腿伸屈：宝宝仰卧，妈妈抓住宝宝双脚踝部。先屈曲宝宝一侧膝盖至腹部，停留几秒钟再伸直。换另一只腿重复上述动作。将宝宝双腿同时屈曲至腹部后再还原。重复数次。目的是帮助双腿和腹部发育，促进膝关节活动。

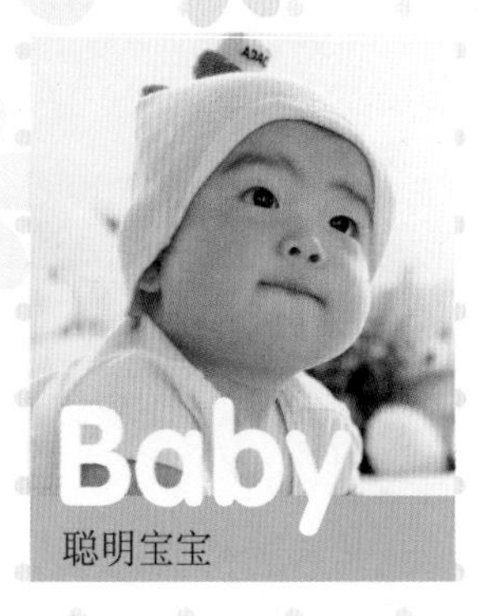

Part 05

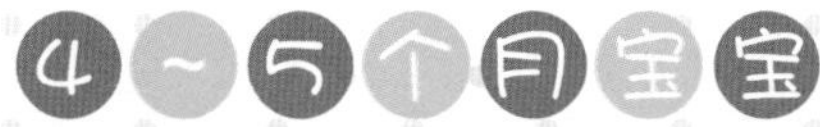

我在努力学翻身

与上个月相比，这个月的宝宝明显“长大了”，身长增长了，也胖了许多，运动量也明显增大了。此时的宝宝已能够翻身，并且尝试着用各种方法与爸爸妈妈交流，努力学着表达自己的情感需求。有个性的宝宝还会对爸爸妈妈发出不满的抗议。

4～5个月宝宝生长发育标准

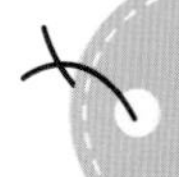

4～5个月宝宝身体发育

宝宝这个时期的体重增加不如以前，生长速度也不如以前快，出现了平缓增长的趋势。

身长

这个月宝宝身长平均可增长 2.0 厘米，如果宝宝身长与平均值有一些小的差异，父母不必不安。身长增长是个连续的动态过程，要定期进行测量，了解身长的增长速度。

体重

体重增长速度开始下降，4 个月以前，婴儿每月平均体重增加 900 ～ 1250 克，从第 4 个月开始，平均每月增加 450 ～ 500 克。

头围

头围的增长速度也开始放缓，平均每个月可增长 1.0 厘米。头围的增长也存在着个体差异，婴儿头围增长是呈规律性逐渐上升的趋势，有正常增长值，也有可波动的正常范围。

爸爸妈妈定期测量头围，可及时发现头围异常，如果头围过小，要观察婴儿是否有智能发育迟缓的症状；如果头围过大，应排除是否有脑积水、佝偻病等。

囟门

这个月宝宝的囟门可能会有所减小了，也可能没有什么变化。如果宝宝发热，囟门会膨隆，或跳动比较明显，这也很正常。但如果宝宝高热，囟门异常隆起，精神也不好，或出现呕吐等症状，要及时看医生。

4~5个月宝宝智力发育

5个月的宝宝会转头四望，头可自由转动寻找声音来源或追踪物体。眼睛会配合手的抓握和操弄。在物体附近举起手来，视线在手与物体间来回移动，手慢慢伸近物体后抓握。想抓一物品时，两手从身体两侧合向中间，有时仍握拳。双手可能在物品的下方、上方或前方重合，想要摸触、拿握、转动、摇晃物品。视线喜欢搜寻快速移动的物体以及视线移开后所看到的物品。手能挥动移开挡住视线的小型障碍物。认得平日熟悉的物品。

4~5个月宝宝动作发育

俯卧时，头与胸抬得很高。仰卧时，可抬起头部与肩膀，可拉脚至嘴边,吸吮大脚趾。仰卧时,四肢伸展。俯卧时，会如飞机状摇摆、四肢伸展、背部挺起和弯曲。可从俯卧翻转成仰卧。俯卧时，双手用力推，膝盖向前缩起。可能以摇摆、翻滚、扭动身躯来移动身子，很容易就可让人拉着站起来。被人从腋窝抱住时，会站，而且身体上下动，两脚轮流踏。有人支持时，可坐很久，背脊坚挺。坐着或被扛着坐起来时，头部保持挺直。被拉起时，头和躯干可向前弯，脚可缩至腹部。坐着时手可抓握物品。在精细动作上，常以大拇指与食指抓物，手掌稍微翻转。若将摇铃放在宝宝的手上，宝宝会握住玩耍。

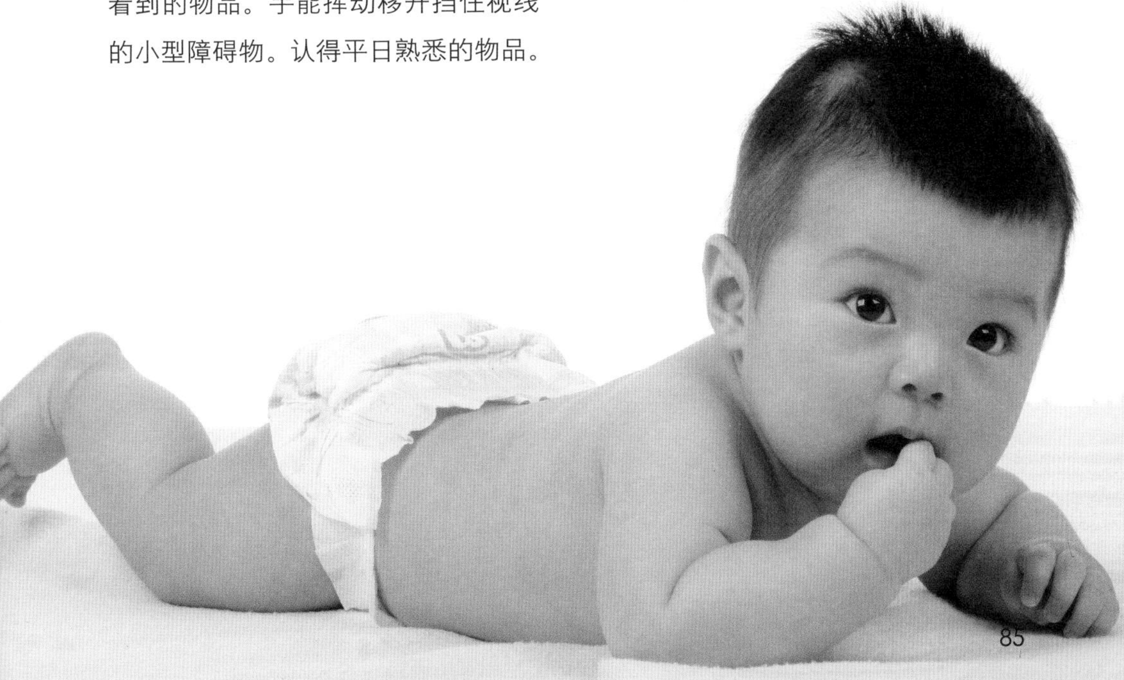

4～5个月宝宝语言发育

现在宝宝会主动发出母音，如“啊”、“咦”，以及几个近似子音的声音，还会对自己、对玩具“说话”，有可能这是利用一些儿语来吸引人的注意。宝宝还会专心注视别人说话时的嘴部，并模仿别人的嘴部动作尝试发声，甚至会模仿声调变化。开始了解“名字”的含义。

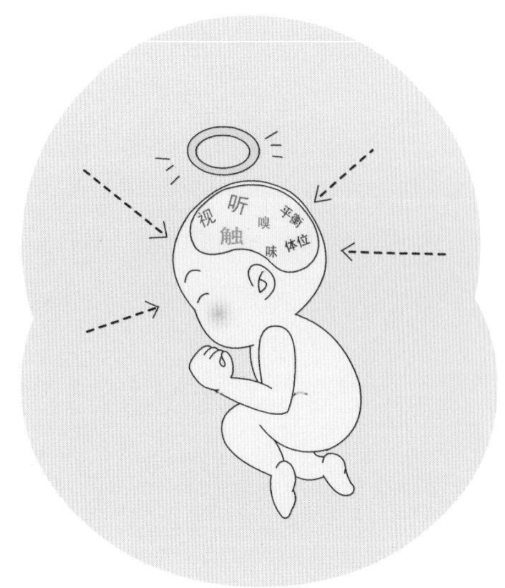

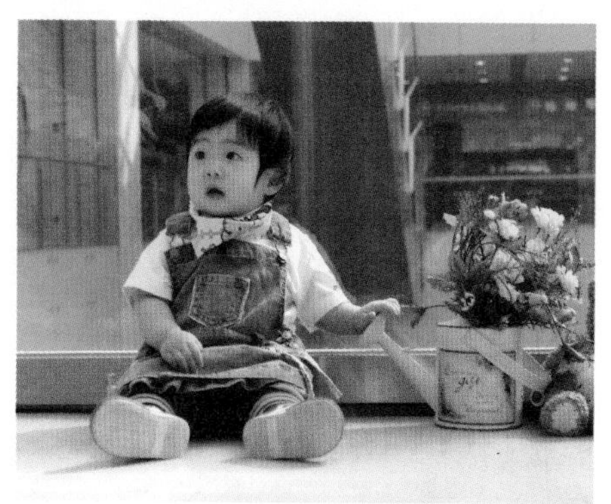

4～5个月宝宝感知觉发育

视觉：宝宝的眼里，已流露出见到妈妈爸爸时的亲密神情。

听觉：对悦耳的声音和嘈杂的刺激已能做出不同反应。

发育水平测测看

1. 仰卧时能侧身吗？
2. 伸手抓附近的玩具吗？
3. 抱起来时摆弄妈妈的脸吗？
4. 可以用双手把东西放进嘴巴里吗？
5. 能转向有人声的方向吗？
6. 玩游戏时会高兴地笑吗？
7. 房间里没有人就哭吗？
8. 俯卧时，头部、肩膀、胸部能抬起来吗？
9. 吃饱时会推开奶瓶吗？
10. 能用双手取下蒙在脸上的毛巾吗？

※答“是”加1分，答“否”得0分。

评分结果

9～10分，优秀；7～8分，良好；5～6分，一般。

5分以下也不要担心，1、2、5这三点为“是”就可以了。

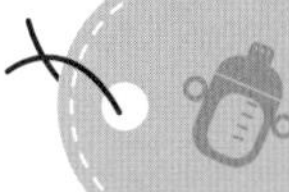

4~5个月宝宝吃什么、怎么吃

辅食的营养标准

给宝宝添加辅食的同时，还要保证营养均衡，宝宝辅食的营养必须达到以下标准：

- 富含维生素和矿物质群的食物，尤其是富含有益身体发育的铁和钙，如蔬菜、水果、菌菇类等。
- 含有糖类的食物，宝宝吃了才能能量充沛，活蹦乱跳，比如谷类以及含淀粉类的食物。
- 富含蛋白质的食物也是宝宝的理想食物，这类食物包括肉、鱼、蛋、乳制品、大豆制品等。

父母可以把上述食物做成宝宝爱吃的口味，比如鱼泥、肉泥、猪肝泥等，也可以给宝宝吃软烂的米粥、软烂的面条等食物。

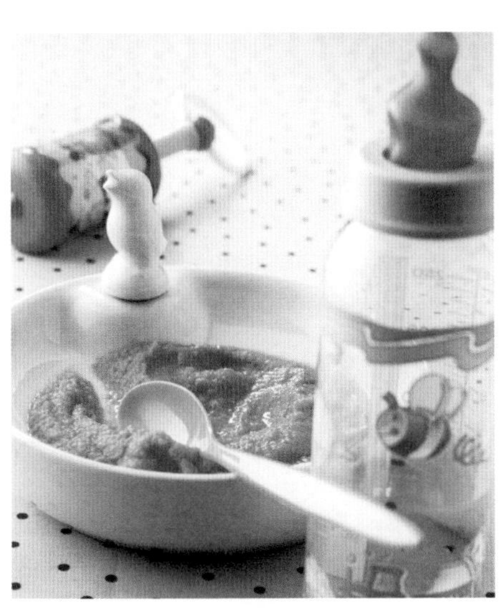

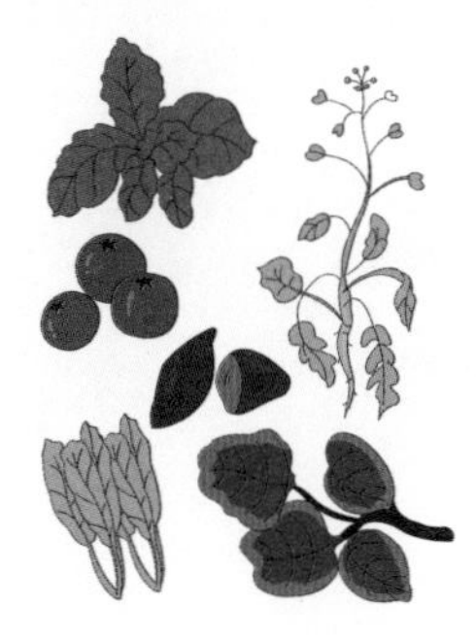

不宜给宝宝吃的辅食

添加辅食有益宝宝健康是最关键的，有些食物是不宜给宝宝吃的，父母要格外注意。

- 颗粒状的食物，如花生仁、爆米花、大豆等，这些食物对于宝宝来说，太硬，吃不了，也消化不了。并且，宝宝吃了这些食物还可能会吸入气管、造成危险。
- 带骨的肉、带刺的鱼，这些食物容易卡住宝宝的嗓子。另外，即使没有骨、刺，此类食物，也必须炖得软烂成糊状才好喂给宝宝食用。
- 不易消化吸收的食物，如生萝卜、竹笋等不宜给宝宝食用。
- 太咸、太油腻的食物对宝宝健康也不利，不宜食用。
- 辛辣刺激的食物，如咖啡、浓茶、辣椒、饮料等都不宜给宝宝食用。

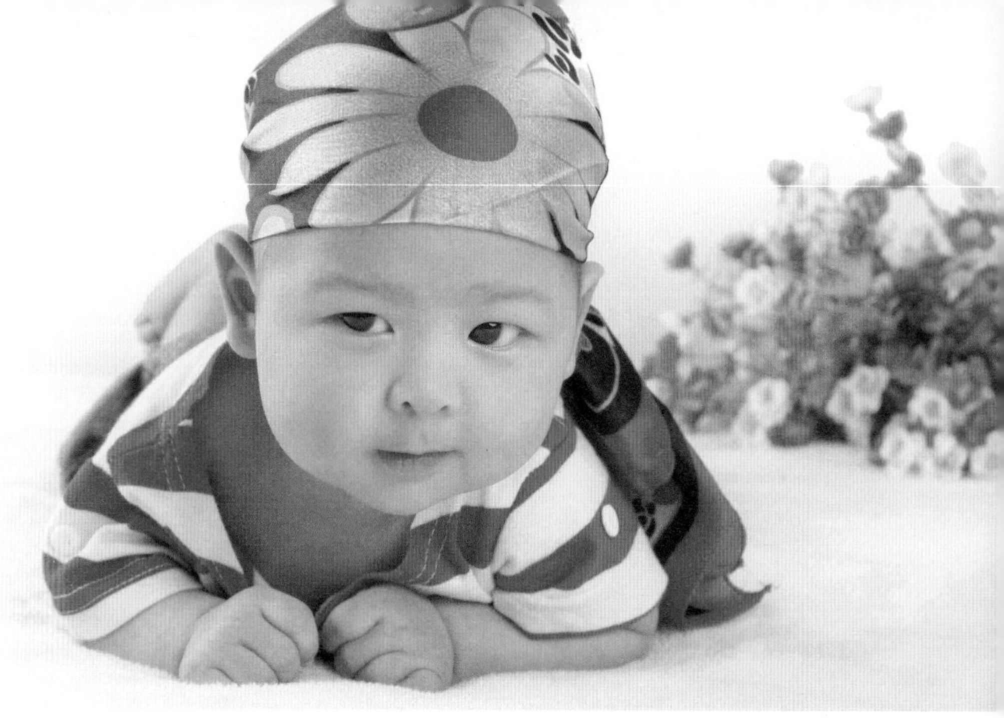

添加辅食的方法

添加辅食可为后期的断奶做好准备。添加辅食有各种各样的方法，不过要让宝宝吃有形的食物，必须先从练习用勺喂食开始，这是很重要的。如果宝宝不喜欢用勺吃东西，或是即便用勺也会把食物全吐出来，这时父母最好再观察一段时间，看看宝宝的自然状态如何，再决定是否重新开始实施添加辅食。也有的宝宝从上个月开始就练习用勺吃东西了，而且非常爱吃菜汤之类的食物，如果这样的话，父母则可以放心地向前再推进一步。

在开始添加辅食之前，家长首先要对宝宝的健康状况以及消化功能做一个简单评估，才可以实施辅食添加计划。给宝宝添加食物时要遵循由一种到多种、由少到多的原则，而且添加一种食物后最好持续 3 ～ 5 天再更换另一种食物。添加辅食的过程中，父母要时刻注意观察宝宝的大便是否正常，身体有没有出现什么不良反应。而且刚开始给宝宝添加食物，一定要多花些工夫，做得精细些，越是黏糊状的食物越适合宝宝，当然，父母也不能按自己的口味给宝宝添加调味料。

给宝宝喂辅食最好在喝牛奶或是喂母乳前，开始时可以一天一次，夜间可以不喂。但要记着在两次喂食之间加喂一次果汁或水，最好用小勺试着喂，以训练宝宝习惯用勺进食，为后面添加新的辅食或固体食物做好准备。

随着宝宝月龄的增长，胃里分泌的消化酶逐渐增多，可以考虑在宝宝 5 个月时，给他进食一些淀粉类流质食物，开始时先从一两勺开始，以后逐渐增加。如果孩子不爱吃就不要喂，千万不能勉强。

4～5个月宝宝喂奶禁忌

有的妈妈担心人工喂养的宝宝吃不饱影响身体健康发育，很多时候会强迫宝宝多喝些配方奶粉或是牛奶，即便是在宝宝已经吃得很饱的情况下，也还是一定要喂哺不可。

其实，不按说明书的比例，超量、过浓配制奶粉，宝宝往往会摄入过多的热量，容易导致肥胖。而且父母的这种强迫宝宝进食法，还会让宝宝对吃奶产生厌烦情绪，日久会导致食欲减退，削弱消化功能，甚至还会引起宝宝营养不良，影响正常的生长发育。

另外，给宝宝喂奶时，应尽量把奶一次性喂完，不要分两次喂食，因为这种做法不仅不卫生，可能导致宝宝腹泻。

宝宝吃完奶后，也不要让他养成叼着奶嘴的习惯，而是要把奶嘴拿走，清洗干净，以备下次使用。

4～5个月母婴一日食谱

宝宝到了第5个月，尽管可以考虑喂些辅食了，但是如果妈妈条件允许，最好继续坚持母乳喂养，不要马上换奶。

为了给自己提供充足的营养，保证宝宝有足够的奶源，妈妈一定要合理科学地安排自己的膳食，爸爸也要鼓励安慰妈妈，不要怕影响体型就刻意节制自己的饮食，其实只要注意膳食的合理搭配，妈妈照样能很好地恢复到自己希望的体型，而且这对妈妈将来的身体健康也非常有利，宝宝自然也能长得健健康康的。

尤其是对于那些工作消耗精力大、生活压力大的职业妈妈来说，更要给自己多补充些营养食物，这样才能有充沛的精力照顾好小宝宝。下表是适合本月妈妈和宝宝的一日食谱。

宝宝出生第5个月新妈妈1日食谱

餐次安排	可选食物
早餐	面包、牛奶、苹果、奶油。
午餐	凉拌黄瓜、素炒青菜、红烧排骨、鸡汤、米饭。
晚餐	拌小番茄、胡萝卜炖鸡肉、紫米粥。

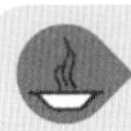宝宝出生第5个月一日食谱

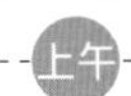上午

- 6：00～6：30 母乳
- 8：00 菜泥
- 10：00～10：30 母乳
- 12：00 水果泥

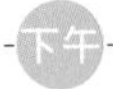下午

- 14：00～14：30 牛奶、蛋黄
- 16:00 白开水
- 18：00～18：30 母乳、辅食

晚上

- 22：00～22：30 母乳

4～5个月宝宝怎么养

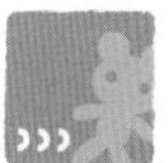

清洗宝宝衣服有讲究

清洗宝宝的衣服时，要特别注重清洗的质量。衣服上有残留的洗涤剂，或是清洗方法不合理都会刺激宝宝的皮肤。洗衣皂属肥皂的一种，主要成分是脂肪酸钠，是由天然油脂经皂化反应制成，不仅去污能力强，而且对人体无毒副作用，可供妈妈为宝宝洗衣时选用。

首先要注意的是，买回来的衣服一定要先清洗，再给宝宝穿。清洗衣物前，应仔细阅读衣服上的标志，注意水温、能否用洗衣机清洗、是否需要熨烫等洗衣指导。宝宝的衣服最好是手洗。因为洗衣机里藏有许多细菌，宝宝的衣物经洗衣机一洗，会沾上这些细菌，可能引起一些不必要的小麻烦，如皮肤过敏或其他皮肤问题。

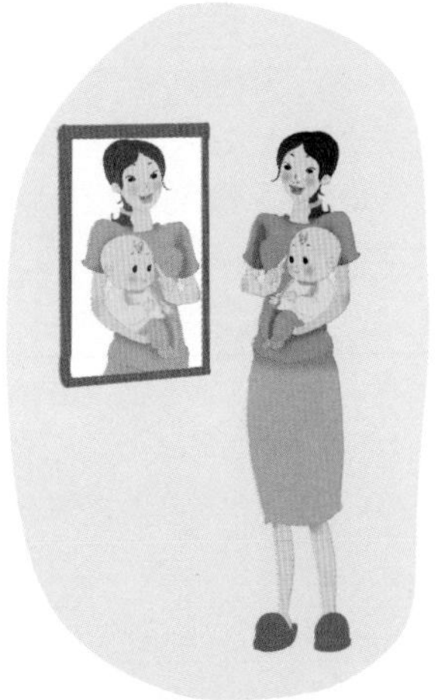

如果条件允许，不妨买个具有杀菌作用的儿童专用洗衣机，同时尽量使用45℃以上的热水洗衣服，并且增加洗衣机的漂洗时间和次数，以有效清除洗衣液的残留，避免损伤宝宝的皮肤。

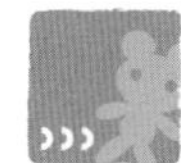

培养宝宝良好的睡眠习惯

有的宝宝白天睡得很沉，一到晚上9～10点钟就开始兴奋，甚至到凌晨2～3点钟才会入睡。宝宝的这种“小毛病”就是所谓的“睡倒觉”，尽管宝宝每天总的睡眠时间不算少，但这种习惯不符合正常的睡眠规律，需要父母帮助宝宝逐步改正。

其实，只要安排好宝宝一天的睡眠时间，就会很容易克服“睡倒觉”的坏习惯了。白天时，宝宝的卧室光线不要太暗；早晨或下午尽量不要让宝宝老睡觉，父母要多陪宝宝玩一会儿；下午5～6点钟后一定不要哄宝宝睡觉；晚上7～8点钟左右，给宝宝洗个澡，喂次奶，然后等宝宝疲劳了就会自然入睡了。

上述训练，刚开始时，小家伙可能还会日夜颠倒，不过只要经过一段时间的调整，宝宝“睡倒觉”的毛病就会慢慢克服了。

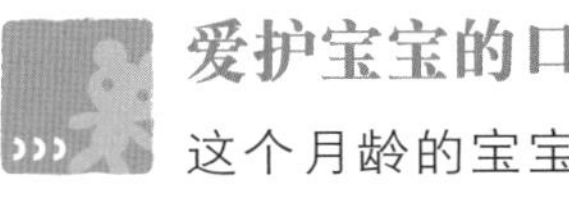

爱护宝宝的口腔与牙齿

这个月龄的宝宝还没有长出牙来，但是细心的家人一定会发现宝宝身上的某些异常，比如食欲下降、轻微腹泻、喜欢流口水、爱吐泡泡、牙根发痒、爱咬妈妈的奶头或是硬物，这些都是宝宝开始出牙的征兆。为了保证宝宝的牙齿生长健康，家长要做好此阶段宝宝口腔卫生工作，防止由于口腔不卫生而引起其他疾病或日后龋齿的发生。

- 宝宝出牙前，往往因为牙床的不适而喜欢啃手指，为此，妈妈要细心检查宝宝的口腔，保护好宝宝的口腔黏膜。因为不洁的手指或任何一点点的口腔外伤都可能会引起口腔的局部感染。

- 宝宝喝完奶后，妈妈可以用干净无菌的纱布蘸点清水清洁一下宝宝的口腔，也可以让宝宝喝些温开水，这些做法基本可以清除宝宝口腔里的乳渣或辅食残渣。

- 不能让宝宝养成含着乳头或是奶嘴睡觉的习惯，因为口腔中的细菌非常容易借助奶汁中残留的糖分，制造出大量的酸性物质，长期这样势必会腐蚀宝宝的牙床。

- 定期做牙科检查。很多宝宝的乳牙疾病在早期症状并不是特别明显，如牙齿错位、龋齿等，但是后来才发现，往往会错过预防和治疗的最佳时机。

- 保证宝宝身体健康，这是宝宝牙齿正常发育的基础。不少急慢性疾病可能会影响宝宝的面颌部及口腔的正常发育。如水痘、麻疹会影响牙齿的形状。消化不良、胃肠炎等疾病会破坏宝宝的营养状况，不利上下颌骨的正常发育，有的还会造成牙齿错位和畸形等。为了保证宝宝的牙齿健康发育，一定要做好这些疾病的防治工作！

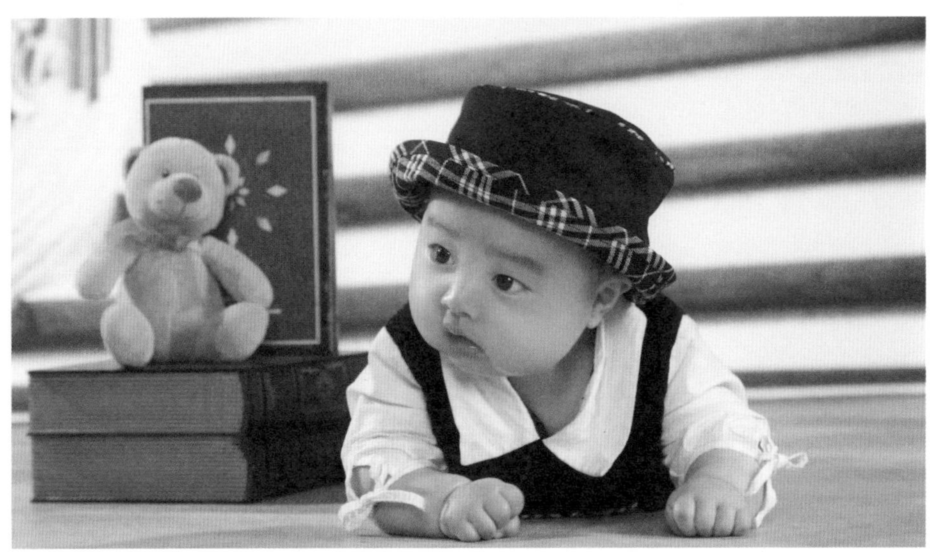

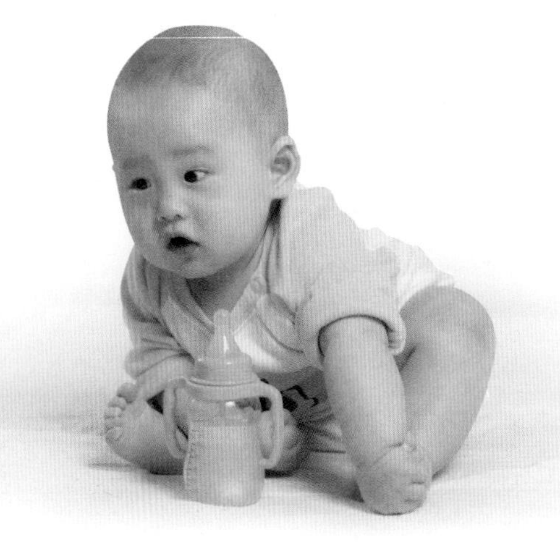

唾液分泌增多需戴围嘴

3～6个月的宝宝唾液分泌开始增多，而且随着宝宝的乳牙逐渐长出，也容易刺激唾液腺分泌。但是宝宝又太小，口腔吞咽功能发育还不成熟，口腔较浅，闭唇和吞咽动作还不协调，不能把分泌的唾液及时地咽下去，唾液就会很容易流出来。如果宝宝口水很多，刚刚换好的衣服就会被沾湿，这可愁坏了爸爸妈妈。这时可以给宝宝戴上布制的围嘴，随时擦拭流出的口水，并勤换洗就可以了。随着宝宝月龄的增长，会学会咽下唾液，牙齿长多后，流口水的现象也会自然消失。另外，宝宝口水很多，可以在宝宝的嘴巴、下颌、脖子等部分擦些油脂，以防皮肤被擦破。

训练宝宝大小便

有的宝宝到了这个月龄大小便已很有规律，特别是每次要大便时小脸会涨得通红，紧皱着眉头，一副难受的表情，父母一看就能明白。不过也有的宝宝尚未形成大便的规律，需要爸爸妈妈给予更多的关注和照料。如果宝宝不肯配合，或是超过5分钟还不肯排便，就不要再勉强他了。

有时宝宝有尿意也不愿意被父母把着尿，这时家长可以采用条件反射法进行训练。让其他人用杯子往宝宝的便盆里倒水，边倒边发出“嘘嘘”的声音，宝宝听到这种水声，看到流水的情景，就会很自然地尿出来了。这种办法试用一段时间后，宝宝就能掌握小便的规律了。

大小便训练只是宝宝成长发育过程中的一部分，而每个宝宝发育程度都不同，训练过程也要循序渐进，不要和其他宝宝相比，更不能因为宝宝出了“事故”而呵斥或者责怪宝宝。整个训练过程中，父母要保持轻松、宽容、支持和鼓励的态度，切不可操之过急，以免引起宝宝的反感。

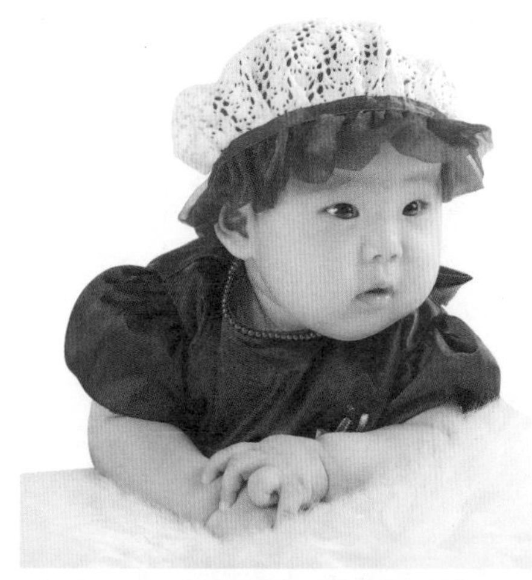

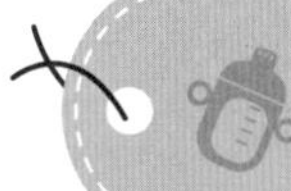

4~5个月宝宝怎么教

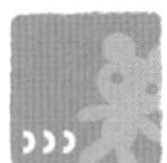

动一动：让宝宝熟练翻身动作

本月宝宝身体各部分的发展日臻成熟，爸爸妈妈可以对宝宝进行一些有益的训练。

方法指导：宝宝平躺在床上时，爸爸妈妈可以将宝宝喜爱的玩具置于他的一侧，让他的头轻轻往一边歪过去，如果他对玩具感兴趣的话，会伸出手去，这样的动作会带动宝宝身体慢慢地转过去。爸爸妈妈也可以用双手抓住宝宝的脚，慢转至另一方向，由下往上带动宝宝身体翻转。

爸爸妈妈可以抱起宝宝，让宝宝与你的身体保持一段距离，与宝宝说说话，逗逗他，吸引他看着你的脸。这样可以训练宝宝支撑头部的力量，锻炼宝宝的颈肌，帮助宝宝尽早学会翻身。

安全提醒：当宝宝开始翻身时，一定要注意看看他小手可触及的地方有没有危险物品，以防宝宝随意抓握被弄伤，更要防止宝宝将物品放入嘴中造成窒息。

刚刚学会翻身的宝宝，喜欢尝试新事物带来的快乐，所以总爱翻来翻去。如果宝宝的安全措施没有做好，很有可能从床上滚下，导致受伤，所以宝宝床的护栏作用不可轻视。

受运动能力的限制，宝宝很有可能翻过去就翻不回来了，如果没有父母的帮助，很容易导致宝宝窒息死亡。所以，爸爸妈妈一定要细心照看。

教宝宝学翻身，最好在洗澡之后，保证室内的温度，宝宝穿少点衣服；动作一定要轻柔，以免扭伤宝宝的胳膊和腿；开始训练的时间和次数不要太长、太多，要循序渐进，同时父母要有足够的耐心，不要在宝宝刚吃完奶后训练其翻身，这样会导致宝宝吐奶；也不要在宝宝身体不舒服时强迫其翻身，这样会导致宝宝的逆反心理。

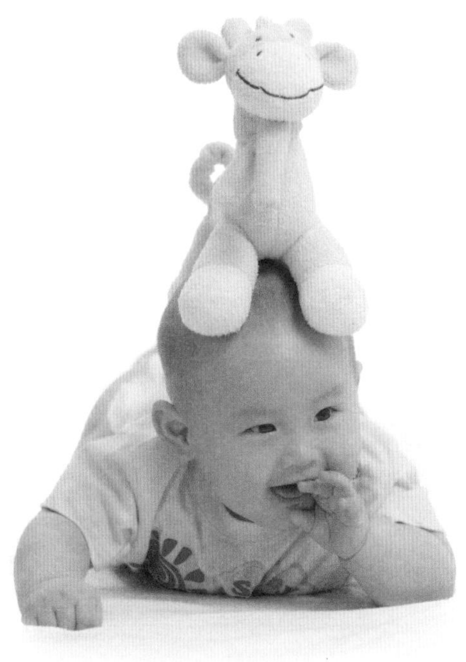

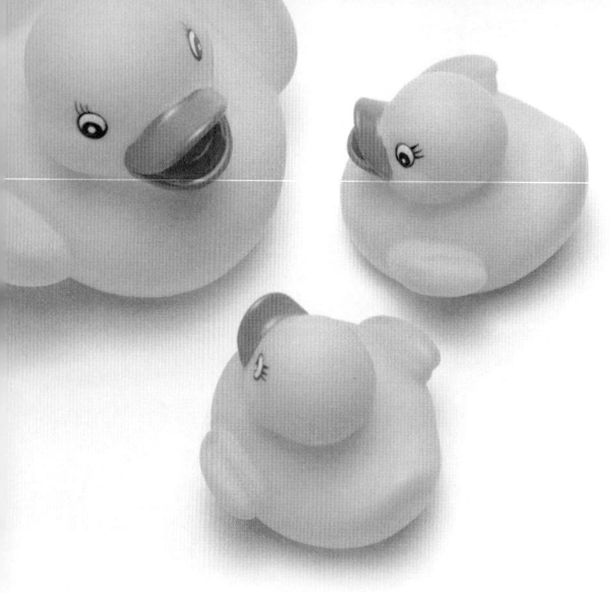

看一看：锻炼宝宝对光刺激的反应

妈妈先把室内光线逐渐调亮，让宝宝适应光线。将房间的窗帘反复开合几次，也可反复将房间的台灯打开，或打开手电照射墙壁，一边可以说："天亮了"、"天黑了"、"宝宝看这里"，吸引宝宝的注意力。看看宝宝是否将头轻轻转向光线的方向。在做这项活动的同时，妈妈可以同宝宝说话或者哼哼歌曲，有助于刺激宝宝的听觉。通过这种活动可以锻炼宝宝对光的刺激反应，从而提高宝宝的视觉反应能力。爸爸妈妈要注意阳光和灯光都不能直射宝宝的眼睛，以免眼睛受伤。

看一看：让宝宝分辨颜色

本月可以开始训练宝宝分辨颜色的能力了，这样到六七月大时，宝宝就可以准确地分辨颜色了。

妈妈拿一件宝宝喜爱的红色玩具，如红色积木，反复告诉他"这块积木是红色的"，然后问他"红色的呢"？如果他能很快地从几种不同的玩具中指出这块红色积木，妈妈就要称赞他。妈妈再拿出另一个红色的玩具，如红色瓶盖，告诉他"这也是红色的"。当他表示疑惑时，再拿一块红布与红积木及红瓶盖放在一起，告诉他"这边都是红的，那边都不是红的"，把他的注意力集中到颜色上。

然后把上述物品放在一起，要求他"把红的给我"。看他能否把红的都挑出来。如果只挑那块红积木，妈妈就说"还有红的呢！"并给他一定提示，让他把红的都找出来。

在进行这项训练时，一次只能教一种颜色，教会后要巩固一段时间再教第二种颜色。如果宝宝对父母用一个"红"字指认几种物品迷惑不解，甚至连第一个红色玩具都不认识时，父母就要再过几天另拿一件宝宝喜欢的玩具重新开始。颜色是较抽象的概念，要给时间让宝宝慢慢理解，学会第一种颜色常需 3 ～ 4 个月。颜色要慢慢认，千万别着急，千万不要同时介绍两种颜色，否则宝宝容易混淆。

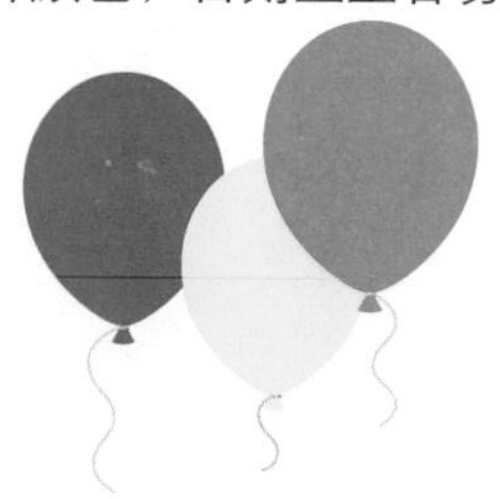

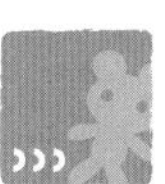

亲子互动：帮宝宝度过认生期

认生是指宝宝对不认识的人会表现出一种害怕和回避的反应。例如：有的宝宝见到陌生人会停止玩耍，神色紧张，密切注视，或试图回避、躲藏；有的宝宝甚至表现出强烈的恐惧，大声哭叫，挣扎着要离开现场等，这些都是宝宝认生的表现。

爸爸妈妈应该让宝宝有更多的机会与不同的人接触，扩大宝宝的交往范围，例如：多带他去社区广场、花园绿地等场所，带他到小朋友较多的地方，让他看看周围新鲜有趣的环境，感受不同人的声音和印象。爸爸妈妈在训练宝宝时要注意循序渐进，比如：逐渐让宝宝和周围的人接触，慢慢引导宝宝熟悉周围的人，告诉他，“这是老爷爷”、“这是叔叔”……鼓励孩子摸摸阿姨的包、推推小朋友的车，等等，慢慢地让宝宝明白什么样的人该怎么称呼，宝宝会慢慢地体验到与人交往的愉悦，逐渐地降低与陌生人交往的不安全感，消除怯生、害怕的心理。这些都十分有利于宝宝养成活泼开朗、乐于与人交往的性情。

亲子互动：和宝宝一起在水中游戏

如果爸爸（妈妈）能够充分利用和宝宝洗澡的时间，把宝宝放在你的胸脯上，一半身子露出水面，一半浸泡在水里，一边轻轻地往宝宝身上撩水，一边微笑着和宝宝说话，或给宝宝哼个歌、讲个故事，也可以算作是一次特殊的亲子游戏。当然,爸爸（妈妈）和宝宝一块儿洗澡，一定要选择一个充裕的时间，如果洗得匆匆忙忙，也就没什么意义了。

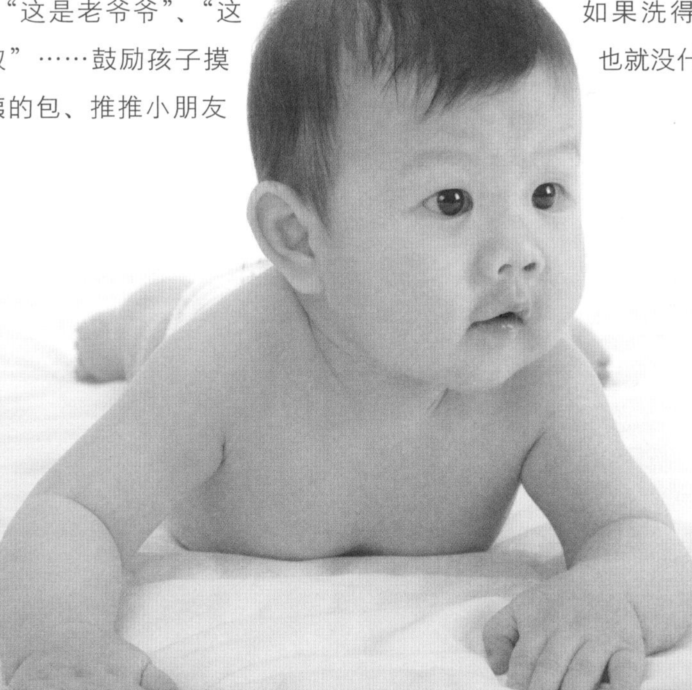

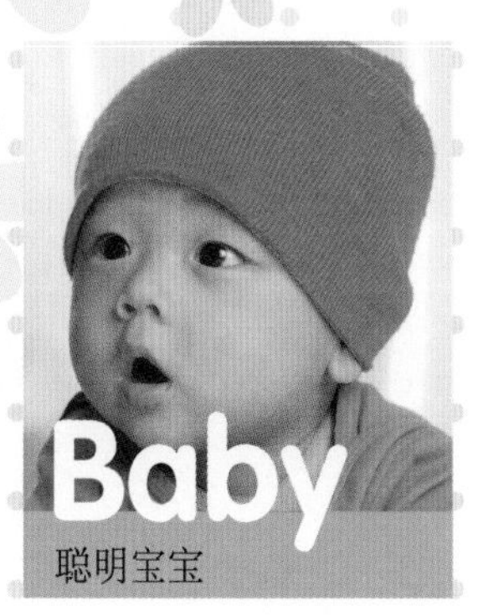

Part 06

5～6个月宝宝 你好，陌生人

此时宝宝的乳牙已经长出来了，对于那些松软的点心都会来者不拒，经常是吃得心情大好。这时的宝宝与父母的感情日益深厚，爸爸妈妈要多陪陪宝宝，多和他说话、做游戏，注意宝宝的情感需求，培养宝宝健康的性格。

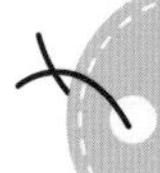

5～6个月宝宝生长发育标准

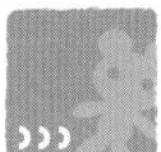

5～6个月宝宝身体发育

宝宝此时身体发育呈减缓趋势，但总体还是稳步增长。

身长

身长平均增长 1.7 ～ 2.0 厘米左右。户外运动对宝宝身长的增长有很大的促进作用，同时，还能让宝宝沐浴阳光，促进钙质吸收，使骨骼强壮，促进宝宝的智能发育。

体重

体重可以增长 450 ～ 650 克。食量大、食欲好的宝宝，体重增长可能比上个月还大。如果每日体重增长超过 30 克，或 10 天体重增长超过了 300 克，就应该适当减少哺乳量，并连续监测体重增长情况。

头围

头围可增长 1.0 厘米。头围的增长从外观上难以看出，增长的数值也不大，头围的大小也不是所有的宝宝都一样的，存在着个体差异。

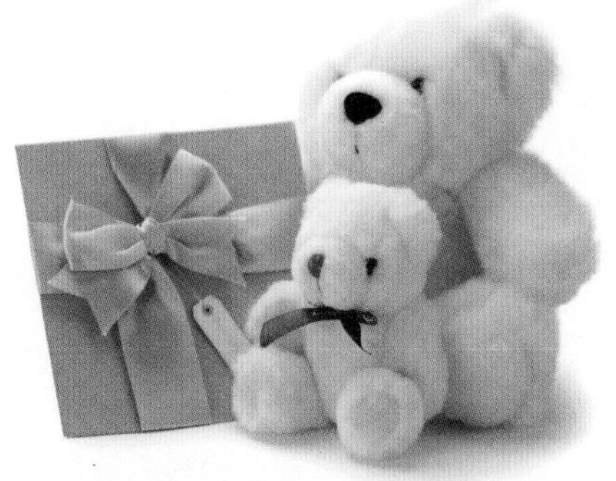

囟门

前囟尚未闭合，大约是0.5 ~ 1.5厘米。新手父母会担心，前囟闭合过早会不会影响大脑发育。妈妈的这种担心也是有一定道理的，但大多数情况是宝宝前囟小所造成的一种假象。前囟小，并不等于会提前闭合。有的宝宝生下来前囟就不大，在整个发育过程中，前囟的变化也不大，大多数是在1岁以后才开始逐渐闭合的。如果是小头畸形、狭颅症或石骨症等疾病，除了囟门小、闭合早外，还会有头围小、骨缝闭合、重叠、智能发育落后等表现。

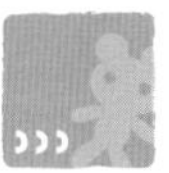

5~6个月宝宝智力发育

宝宝6个月大的时候，对周围的事物有了自己的观察力和理解力，似乎也会看父母的脸色了。宝宝对外人亲切的微笑和话语也能报以微笑，看到严肃的表情时，就会不安地扎在妈妈的怀里不敢看。听到别人在谈话中提到他的名字，就会把头转向谈话者。当妈妈两手一拍，伸向宝宝时，宝宝就知道妈妈是想抱他，也就欢快地张开自己的胳膊。当妈妈拿起奶瓶朝宝宝晃晃，宝宝就知道妈妈要喂奶，于是就迫不及待地张开小嘴。有时妈妈假装板起脸呵斥，宝宝的神情也会大变甚至不安或哭闹。对一些经常反复使用的词语，比如“妈妈”、“爸爸”、“吃奶”和“上床睡觉”等，宝宝也能理解。

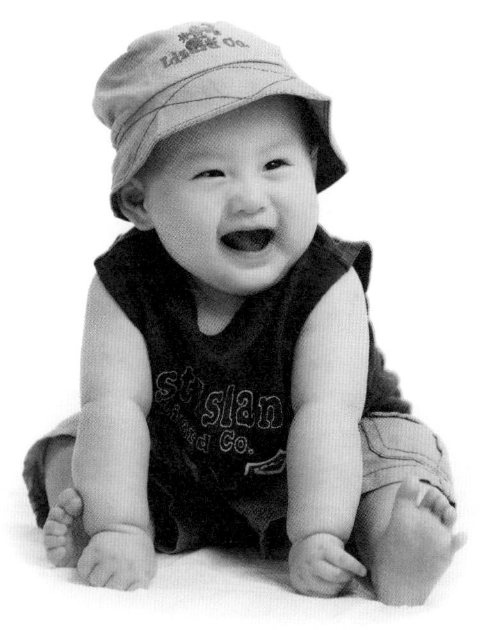

5~6个月宝宝动作发育

在大动作上，头部转动自如。仰卧时，双腿抬伸颇高，并可向各个方向翻、转，可由仰卧翻身为俯卧。可以用双手、双膝支起身体，四肢伸展以使身体向前跃或向后退。蠕行——肚子贴地，支撑着向前或向后爬。需有人支持才能站立。稍予支持即能坐，平衡良好，可向前或两边倾。坐在椅子上时，可抓晃动的物品；双腿能上下蹦跳，可以短暂独坐。从俯卧翻身时，能侧身弯曲至半坐的姿势。

在精细动作上，能握住奶瓶，同时可转动手腕，将物品拿在手中转，还可以用单只手臂伸向物品。

5～6个月宝宝语言发育

这个月的宝宝，仍然不会说话，但对语音的感知更加清晰，发音变得主动，会不自觉地发出一些不很清晰的语音，会无意识地叫“妈妈”“爸爸”。

现在的宝宝，只要不是在睡觉，嘴里就一刻不停地“说着”，尽管爸爸妈妈听不懂宝宝在说什么，但还是能够感觉出宝宝想表达自己的意思。如宝宝会一边摆弄着手里的玩具，一边嘴里发出“喀……哒……妈”等声音，好像自己跟自己在说着什么。如爸爸妈妈拿着小布熊逗宝宝玩，宝宝会拍着小手，嘴里还“哦”、“哦”地叫着，对小布熊表现出极大的兴趣。如妈妈拍着手叫宝宝的名字，宝宝也会张着自己的小手，嘴里“啊”、“喔”地叫着，似乎在应和着妈妈。当爸爸问宝宝“妈妈在哪里”时，宝宝就会朝妈妈看，脸上露出欣喜的表情。这一切都说明，宝宝的语言能力有了很大的提高。

5～6个月宝宝情绪发育

现在的宝宝高兴时会笑，受惊或心情不好时会哭，而且情绪变化特别快，刚才还哭得极其投入，转眼间又笑得忘乎所以。当妈妈离开时，宝宝的小嘴一扁一扁地似乎想哭，或者哭起来。如果宝宝手里的玩具被夺走，就会惊恐地大哭。当宝宝听到妈妈温柔亲切的话语时，就会张开小嘴咯咯地笑，并把小手聚拢到胸前一张一合地像是拍手。如果妈妈躲在宝宝看不见的地方喊宝宝的名字，宝宝就会东张西望地寻找声音的来源，发现后就笑得很开心。

发育水平测测看

1 会把脚趾放进嘴里吸吮吗？

2 短时间内不用扶着就会坐吗？

3 一看见报纸，就去拽、撕吗？

4 伸手抓喜欢的东西吗？

5 会把拨浪鼓从一只手换到另一只手吗？

6 来了不认识的生人，就变换成盯人的表情吗？

7 妈妈一伸手，就高兴地自己挺出身子吗？

8 看不见妈妈就寻找吗？

9 能自己拿饼干吃吗？

10 俯卧时，能用双手支撑身体，抬起头部和胸部吗？

※答“是”加1分，答“否”得0分。

9～10分，优秀；7～8分，良好；5～6分，一般。

5分以下也不要担心，1、2、5这三点为“是”就可以了。

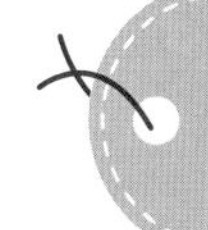

5～6个月宝宝吃什么、怎么吃

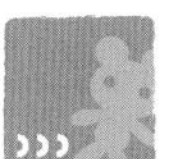

可以进食糊状蔬菜

此时宝宝身心发育较快，而且大部分宝宝的乳牙已经长出来了。此时无论是母乳喂养的宝宝，还是人工喂养的宝宝，都要开始添加辅食，不然很难满足宝宝生长发育的需要。辅食中含有大量小儿生长所需的营养元素，而且泥糊状的食物还能促进婴儿咀嚼功能的发展，对日后的喂养也能起到一定的过渡作用。泥糊状辅食包括很多种，家长要多为宝宝做蔬菜泥糊辅食。蔬菜中含有非常丰富的维生素和矿物质，它能提供给宝宝更加全面的营养，让宝宝健康地成长。

植物脂肪对宝宝有益

人脑中脂肪的绝大部分是由植物脂肪中的不饱和脂肪酸构成的。脂肪在人体内可以起到良好的滋润作用，而且还可以在代谢的过程中转化为热量，给人体提供足够的“马力”。

对于孩子而言，常吃植物性油脂还能扩大脑容量。所以家长最好在日常的烹饪中给孩子提供足量的植物油脂。

植物油脂就是我们所说的植物油，它多是从植物中压榨得来。在日常生活中，家长可以使用花生油、核桃油、菜籽油、葵花籽油等。

花生油中不含芥酸，但含有许多人体必需的不饱和脂肪酸，对孩子的成长十分有益；核桃油可以促进血液循环，调节消化系统功能，提高婴儿内分泌系统的功能。

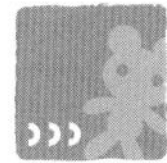

5～6个月的宝宝断奶为时尚早

断奶是一件循序渐进的工作，它要求妈妈从单纯的母乳喂养，变成在食物中逐渐添加乳品、代乳品、稀软辅食，最后过渡到宝宝可以独立、安全地食用食品。很多妈妈认为，母乳喂到6个月后就没有什么营养了，所以选择在宝宝6个月龄时进行断奶。虽然这时的宝宝断奶比较容易，但由于月龄比较小，能添加的食物种类较单调，因此断奶后宝宝可能明显消瘦，

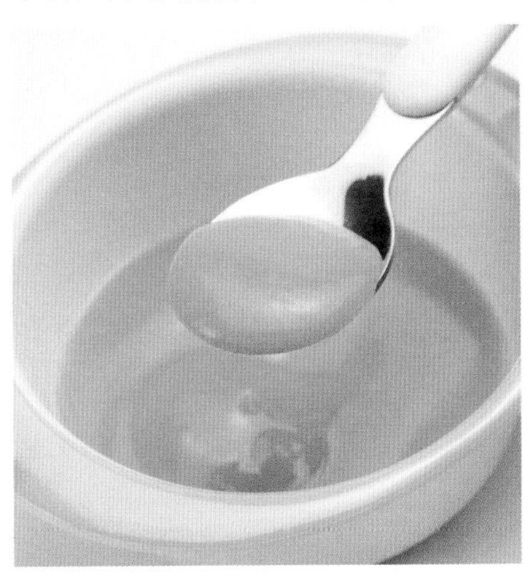

并伴有一些疾病产生。本月宝宝断奶为时尚早，但可从这个月开始为婴儿断奶做准备。若婴儿乐于接受辅食，则辅食量可逐渐增多，辅食种类也可从单一增加到多种。

城镇婴儿最佳的断离母乳，换用其他乳品的时间为出生后的 8 ～ 12 个月，而农村婴儿则可延长至 12 ～ 18 个月。

其实断奶的时间没有硬性的规定，具体时间要根据妈妈的体质来判别。如果妈妈体质较差，乳量不多，就可以提前断奶，当宝宝长到 6 个月的时候断奶就很适宜；如果乳母体质好，泌乳量仍处于旺盛状态，或婴儿身体情况不好，则可以适当推迟断奶的时间，一般到 1 岁左右断奶即可。

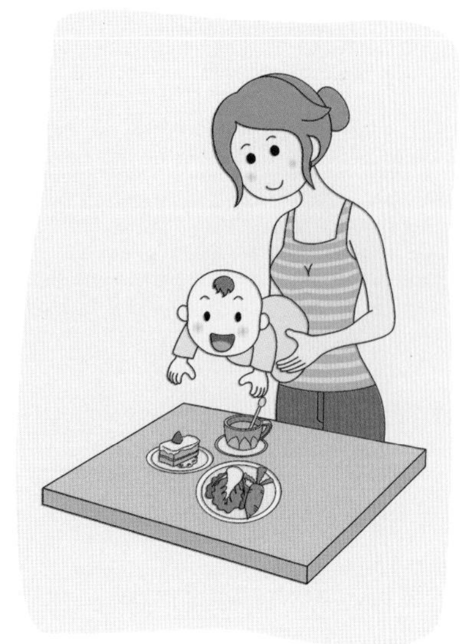

鸡蛋是宝宝最好的食品

鸡蛋营养非常丰富，是婴儿最好的营养品。每 100 克鸡蛋（约为 2 个鸡蛋）含蛋白质 14 克、脂肪 11.6 克、糖 1.6 克，还含有一定量的铁、钙、磷等矿物质及维生素 A、维生素 D、维生素 E 和 B 族维生素。鸡蛋中的蛋白质含有婴幼儿生长所必需的 8 种氨基酸，是一种优质蛋白质。2 个鸡蛋所含的蛋白质大致相当于三两鱼肉所含的蛋白质，而且鸡蛋中的蛋白质比牛奶、猪肉、牛肉和大米中的蛋白质更容易消化。

但是小婴儿（6 个月以内婴儿）的消化系统不完善，肠壁的通透性较高，而蛋清中蛋白的分子较小，有时这些小分子蛋白可以通过肠壁直接进入血液中，使婴儿机体对异体蛋白产生过敏反应，引起湿疹、荨麻疹或其他皮肤病，因此小婴儿吃鸡蛋时应避免食用蛋清。

4个月的婴儿可以开始食用蛋黄，一般从 1/4 个蛋黄开始，逐渐增加到 1 ～ 1.5 个蛋黄，等宝宝长到 6 个月的时候就可以吃整个鸡蛋了。

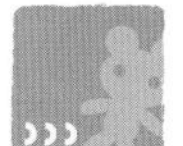

鱼肝油服用须谨慎

众所周知，鱼肝油具有预防、治疗佝偻病和促进钙吸收的功效。鱼肝油已经成为婴儿在成长时期强壮骨骼所必需的营养品。鱼肝油中含有维生素 A 和维生素 D。

维生素 A 对宝宝夜间的视觉和上皮细胞的完整性有重要的促进作用，

它可以防止缺乏维生素 A 而引起的夜盲症。而维生素 D 可以帮助钙质充分吸收，促进宝宝骨骼钙化。由于鱼肝油具有如此多的好处，所以颇受家长欢迎。

但是有些家长认为，越是好的东西就越要多吃，只有这样才能让宝宝的身体得到更多的营养。这其实是一种极为错误的理解，物极必反就是这个道理。如果给宝宝过量地服用鱼肝油，就会造成宝宝发生慢性中毒，给宝宝的身体健康造成伤害。

锻炼宝宝的咀嚼能力

此时小宝宝的牙齿还没有完全长出来，或者有的宝宝还没有牙齿，不能咀嚼食物。所以有时家长就喜欢用自己的嘴巴把食物嚼碎，再喂给宝宝吃。这样虽然能让宝宝吃到更多的食物，但是这种方式也很容易传播疾病。而且食物经过咀嚼，部分营养也被咀嚼的人吸收了，不利于宝宝健康成长。

除此之外，宝宝的咀嚼能力是一种需要锻炼的技能，通过自己的嘴咀嚼食物还能刺激牙龈，促使宝宝的乳牙快点长出来。

因为宝宝的牙已经长出来一些，可以自己吃比较稀软的食物。所以家长从这个时候就要练习用勺子给宝宝喂辅食，让他自己用乳牙或牙龈咀嚼。如果宝宝开始的时候表现得比较抗拒，家长可以多尝试几次，时间久了宝宝自然能够学会如何吃勺子里面的食物。

注意宝宝出牙时的饮食

在宝宝出牙的开始，爸爸妈妈千万不可忽视对牙齿的保健。

坚持母乳喂养有利于保护乳牙： 母乳喂养的宝宝要经常锻炼吮吸动作，这样可以使下颌调整到最佳状态，有利于宝宝颌骨及口腔牙齿的正常发育。如果是人工喂养的宝宝，妈妈也要尽量选用模仿母乳喂养状态的仿真奶嘴，并采取正确的哺乳姿势。同时，喂养时要注意奶瓶的倾斜角度，让宝宝吮吸时下颌可以做前伸运动。

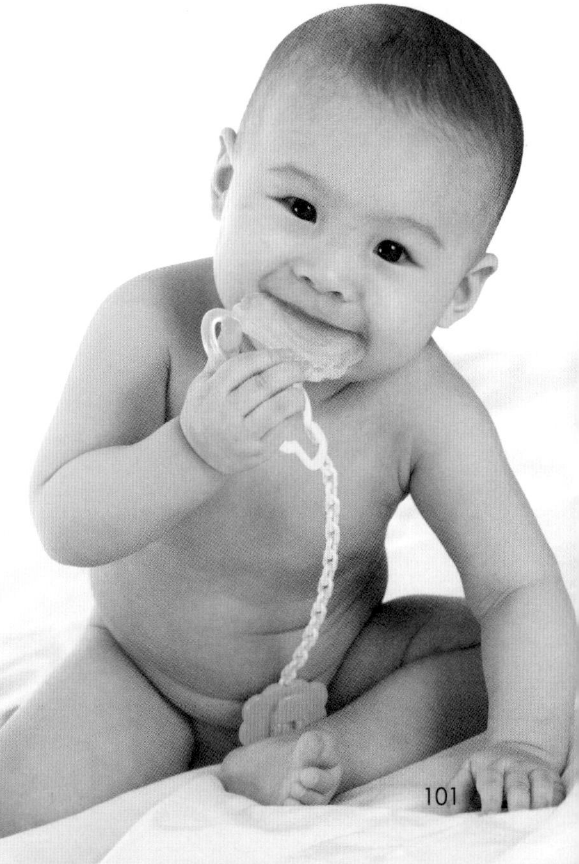

及时正确地添加辅食是宝宝牙齿和口腔健康发育的保证：辅食不仅能满足宝宝生长发育对营养的需求，而且像苹果条、磨牙饼干等食物还能有效锻炼宝宝乳牙的咀嚼能力，有助于牙齿的健康发育。

出牙时适量补充含钙、磷等矿物质及多种维生素的食品：钙、磷等矿物质是宝宝牙骨质的重要组成成分，B族维生素和维生素C又能满足牙釉质和骨质的形成，而且牙龈的健康还离不开维生素A和维生素C的供给。因此，要给宝宝提供富含这些营养素的食物，如蛋、乳、豆浆、鱼汤、蔬菜、水果等。

出牙后要控制含糖食物的摄食量：宝宝开始长出牙齿后，父母要适量控制宝宝进食那些含糖量较高的食物，即便是果汁也要适度，睡前最好不要给宝宝吃东西或是喝奶，尤其要避免喝着牛奶入睡。如果宝宝有这种习惯，最好是喝点水漱漱口再睡。

如何使宝宝的牙齿长得更好

避免使用四环素类药物，因其容易让宝宝的牙齿变色并造成发育不良。

每天适当补充维生素D、钙及磷，因为这些营养物质与牙齿的生长发育息息相关，平时勤晒太阳也能使宝宝自身合成维生素D。

定时给宝宝用温水漱口，不给宝宝吃过甜的食物。

对爱吮吸手指或口里含着奶嘴的宝宝，要多观察牙齿，发现异常，及早去医院诊治。

奶瓶喂奶姿势不正确也会直接影响宝宝的牙齿发育。为此，喂养宝宝时最好是让孩子半坐式地躺在妈妈怀里，妈妈拿着奶瓶喂孩子吃奶。

什么时候开始给宝宝吃点心

5～6个月的宝宝活泼好动，强烈的好奇心促使他不断探索陌生的世界，不停地运动就会消耗掉他身体中的能量，因此宝宝很容易饥饿。妈妈会渐渐发现，平常的一日三餐好像已经不能满足宝宝的营养需要，需要“加餐”才能保证宝宝拥有足够的营养和能量。但是什么时候开始给宝宝喂食点心呢？

如果宝宝开始准备断奶了，那家长就可以逐渐地让宝宝尝试着吃点点心。因为此时孩子能够也愿意吃一些母乳及牛奶以外的食物。这样不仅能够锻炼宝宝的咀嚼能力，还能提供给宝宝不同的营养。

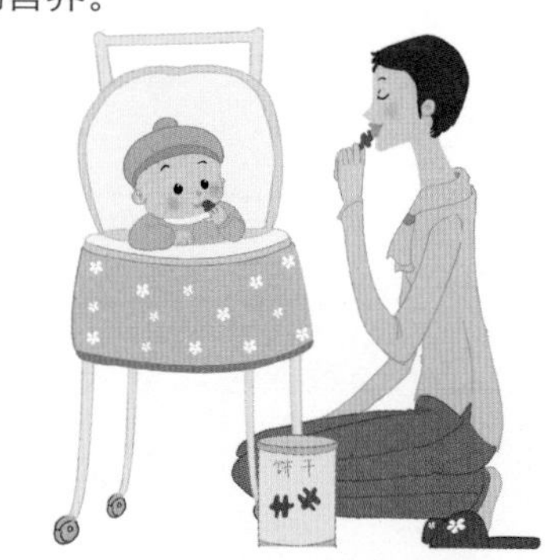

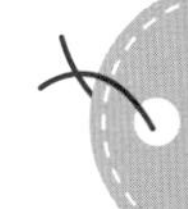

5～6个月宝宝怎么养

宝宝安全保健指南

小宝宝马上就要半岁了，在日常生活中有很多需要家长注意的方面，比如家居环境安全、接种疫苗等，这些都关系着孩子的健康，所有方面都安排妥当，可以帮助小宝宝健康、快乐地成长。

家中的摆设要分门别类，最忌讳玩具、衣物随意地丢落在地上，宝宝如果摸到就会往嘴里塞，这样很容易将外在病菌传染给宝宝。

另外，家长不要把药品、清洁用品、化妆品等物质放在宝宝周围，以避免误食中毒。在给宝宝喂辅食的时候要防烫伤，家长在喂食物前最好试一下温度。如果宝宝被灼热的东西烫伤，家长要将宝宝被烫的部分用凉水冲洗或冰敷，涂上烫伤膏，送去医院查看病情。

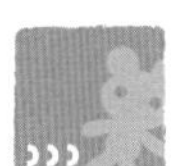

给宝宝衣物做全面“体检”

5～6个月的宝宝总是很喜欢动来动去，漂亮、干净的衣服不一会儿就会沾满了污渍，因此常需要换干净衣服，洗脏衣就成了妈妈经常要做的事情。要知道，宝宝衣物从挑选到洗涤、晾晒，都是有学问的，稍有差错就有可能使宝宝遭受不必要的痛苦。所以，爸爸妈妈在为孩子添置新衣服时，一定要对孩子的衣物做个全面的“体检”。

首先是挑选方面：衣服的质地一定要柔软，纯棉面料的衣服具有吸水、透气、保暖性良好、穿着舒适的优点。妈妈在选材料时要记得查看成分说明，以免不良的材料给宝宝带来不利影响。衣服的颜色最好是浅色，因为宝宝都有把东西放进嘴里的习惯，如果衣服的颜色较深，颜料就有可能被吃进肚子里。衣服的款式不要过于复杂，拉链、纽扣、绳带都有可能损伤孩子的皮肤，越简单的款式对孩子越有利。如果宝宝在穿上新衣服后有起疹、咳嗽、皮肤红痒等症状的时候，就要立刻停止穿着。

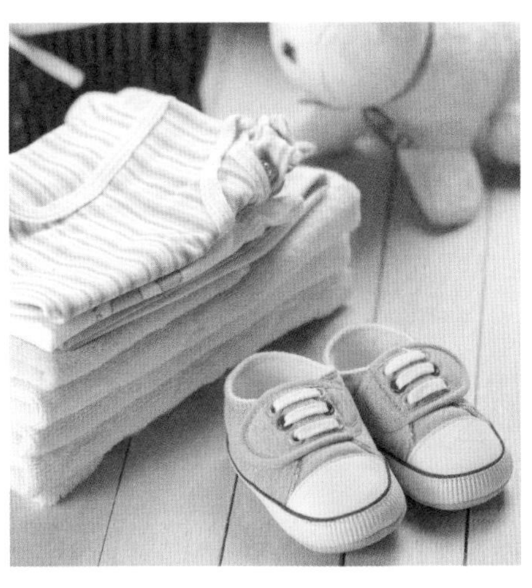

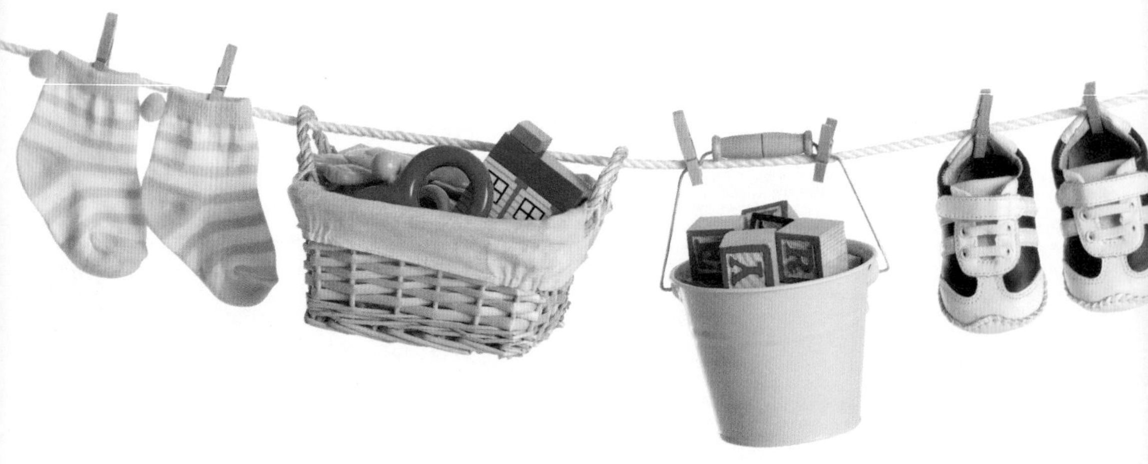

●**其次是宝宝衣物的洗涤**：增白剂确实能让宝宝的衣物变得洁白，但是过多的增白剂不易被漂净，会刺激宝宝的皮肤。当它们进入宝宝的身体后，会和蛋白质结合，增加孩子肝脏的负担。

对于难洗的污渍，可把胡萝卜研碎后拌上盐，涂在污渍处，用手反复揉搓，再用水漂洗干净。在血渍、奶渍处用生姜擦洗，效果也很好。陈旧的尿渍，可用温热的洗衣粉（肥皂）溶液或淡氨水或硼砂溶液搓洗，再用清水漂净。

●**最后是晾晒**：太阳光中的紫外线是最有效且安全的“消毒剂”。家长只需把宝宝穿的衣服或盖的被子放在阳光充足的地方，就能消除残留在宝宝衣物上的细菌，让宝宝安全、健康地成长。

选择湿纸巾要注意

带着宝宝出门，难免会遇上小手摸脏了、小脸哭花了的情况。此时如果家长有一包湿纸巾，就可以让宝宝恢复清洁了。但是给宝宝用的湿纸巾一定要安全，不然就会影响到宝宝的健康成长。

宝宝的皮肤比较娇嫩，每次大小便后，用婴儿湿纸巾擦净不仅能让小屁股干净，而且还能起到一定的杀菌功效。因此在选择时一定要注意湿纸巾的功效，有些湿纸巾是专门用来清洁脸部的，有些是专门用来清洁会阴部的，有些又是用来清洁进餐用具的。妈妈们应该挑选的是宝宝专用的湿纸巾，它们添加了 CPC 抗菌成分，可以抵御产生尿布疹的细菌，给宝宝的健康筑起一道防御墙。

怎样挑选湿纸巾

家长在挑选湿纸巾时要看清包装上的注意事项，比如保质期、生产日期、有效成分、使用说明等。一般用于清洁皮肤、滑润肌肤、伤口消毒、杀菌的湿纸巾，保质期都在 2 年内。而专门用于清洁和护理婴儿面部或臀

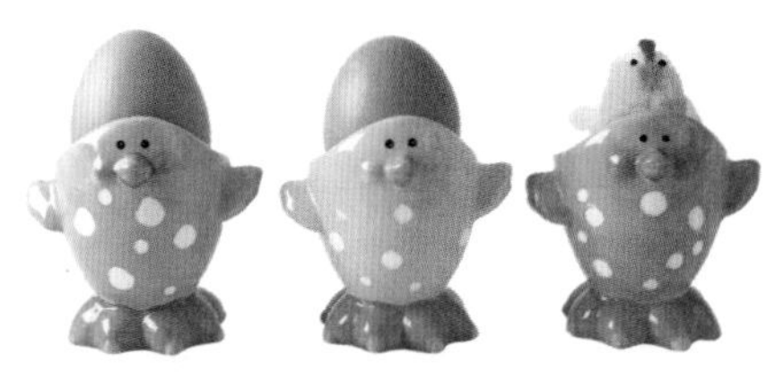

部的“婴儿专用护理湿巾”，保质期在1.5～3年内。

湿纸巾的质量很重要。好的湿纸巾具有柔和、淡雅的味道。如果湿纸巾有浓烈的香气，请放弃使用，有过浓的香味肯定是因为添加了一些生产药剂，对宝宝的健康没有好处。如果湿纸巾在使用过程中出现了起毛的情况，也说明它的质量不过关。

挑选湿纸巾时还要注意它的密封性。包装袋应密封，没有破损。不管是盒装还是罐装的湿巾，包装都应完整，否则湿纸巾的杀菌、消毒作用就会减弱或是消失，甚至纸巾本身被污染不能使用。在这里还要提醒一下妈妈们，在取完湿纸巾的时候，一定要将随即贴贴好，避免外界高温蒸发水分或阳光直射，造成湿巾干燥而减弱使用效果。

千万不要让宝宝的肚脐受凉

家长要在日常生活中时刻注意防止宝宝的肚脐受凉。防止肚脐受凉的方法有很多，比如：

妈妈可以给小宝宝做一个肚兜，盖住他鼓鼓的小肚皮。这样即使没穿裤子，仍然能保证肚脐在肚兜的覆盖下。为了防止肚兜向上掀起，可以在肚兜后面用松紧带连上，系在腰部。如果家里没有人会做，也可以购买专用的护脐带。

此外，夏季开空调也要得当。空调温度设置得过低、夜里开空调睡觉都会对宝宝产生一定的影响。过冷的温度会让宝宝患上感冒，或腹泻等。家长可以将空调的温度设定得稍高一些，26℃～28℃的气温就很适合宝宝睡眠，只需给宝宝盖层毯子就能让他安然入睡。除此之外，空调或电风扇都不能对着宝宝直吹，即使他再热，也不能采用这种方法降温，家长可以用扇子轻轻地给宝宝扇风，逐渐降温。

防止宝宝肚脐着凉还要减少穿开裆裤的次数，连身衣能够很好地保护宝宝的肚脐，小肚皮和肚脐在衣服的包裹下会格外温暖。或者将宝宝的上衣塞到裤子里，也能起到防风的作用，双层保护让宝宝更安全。

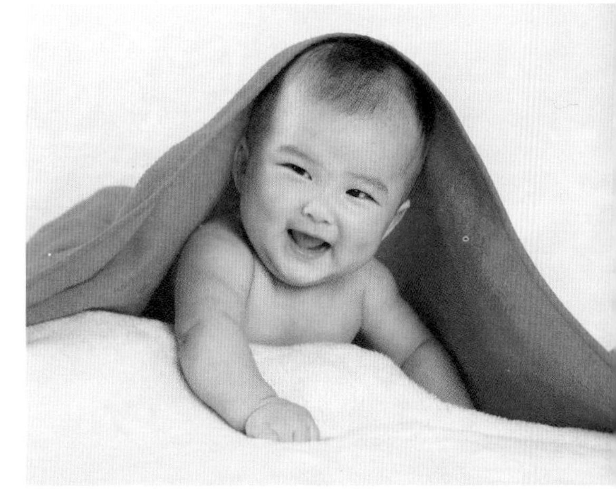

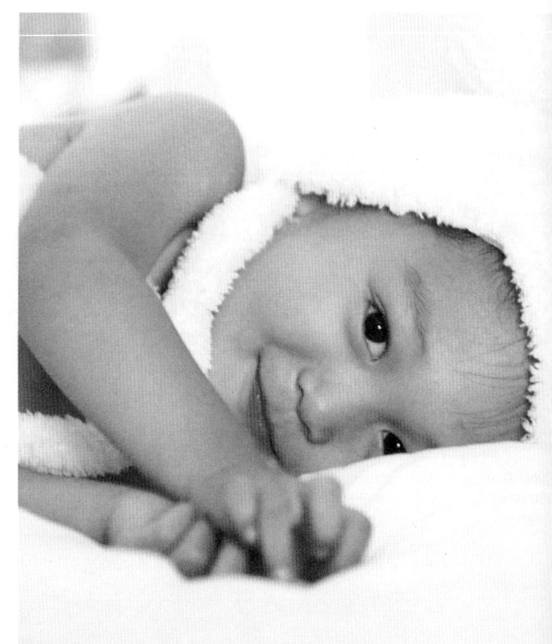

宝宝不要过早用学步车

很多家长在宝宝6个月大时，认为既然宝宝已经能坐、能站了，就可以学走路了，于是开始给他们买学步车，而且许多家长为了防止宝宝摔倒或乱抓东西，也主张让孩子用学步车。其实，医学研究证实，学步车不仅不能促进婴儿运动发育，而且还会影响孩子的身心发育。调查资料也说明，在学步车里长大的孩子，肢体能力和语言发展明显不如自然学会行走的孩子。

要知道行走是负重运动，当关节肌肉还未达到负重要求时，过早行走会影响孩子下肢发育。而且这个月龄的宝宝骨骼中含钙较少，骨骼很软，过早过多使用学步车，容易出现“X”或“O”型腿。如果长时间坐在学步车中，还可能限制孩子许多自主的手、眼、脚的配合动作。如果孩子看到通过自己的努力能够自由行走，或是拿到身边的物品，对他心智方面的成长也会非常有利。为此，家长不能为了安全、为了省事而忽略孩子的心智成长，应尽量不用学步车或是尽量减少使用学步车。月龄在11个月以上的宝宝才可以坐学步车，但每次时间也不宜过长。

让宝宝学会一个人睡

不少家长为了方便解决睡眠问题而让宝宝和父母同床。研究表明，父母和幼儿一起睡很有可能会打扰宝宝的睡眠，甚至还可能养成不良习惯。让宝宝学会独睡对他来说是一种锻炼，可以让他在家长离开的时候不产生焦虑、烦躁的情绪，这对培养宝宝良好的性格和自立能力很有必要。

对于6个月大的婴儿而言，面对和爸爸妈妈的分离常常会表现出一种恐惧，并且会由此引发一些新的睡眠问题。为了避免宝宝在独睡时产生被抛弃的感觉，妈妈最好在睡前花上10～15分钟的时间和宝宝待在一起，轻轻拍打着他，直到他安静下来，再悄悄地离开。这样才能给孩子营造一个熟悉温馨的睡眠氛围，帮他尽快入睡。另外，也可以参考本书中相关章节中训练宝宝独自入睡的方法，帮助宝宝学会一个人睡觉。

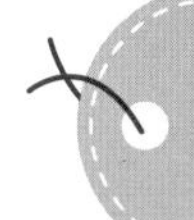

5~6个月宝宝怎么教

动一动：坐姿训练

这个时期的宝宝，脊柱、背部、腰部已渐渐成熟，所以从翻身到坐起是连贯动作的自然发展。此时宝宝会先靠着呈现半躺坐的姿势，接下来身体会微微向前倾，并以双手在两侧辅助支撑。但是如果倾倒了，就无法自己恢复坐姿，一直要到 8 个月大时才能无须任何扶助自己坐直。

训练方法：宝宝 4 个月左右时，妈妈就可用手支撑宝宝的腰背部，让他维持短暂的坐姿。到了 6 个月开始学习坐立时，妈妈可在宝宝面前摆放一些玩具，引诱他前去抓握，可以渐渐锻炼宝宝的坐立能力。

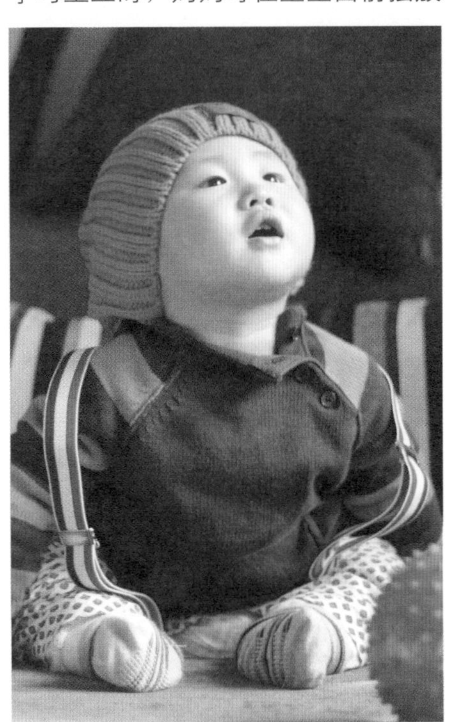

安全提醒：妈妈不要让宝宝坐得太久。宝宝的脊椎骨骼未发育完全，如果长时间坐着，对脊柱的发育不利。

不要让宝宝跪坐。宝宝两腿形成“w”状或将两腿压在屁股下，容易影响腿部发展。最好是采用双腿交叉向前盘坐的姿势。

不可让宝宝单独坐在床上。如果将宝宝置于床上，床面最好有与其身体呈垂直角度的靠垫围在宝宝的侧面和后面，以防有外力或宝宝动作过大而摔下床。此外，爸爸妈妈可将宝宝坐的空间用护栏围起来，并在里面放些玩具，可让宝宝有兴趣地坐起来。

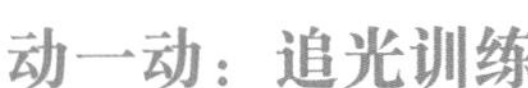

动一动：追光训练

将手电筒蒙上彩纸，妈妈使彩色光束移动地照在地板上、墙上或低矮的家具上，爸爸抱着宝宝去追光，边走边说：“好漂亮的光啊，宝宝来抓。”多次重复后，妈妈再使彩色光束移动，爸爸抱着宝宝先不动，宝宝会自己伸手去抓光。这样可以锻炼宝宝的身体协调平衡能力、手眼协调和大动作技能。训练时，妈妈移动光束不要太快，以免宝宝眼睛反应不过来。

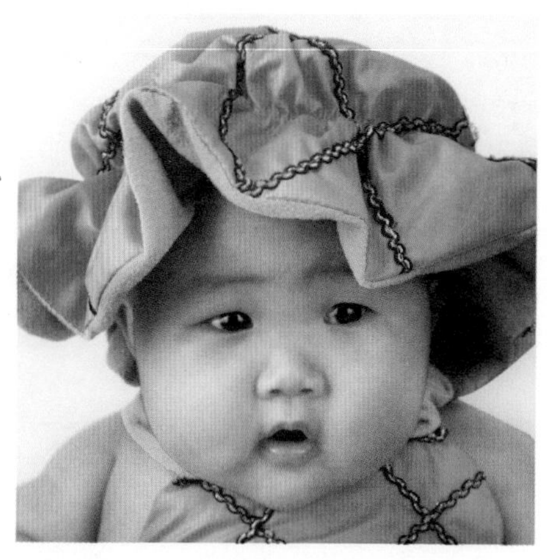

动一动：感知、抓握全方位训练

6个月的宝宝感知能力进一步加强；双手功能有了提高，手里拿到东西就会抓住不放。此时，爸爸妈妈可以为宝宝选择下面的玩具：

●有利于发展宝宝感知能力的玩具：用松紧带拴在床沿的玩具小动物。宝宝清醒时，就会伸手抓取这些玩具小动物玩，甚至会放到嘴里啃，通过玩、啃，获得感知经验。

●有利于锻炼宝宝手的抓握能力的玩具：发展抓握能力的玩具要容易清洗、消毒；还要为宝宝准备能捏响的塑料玩具、橡胶玩具，如：塑料动物、橡胶娃娃等。

●有利于发展宝宝身体动作的玩具：能在宝宝俯卧的前方悬挂或摆放的有趣、好看的动物玩具、娃娃玩具等。爸爸妈妈在给宝宝选购玩具时，必须注意几点：选择抓握玩具的大小要合适，玩具约长6厘米，宽4厘米。玩具太大，宝宝抓不住、捏不响；玩具太小，宝宝易放入口中或误吞。

说一说：为宝宝创造语言环境

宝宝身处的语言环境十分重要。其实语言环境的创设并不是刻意的，在日常例行的活动中，就有很多教宝宝学习说话的机会。

爸爸妈妈在照料宝宝吃喝、陪伴宝宝玩耍时都能教宝宝说话。爸爸妈妈可以对宝宝说说自己正在做的事情，对宝宝说说当下正在发生的事情，这些都可以帮助宝宝把他看到、听到、摸到、闻到、尝到的东西和爸妈所说的话联系起来。这些例行的活动，有的甚至每天都会发生。在不断的重复中，宝宝的理解能力也会得到发展。那么爸爸妈妈可以对宝宝说什么呢？

把宝宝抱在怀里，即便只是在房间里随处转转，他也会对某些东西表现出想知道、了解的倾向，这个时候爸爸妈妈就可以用语言为宝宝介绍。

随着宝宝会坐会爬以后，可以探索的范围更为广阔了。当他坐着把玩某样东西时，爬来爬去四处翻看东西时，爸爸妈妈都可以顺着宝宝的“思路”对他说话，和他互动。

只要宝宝在听，就可以不断地和他说话、和他玩。爸爸妈妈要注意把语言和身体姿势都聚焦在宝宝正在注意的东西上，不要岔开话题说其他事。

注意观察宝宝的反应，他会用微笑或肢体语言告诉你他是否很享受和你的互动。如果他表现出不开心，或者疲倦了，爸爸妈妈应该就此打住，不要强迫宝宝做他不喜欢、没兴趣的事情。

和宝宝说话时，应坐在宝宝正对面的位置，使宝宝能够清楚地看到你的口型、表情，说话速度要慢而明确。

亲子互动：让宝宝随时听见妈妈的声音

本月的宝宝开始对周围环境的互动有明显的回应，也就是从这时候开始，他在单独一人时会产生紧张的情绪，如：睡觉前把宝宝独自留在房间或床上时，他会大声哭喊，表现他的抗议与恐慌。因此，爸爸妈妈要让宝宝听到你的声音，对宝宝的情绪反应有相当的敏感度，随时做出回应，让他明白你没有完全丢下他不管。这种安全感会给宝宝独自睡的勇气和信心。

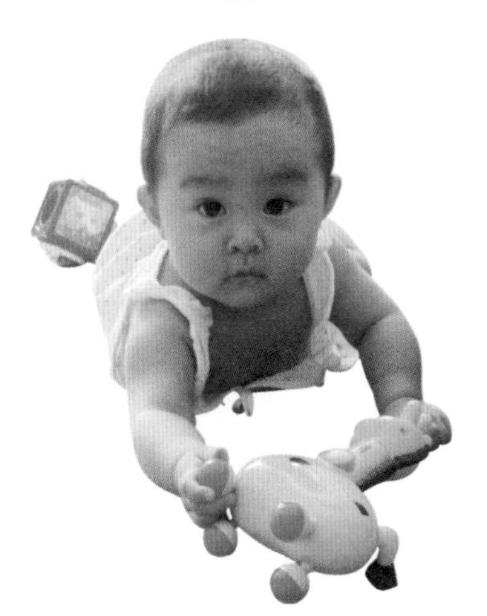

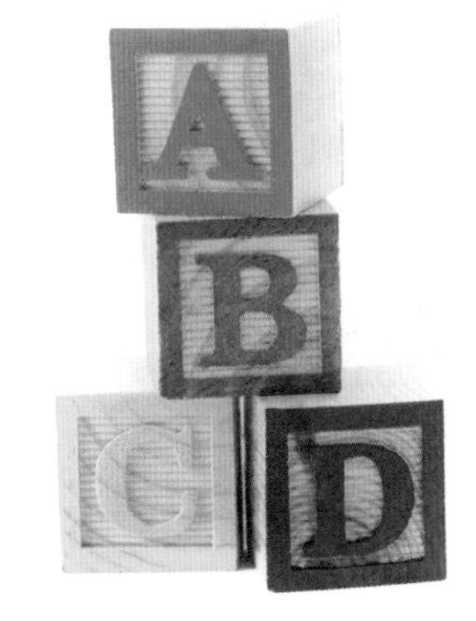

亲子互动：对宝宝的体态语言要及时回馈

6个月以内的宝宝还不会说话，但其实宝宝是有“思想”的，如张嘴笑是兴奋愉快，吃了苦的就咧嘴，不舒服了就浑身乱动，饿了就会像小鸟一样张开口把头转来转去找奶吃，红脸横眉是要大便等。

父母对宝宝的体态语言要认真理解、及时回馈。如果宝宝得不到反馈，时间一久，宝宝就不“说”了，不哭也不闹，这很不利于宝宝健康性格的形成，会埋下孤僻、内向等性格缺陷的“根”。

宝宝一般6个月大时可认识词与物的关系。你说“欢迎”宝宝会拍手，你说“再见”宝宝会摆手。妈妈要认真阅读宝宝的体态语言，从宝宝一生下来就应该与宝宝说话。护理时要把宝宝当成懂事的孩子，用儿语说，语速要慢，音调要高，句子要短、清晰，而且有音乐性、重复性。

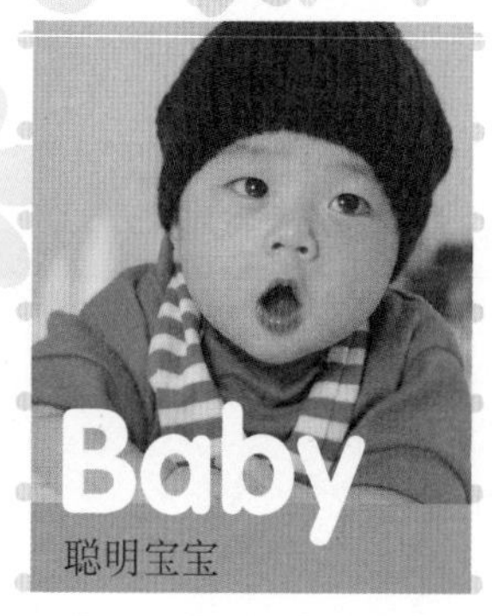

Part 07

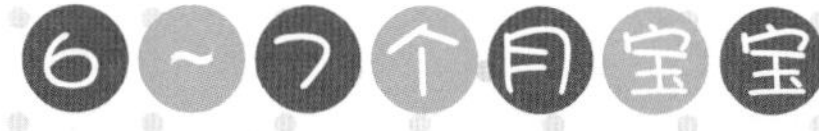

妈妈，我要坐起来

这个月的宝宝是个反应力很强、很有个性的小人儿。很多宝宝已经可以双手前撑独坐一会儿，并且有爬的愿望。宝宝还会拍手，会挑选自己喜欢的玩具玩，但常用嘴咬玩具，并且能够独自吃饼干了。

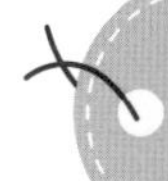

6~7个月宝宝生长发育标准

6~7个月宝宝身体发育

宝宝这个时期虽然身体发育呈现减缓趋势，但总体还是稳步增长。

身长

宝宝身长平均增长约1.6厘米。

体重

宝宝体重平均增长400克左右，这是平均值。体重与身长相比，有更大的波动性，受喂养因素影响比较大。如果这个月孩子不太爱吃东西或有病了，体重都会受到较大的影响。如果这个月孩子很爱吃东西，对添加的辅食很喜欢吃，奶量也不减少，孩子可能会有较大的体重增长。

头围

这个月婴儿头围平均增长约0.6厘米。0.6厘米的增长，对于头围来说并不明显，必须精确地测量才能发现。父母不要简单测量一下，就对其结果进行判断。

囟门

一般情况下，6～7个月的婴儿前囟还没有闭合，但前囟也不会很大了，一般是在0.5～1.5厘米之间。极个别的已经出现膜性闭合，就是外观检查似乎闭合了，但实际上经 X 射线检查并没有真正闭合。遇到这种情况的父母会很着急，怕囟门过早闭合会影响孩子大脑发育。但为此给婴儿照 X 射线也是不好的。如果婴儿头围发育是正常的，也没有其他异常体征和症状，可动态观察，监测头围增长情况。

如果头围正常增长，就不必着急，这可能仅仅是膜性闭合，不是真正的囟门闭合。

6~7个月宝宝动作发育

这个月，宝宝能够稳稳当当地坐着，而且头部平衡得很好。

他能在摆出"俯卧撑"姿势的同时，可以一只手离开地面把体重全放在另一只手臂上。已能双手双膝撑起身体、前后摇动。一只手或双手握物，同时一面向前蠕动，可能会爬了，也可能仰躺，以抬高、放落臀部来移动身体，或侧坐在弯曲的腿上，以左手右脚、右手左脚的方式前进。被拉着站起来时，能够用肌肉的力量让双腿伸直，不再打晃，所以如果你让他站在你的腿上，他能够稳定地负担起自己的体重。可以由仰着的姿势翻成趴着的姿势。

通过不停地弯曲、伸直脚踝、膝盖和臀部来上下跳跃。这时宝宝很喜欢独坐的感觉且能保持平衡。坐时你双手放开不需扶他，可以侧身用双臂撑着坐起来，或以爬行的姿势将两腿前伸而独立坐起。

在精细动作方面，手的操作能力更加灵活。有时两只手可以同时运用，比如妈妈在宝宝面前放两块小积木，宝宝会伸出两只小手，同时抓起了小积木，甚至还会双手配合，一张一合地拍打起小积木来。如果妈妈端来一碗菜粥，宝宝也会抓过小勺，"笨拙"地往自己嘴里送，尽管弄得到处都是，妈妈也不要制止，因为这样做可以使宝宝得到锻炼，等过一段时间，他就可以自己用小勺吃东西了。

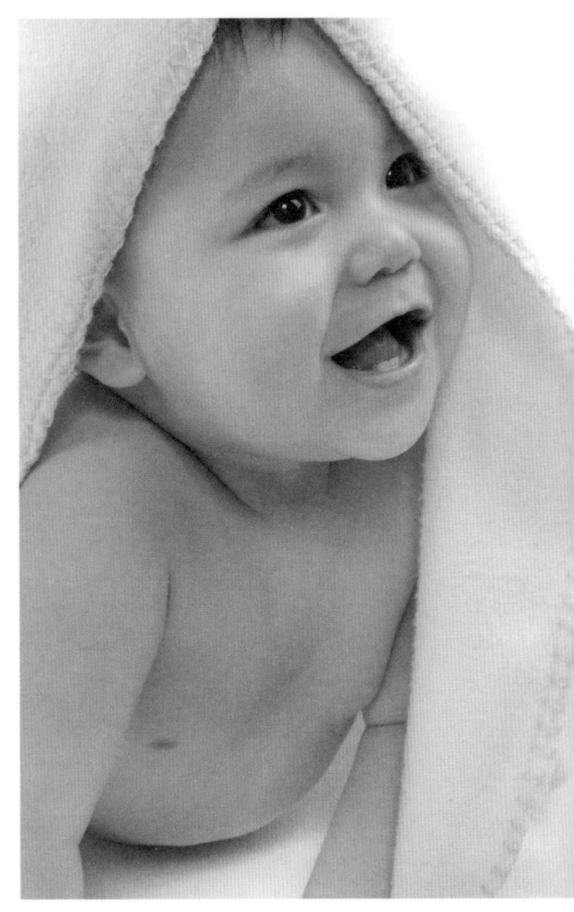

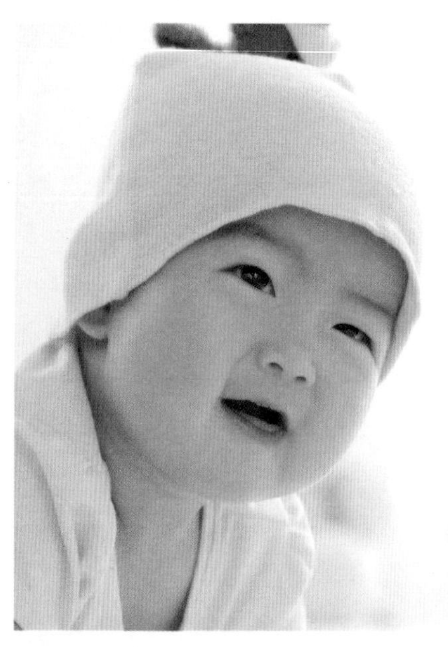

6～7个月宝宝语言发育

宝宝已经开始真正试验性地自言自语或者和你说话了。他们对自己发出的一堆音调高低不同的声音很感兴趣。同时对你在和他接触时所发出的一些简单声音会有反应动作。宝宝会试图模仿你发出的声音。此时有一半以上的宝宝已经能发出“爸爸”、“妈妈”等音节。开始时他并不知道是什么意思，但当他意识到家长听到叫“爸爸、妈妈”就会很高兴时，宝宝就渐渐开始了有意识地叫，这标志着宝宝已经步入了学习语音的敏感期。家长们要敏锐地捕捉住这一教育契机，每天在宝宝愉快的时候，给他念故事书、儿歌、绕口令等。

6～7个月宝宝感知觉发育

7个月的宝宝对周围的环境产生了很大的兴趣，能注意到周围更多的人和物，而且还会做出不同的表情，会对自己感兴趣的事物和颜色鲜艳的玩具特别关注。所以，家长们要充分利用这一点，多让宝宝看一看，以扩大他的认知范围。

发育水平测测看

1. 会坐吗?
2. 认人吗?
3. 想要什么时，就发出声音引人注意吗?
4. 母亲一伸手，就会高兴地自己主动挺出身子吗?
5. 敲打两只手上的玩具玩吗?
6. 俯卧时，手脚“叭嗒叭嗒”地甩着转动身体吗?
7. 吃饭时爱用手搅乱饭桌吗?
8. 伸手抓想要的东西吗?
9. 东西掉了，看落地的地方吗?
10. 会换手拿拨浪鼓玩吗?

※答“是”加1分，答“否”得0分。

评分结果

9～10分，优秀；7～8分，良好；5～6分，一般。

5分以下也不要担心，1、2、5这三点为“是”就可以了。

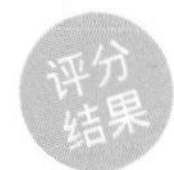

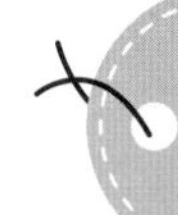

6~7个月宝宝吃什么、怎么吃

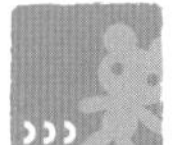

增加固体食物好处多

7个月的宝宝牙齿已经长出来了，这时的宝宝对吞咽和咀嚼产生了浓厚的兴趣，每当他们看到父母吃东西时就会主动伸出手去要。在这个阶段妈妈完全可以给宝宝添加一些辅食了。

在喂宝宝食物时，妈妈要考虑到这阶段的宝宝刚长出牙齿，牙龈会发痒、疼痛。因此，为帮宝宝消除长牙的疼痛，妈妈们应该准备一些硬度适中的固体食物，最好是宝宝幼嫩牙床能够承受的小食，如面米食品、炖得较烂的蔬菜、去核去茎的水果等，这样能有效帮助宝宝乳牙萌生及发育，并锻炼咀嚼肌，促进牙弓、颌骨的发育，从而促进宝宝牙龈、牙齿健康发育。

防止零食过量

宝宝7个月时，妈妈的奶水已经基本不能满足他的需求了。很多妈妈怕孩子营养跟不上，会不断地给宝宝吃一些小零食。对于不喜欢吃零食的小宝宝，妈妈在给他选择零食时需要不断地更替品种，逐步掌握添加的时间，注意喂食时的气氛和宝宝的情绪，把培养良好的饮食习惯与营养调配相结合，这样宝宝就会爱上零食。

在宝宝喜欢吃零食后，妈妈要在每天正餐后，适当给宝宝补充一些零食，但是一定要有节制，定时定量。此外，妈妈对零食的精心选择对宝宝来说是非常重要的。例如，不能给宝宝吃过甜、肥腻、油煎的食品。还有，饭前30分钟最好不要给宝宝吃任何东西，哪怕是一块糖、一块饼干也不要给他吃，以免抑制食欲，影响宝宝的正餐摄入量。

6~7个月宝宝喂奶不宜过浓

妈妈在给宝宝喂奶时，经常担心奶太稀了宝宝吃了会饿得快，所以有时候就将奶调得很浓，喝一杯顶两杯。妈妈如此的做法是可以理解的，可是宝宝喝了过浓的奶后，就会一整天肚子胀得像只鼓，甚至不停地吐奶，大便次数也很多，解出来的大便也会不正常。如果妈妈发现自己平时喂宝宝

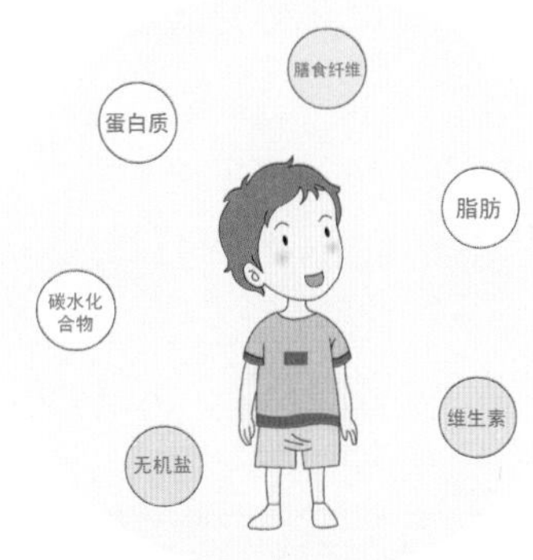

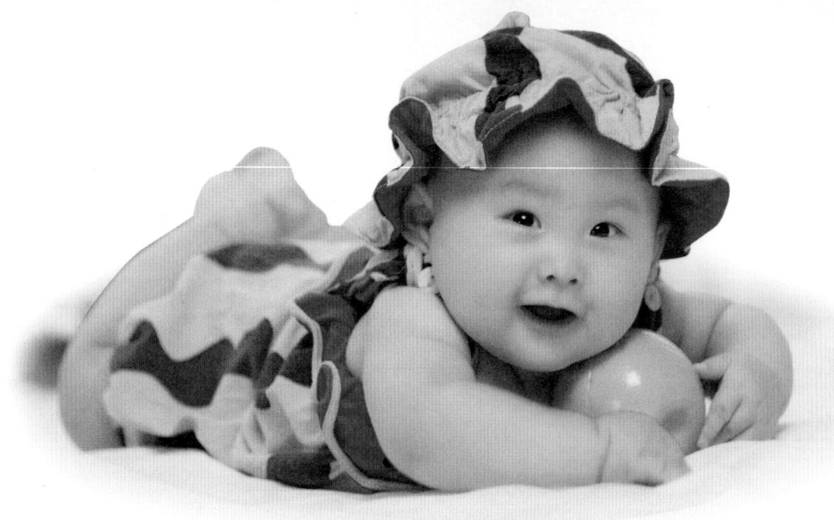

的奶很浓，宝宝伴有上述不良症状时，不可掉以轻心，一定要及时带宝宝去医院检查。

宝宝喝浓度太高的奶很容易患上小肠结肠炎，原因在于婴儿的肠壁比较薄弱，通透性高，过浓的牛奶会在肠腔内形成高的渗透压，对肠黏膜造成损伤，甚至引起出血、坏死。因此，细心的妈妈在给孩子喂奶时一定不要太浓。如果是只能喂牛奶的宝宝，妈妈就要从稀到浓，从少到多，逐渐增加。牛奶浓度过高，使婴儿血钠及其他电解质浓度升高，形成高渗血症，血压上升，甚至导致抽筋；过高溶质经肾脏排出，需要大量水分，如吃奶后喂水不足，可致肾脏动能损害，发生尿毒症。奶浓度过高还会引起宝宝便秘。一般每 100 毫升牛奶中加糖 5 ～ 8 克比较合适。

6～7个月宝宝不宜断奶的情况

宝宝 7 个月面临着断离母乳奶的问题。妈妈想给宝宝断奶的原因很多，有的是因工作忙碌不得已；有的是妈妈自身没有摄入足够的营养物质，或者因为疾病等原因，无法产生足够的母乳；还有的是宝宝已经 7 个月，不接受母乳以外的任何食物等。有以上情况中的任何一种，妈妈都应考虑断了母乳。

在妈妈下决心给宝宝断奶后，如果宝宝出现了以下情况是不宜断奶的。

● **宝宝一直没有添加过辅食不宜断奶**：这时宝宝消化道对断奶后的食品没有适应能力，如果突然断奶会给宝宝带来不利，引起消化紊乱、营养不良，影响宝宝的生长发育。

● **宝宝患病期间不宜断奶**：孩子患病时，再加上断奶，将使病情加重或造成营养不良。

● **炎热的夏季不宜断奶**：夏季天气炎热，孩子消化能力差，稍有不慎，就可能引起消化道疾病，故不应断奶。

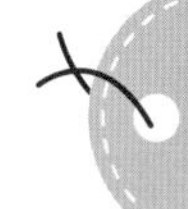

6~7个月宝宝怎么养

如何为宝宝选择合适的睡姿

婴儿每天大部分时间都在睡觉中度过，大多数妈妈喜欢让孩子仰睡，但仰睡有两个缺点：一是呕吐时容易被呕吐物塞噎喉咙；二是总向一个方向睡，会引起头颅变形。

还有爸爸妈妈更喜欢让孩子侧睡，他们认为这样便于肠道内的气体排出，也不用担心宝宝吐奶引起窒息。事实上，右侧睡可以避免心脏受压，也可以预防吐奶，特别是刚吃完奶后更应让宝宝右侧卧。这样有利于胃内食物顺利进入肠道。而左侧卧容易引起呕吐或溢奶。但长时间右侧睡容易发生脸部两侧发育不对称以及歪扁头，也有可能造成斜视。侧睡还要注意婴儿的枕头不可太柔软，以免头部陷入枕头，堵塞鼻子。另外，长期朝同一个方向侧睡，可能会使头部及脸部左右形状产生大小不对称。

对于1岁内的宝宝最好不要固定某种睡姿，而是三种睡姿交替采用最科学。比如刚吃完奶的宝宝先侧睡2小时左右，如父母临时不在身边，可采取仰睡。同时，在宝宝睡眠时要保证良好的睡眠环境。

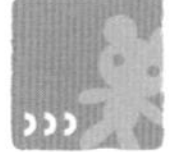

不要给宝宝穿得太暖

妈妈给宝宝穿衣服的多少与薄厚是有讲究的。一般穿得太少，孩子的手、脚都发凉，容易生病；穿得太多，活动起来不方便，一动就要出汗，出汗之后，再一受风更容易着凉。俗话说，“要得小儿安，三分饥和寒”。也就是说，要想让小儿平安不生病，只需要吃七分饱，穿七分暖就行了。若吃得过饱，穿得过暖，反而容易生病。如果孩子在夜间睡着之后总是踢被，家长应该注意不要给孩子盖得太多、太厚，特别是在孩子刚入睡时，更要少盖一点，等到夜里冷了再加盖。稍微盖薄一些，孩子不会冻坏，盖得太厚，孩子感觉燥热，踢掉了被子，反而容易感冒。

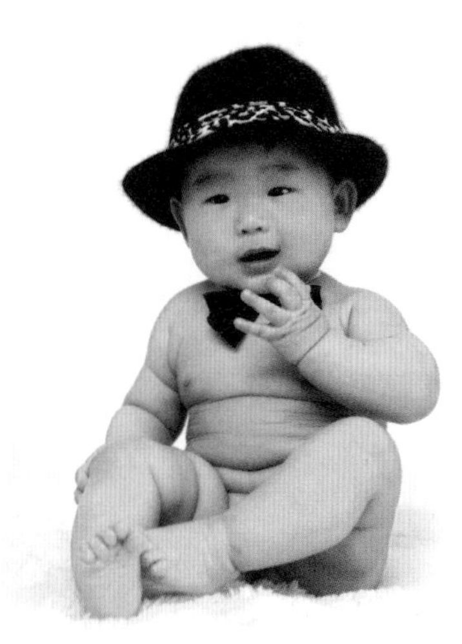

不要让宝宝过早学走路

训练宝宝要根据他的发育阶段的特点进行。一般而言，6个月以前让孩子学抬头、旋头、翻身，还可以躺在床上或摇篮里做婴儿体操；7个月的婴儿可以靠坐；8～9个月的婴儿可匍匐前进；10个月以后，可扶床站起；11个月后，可让孩子独立迈步，但要注意适可而止，千万不可勉强让婴儿过早学坐学走，以免影响正常生长发育。

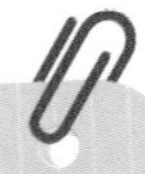

专家提示

7个月的宝宝刚刚开始发育，身体各组织十分脆弱，骨骼绝大部分矿比不足，根本谈不上坚固。倘若学走路过早，因下肢骨柔软脆弱，经受不住上身的重量，容易疲劳，下肢的血液供应也因此受到影响，故而容易导致下肢出现佝偻病似的“X”型腿或“O”型腿。

防止宝宝蹬被子

本月的宝宝是非常好动的，小脚会不停地蹬来蹬去，睡觉时也会不知不觉地把被子蹬开。宝宝如有蹬被子的习惯，不但会大大增加受凉生病的概率，也会影响到妈妈的睡眠质量，一晚上都睡不踏实，得经常起来给宝宝盖被子。

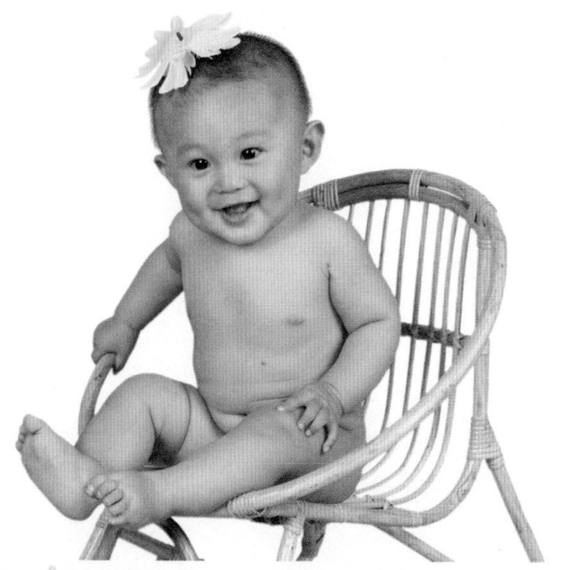

那么，怎样防止宝宝蹬被子呢？首先妈妈要注意，不要因为怕宝宝受凉而给宝宝盖太厚的被子，可以给宝宝使用睡袋，还可以在宝宝睡觉时给他穿上柔软宽松的棉制小内衣和内裤。纯棉的睡衣可以让孩子翻动时身上不起静电，减少和避免孩子因有燥热感而踢被子。

此外，孩子在睡觉时，环境中有光刺激、环境太嘈杂，睡前吃得过饱，贫血，腹内有寄生虫等也会引起孩子的睡眠障碍，使孩子睡觉蹬被子。所以，针对上述的情况，家长要具体分析具体对待，注意观察宝宝的生长发育状况，并适时去医院检查是否因寄生虫等疾病导致小儿睡眠不安，引起蹬被子。并尽量减少孩子在睡前的活动和进食，让他们能比较平静地进入睡眠。

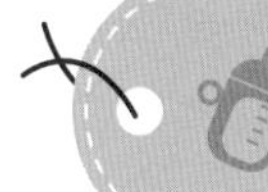

6~7个月宝宝怎么教

动一动：锻炼宝宝的肢体动作

俗话说“七坐八爬”，正代表着宝宝的成长发育，但发育也因人而异。到7个月大时，大多数宝宝可以自由地转动头颈，看看他喜爱的世界了。爸爸妈妈要抓住这个机会，系统地训练宝宝的肢体动作。

伸双臂求抱：要利用各种形式引起宝宝求抱的愿望，如抱他上街，找妈妈，拿玩具等。抱宝宝前，应向他伸出双臂，说“抱抱好不好？”鼓励他将双臂伸向你，让他练习做求抱的动作，做对了，再将宝宝抱起。

安坐训练：此时的宝宝能控制脑、头和背肌，坐下不必靠支撑物。但是他的背肌尚未结实，为了让他坐好，可以用枕头垫背。也可以坐在地面上代替坐在柔软的床垫上，这样会坐得更稳。

开始时，妈妈可用手支撑宝宝的腰背部，让他维持短暂的坐姿；随后，妈妈可在宝宝面前摆放一些玩具，引诱他去抓握，前倾力量可以渐渐锻炼宝宝的坐立能力。

爬坐交替好处多：大多数宝宝是在爬行和站立的中间完成坐姿的。爬为坐奠定了基础，爬和坐是相互促进的，爬能促进宝宝的大脑发育及大脑的平衡能力，开发智力潜能，并对大脑控制眼、手、脚协调的神经发育有极大的促进作用。爬坐交替可以满足宝宝不愿长时间静坐的习惯，又锻炼了胸腹腰背及四肢的肌肉，促进骨骼的生长，为以后站立和行走打下良好的基础。爬坐交替对宝宝来说是一项激烈的活动，消耗能量多，有助于增进食欲、睡眠，从而促进身体良好的发育。

动一动：让宝宝学会手指之间的配合

在桌上放一些小食品，如馒头片、碎饼干、面包干等。家长抱着孩子坐好，教孩子用手指去取这些小物品，孩子开始不会，可能会用几个手指一起抓。父母可以先示范或用手去握着孩子的手，教会他如何使用大拇指、食指和中指去抓捏物品。这个游戏可以让宝宝学习拇指和其他手指配合抓取物体。

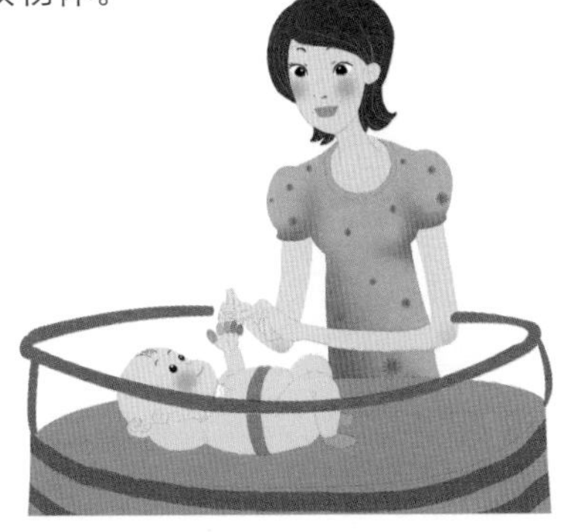

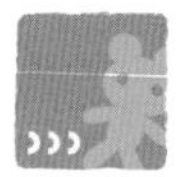

动一动：锻炼宝宝双手的协调能力

通过撕纸能锻炼宝宝双手及拇指、食指的协调能力。

妈妈与宝宝面对面坐着，妈妈拿一张卫生纸，一边说："刷！刷！"一边撕纸给宝宝看，让他也模仿去撕。也可以妈妈和宝宝分别握着纸的两边，一起撕纸，一边撕一边说："刷！刷！"

这个时期是宝宝双手协调动作迅速发展的时期，除撕纸外还可以将宝宝的一只手放在另一只手上，让他用两只手握一个玩具，还可以让宝宝两手各拿一个玩具对敲，交换两手的玩具等。爸爸妈妈对宝宝的这些动作发展要给予帮助，但要明确提示什么东西能敲（撕），什么东西不能敲（撕）等。

摸一摸：让宝宝认识自己的身体

此阶段孩子心智的发展水平，促使我们不得不对其进行自我意识的培养，因为宝宝有接受自我意识培养的天赋。

妈妈与宝宝对坐，先指着自己的眼睛说"眼睛"，然后把住宝宝的小手指他的眼睛说"眼睛"。之后抱着宝宝对着镜子，把住他的小手指他的眼睛，再指自己的眼睛，反复说"眼睛"，每天重复 1 ～ 2 次，经过 7 ～ 10 天的训练，当妈妈再说"眼睛"时，宝宝会用小手指自己的眼睛，这时妈妈应亲亲他，表示赞许。以后家长可用同样的方法教宝宝认自己身体的各个部位。

另外，也可以让宝宝看着娃娃或他人，让宝宝用手指着娃娃的眼睛，父母说："这是眼睛，宝宝的眼睛呢？"帮他指自己的眼睛，逐渐宝宝会独立指眼睛。还可以让宝宝照镜子，边看边告诉他，"这是宝宝（孩子的名字）"、"这是妈妈"等。

听一听：激发宝宝对音乐的兴趣

爸爸妈妈可以购买一些乐器，如铃鼓、钢片琴、电子琴、口琴等，也可以自制一些像沙球、响板等小乐器，让宝宝自由地去摸一摸、敲一敲、吹一吹，发出各种声音，激发宝宝对音乐的兴趣，并训练宝宝的感知觉能力。一开始，宝宝可能只会胡敲乱打，毫无节奏感。经过一段时间的体验后，宝宝就能分辨出音色的好坏，喜欢敲打能发出悦耳声音的部分了。

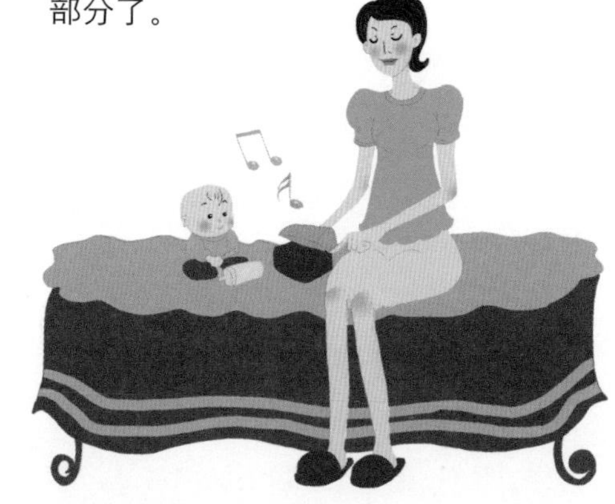

爸爸妈妈还可以选一些节奏简单的曲目，用铃鼓、沙球等宝宝喜欢的乐器，牵着宝宝的手，配合着音乐，教宝宝敲打节奏，多玩几次，宝宝也能学会和着音乐节奏敲打乐器。

听一听：教宝宝认识声音的来源

让宝宝靠着妈妈，周围摆放一些可以敲打的东西，如带盖的小罐子、奶粉桶什么的。给宝宝一根木质汤匙，让他随意敲打。妈妈也可以有意识地教宝宝打一种有规律的节奏。这样教宝宝认识声音的来源，同时让他了解事物的因果关系。

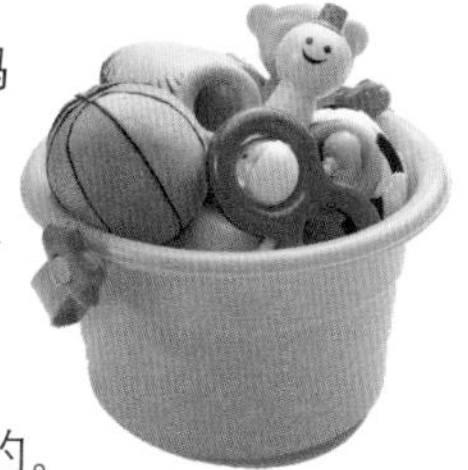

说一说：将词语和动作联系在一起

将词语和动作联系在一起，有助于提高宝宝的语言理解能力，从而提高宝宝的语言能力。

妈妈坐在椅子上，将宝宝放在大腿上，让他的脸朝向别处。用欢快的语调告诉宝宝："乖宝宝，和妈妈做游戏！"并开始唱儿歌："小狗去树林，快步如飞，碰到小台阶，（此处暂停）跳！哈哈！过去了！"当唱到"台阶"时，加重音调以增强宝宝对这个词的注意力，唱到"跳"时腿向上弹起，并拥抱亲吻宝宝。

亲子互动：陪宝宝一起看电视

到了7个月大时，宝宝对歌声、电视、收音机的声音会相当敏感并且显出兴趣。

给宝宝喜欢的视听享受：给宝宝唱他喜欢的歌，或看他喜欢的节目时，宝宝会表现出高兴的样子。妈妈在和宝宝做游戏时，将他喜欢的歌或音乐带到游戏中，由于这是宝宝熟悉的，他一定会玩得很高兴。

让宝宝看儿童节目：有些妈妈说："让宝宝看电视，他好像会记住里面的话。"但是光靠电视是无法教会宝宝说话的。宝宝的说话能力是在与人的交谈间形成的，单向传送信息的电视只能作为母子沟通的素材。妈妈应和宝宝一起看电视，并和他说话。

体验快乐感觉：这时候宝宝的说话能力已渐渐得到锻炼。宝宝是从身边的事物开始记起的，所以要尽量让他体验各种事物。外界发生的事物最能引起宝宝的兴趣，应多让他看各种事物、听各种声音、触摸各种东西。

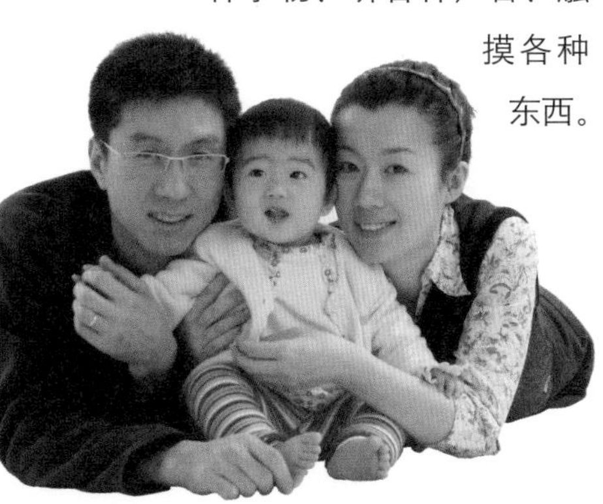

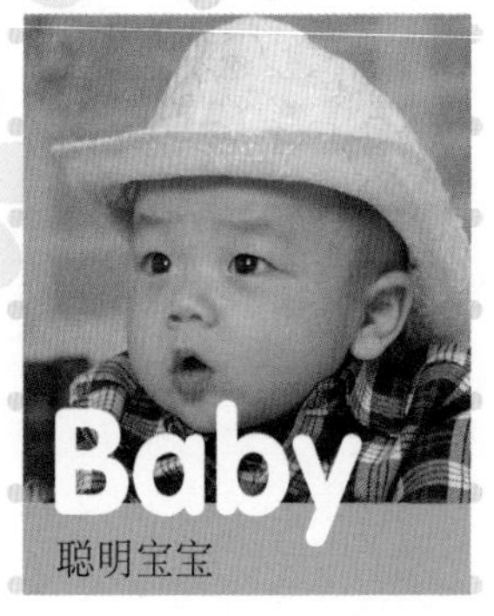

Part 08

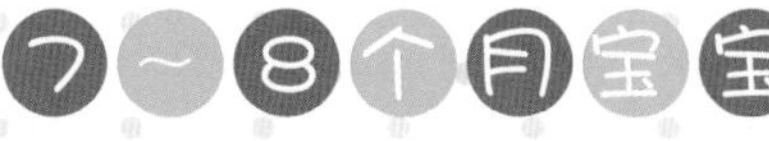

我好喜欢爬呀爬

在这个月，小宝宝身体的灵活性和协调性有了进一步的加强，爬行本领已经很熟练了。不过这时的小宝贝，还不能分清前后，有时会向前爬，有时会向后退。此时的爸爸妈妈也要随着孩子的生长变化，调整养育工作。

7～8个月宝宝生长发育标准

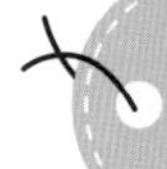

7～8个月宝宝身体发育

进入8个月后，宝宝的身体发育趋于稳定，爸爸妈妈开始将关注的重心转移到能力发展上面来了。

身长

第8个月的宝宝身长增加1.5厘米左右。男宝宝的身长达70.0～75.2厘米；女宝宝的身长达68.5～73.7厘米。

体重

第8个月的宝宝体重增长0.3千克左右。男宝宝平均体重达8.31～10.39千克；女宝宝平均体重达7.75～9.73千克。

头围

第8个月的宝宝头围增加0.5～0.8厘米。第8个月末，头围可达44～46.6厘米。

牙齿

有的宝宝可长出2～4颗牙齿，但也有少数宝宝第8个月尚未出牙，父母不要着急，适当锻炼宝宝的咀嚼能力，有利于乳牙的萌出。

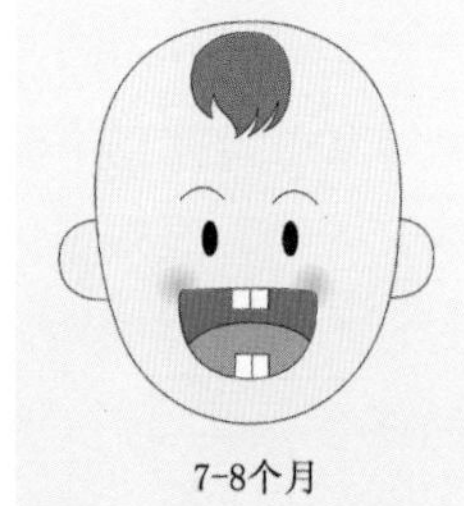
7-8个月

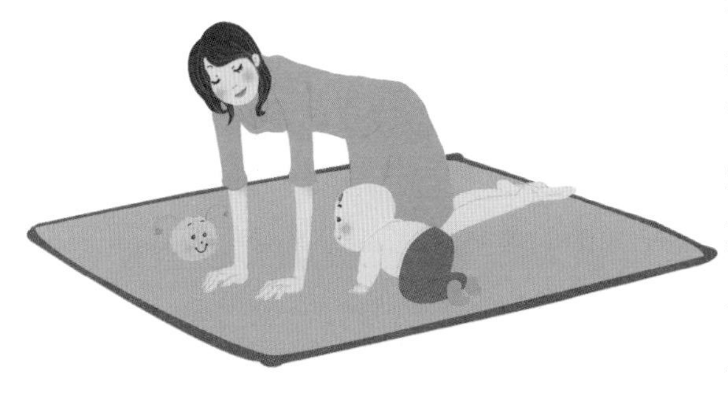

7～8个月宝宝智力发育

8个月的宝宝看见熟人会用笑来表示认识他们，看见亲人便要求抱，如果把他喜欢的玩具拿走他会哭闹。对新鲜的事情会惊奇和兴奋，从镜子里看见自己，会到镜子后边去寻找。

8个月的宝宝能够通过接触记住一些反义词（冷／热，软／硬）。能够理解一些短语的含义，如果它们是日常生活中常用到的。因此，当你们来到浴室，他就知道“该洗澡了”。

8个月的宝宝知道“不”的意思是停、不行。常怕与父母分开，说明宝宝对亲人、熟人与生人能敏锐地分辨。因而怯生标志着父母与宝宝之间依恋的开始，也说明宝宝需要建立情感、性格和能力。

7～8个月宝宝动作发育

8个月的宝宝肚子贴地可向四方行动。会爬，开始时可能向前或向后爬；宝宝会挪动身体来接近他够不着的玩具。为此，他也许会发现他可以用向前或向后翻身的方法接近那个玩具；也可能以坐姿而臀部上下跳动，或站立、坐下抓握家具而前进，甚至可以双手放开，身体靠着他物而站立，或者拉着家具站立起来，但站立后需要帮忙才能坐下来。喜欢站在你的膝上——他的腿已经很强壮，可以依靠膝盖和腿部支撑体重。可以自己坐起来，从两侧以双臂撑起，或以爬姿，将一腿弯至腹部下，向前伸直，另一腿随之。能用大拇指、食指与中指握住积木，大拇指与食指可合作，如小钳子拿物，并捡拾地上的小东西及线。手拿着摇铃至少可摇3分钟，手指会极力伸张地伸向玩具，且集中全部注意力。

7～8个月宝宝语言发育

8个月的宝宝与人玩或独处时会自然地发出各种声音，主要目的是娱乐自己。如果看见某种动物的照片

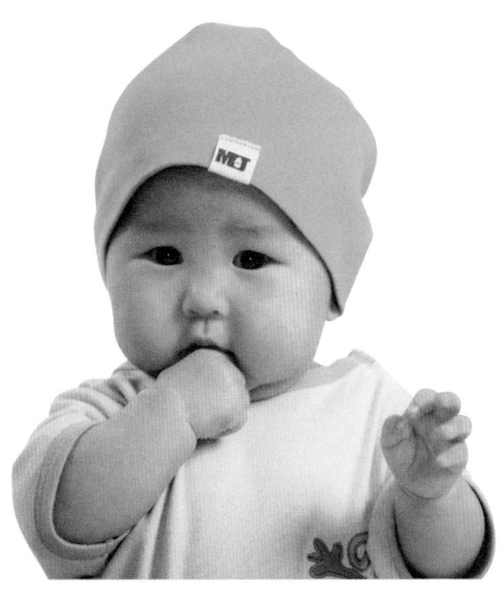

或者在路上看见猫、狗，很容易就模仿出它的叫声。牙牙学语时会模仿父母的语调，会大叫，感到满意时会发声。已经开始把音节组合在一起（在这方面男孩子要比女孩子晚些），“爸”变成了“爸爸”，“妈”变成了“妈妈”等。

开始模仿嘴与下巴的动作，会使用两个音节的音，还能以物品的声音称呼它，例如“呜呜”的火车声。通常会对附近熟悉的声音有反应（转头或转身），如他的名字、电话铃声等。

对熟悉的几个字会特别注意听，也开始听得懂一些。

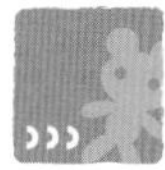

7~8个月宝宝感知觉发育

此阶段的宝宝们对于话语的兴趣，一周比一周浓厚了。由于你的小宝宝现在日渐变得通达人情，好像你初交不久的朋友一般，所以，你会开始觉得有了一位伴侣。

当他首次了解话语的时候，他在这段时间内的行为会顺从。慢慢地，你叫他的名字他就会反应出来；你要他给你一个飞吻，他会遵照你的要求表演一次飞吻；你叫他不要做某件事情，或把物体拿回去，他都会照你的吩咐去办。不过，你在这个时候还不能期望你的小宝宝和你说话，因为不足 1 岁的宝宝还不会说话，即使会说话，字数也很少。

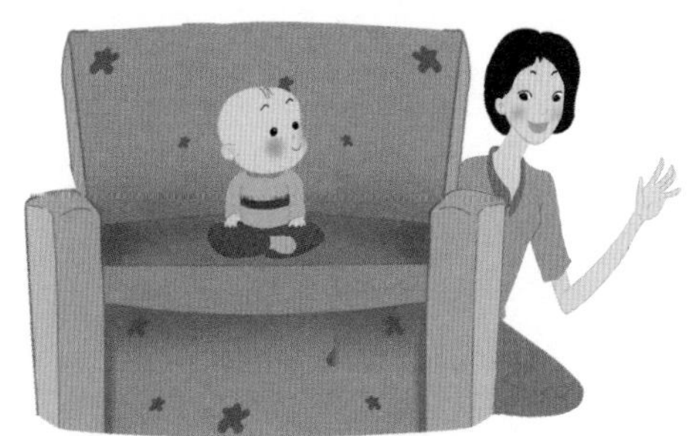

发育水平测测看

1 会翻身吗？
2 稍微帮助一下能站立吗？
3 俯卧时，转动身体吗？
4 会拾取小东西吗？
5 反复多次扔东西吗？
6 看见别人吃东西就想要吗？
7 敲打拿在手上的东西吗？
8 会用杯子喝水吗？
9 认识的人伸出手，宝宝会挺出身体吗？
10 得不到想要的东西会哭吗？

※答“是”加1分，答“否”得0分。

评分结果

9~10分，优秀；7~8分，良好；5~6分，一般。

5分以下也不要担心，1、2、5这三点为“是”就可以了。

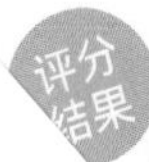

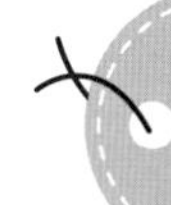

7～8个月宝宝吃什么、怎么吃

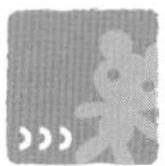

本月焦点营养素——核苷酸

核苷酸是婴儿生长发育所需要的重要营养素之一，是一种存在于一切细胞和母乳中的分子，也是构成遗传基因 DNA 和 RNA 的基本物质。同时，核苷酸也参与蛋白质、脂肪、糖类以及核酸的代谢。

研究显示，母乳能够增强婴幼儿免疫力的奥秘就在于母乳中含有的充足的核苷酸，它是增强婴儿免疫力的最重要的物质。临床对比研究发现，用含有核苷酸的奶粉喂养的婴儿对 B 型流感疫苗表现出了更高的抗体免疫反应水平，而且婴儿腹泻的概率只有 15%，而用不含核苷酸的奶粉喂养的婴儿腹泻的概率高达 41%，母乳喂养的婴儿腹泻发生率为 22%。

所以，在本月，为了断奶后的宝宝摄入充足的核苷酸，要适当选择含核苷酸的奶粉喂养宝宝，这对宝宝的健康成长有利。

多吃富含蛋白质的食物有益健康

蛋白质对婴儿有着非同一般的作用。人体的生长发育、机能的正常运作和疾病的预防都需要蛋白质，特别是在快速发育时期。同时，人体对蛋白质的利用也是多方面的，比如，建造新肌肉及其他组织，伤口的愈合和旧组织的更新，帮助抵抗外界病毒的感染，以及血液里营养素和氧气的运送等，都需要蛋白质的帮助。所以，在宝宝可以添加辅食后，可适当多给宝宝补充蛋白质。

蛋白质的主要来源是肉、蛋、奶和豆类食品，一般而言，动物蛋白品质较高，并含有人体必需的氨基酸。在植物中以豆类蛋白比较优良。为此，给宝宝添加辅食时可以多吃富含蛋白质的食物：牲畜的奶，如牛奶、羊奶、马奶等；畜肉，如牛、羊、猪等；禽肉，如鸡、鸭、鹅、鹌鹑等；蛋类，如鸡蛋、鸭蛋、鹌鹑蛋等；鱼类及虾、蟹等；大豆类，如黄豆、大青豆和黑豆等，其中以黄豆的营养价值最高，它是婴幼儿食品中优质蛋白质的来源。

此外像芝麻、瓜子、核桃仁、杏仁、松子等干果类的蛋白质的含量均较高。由于各种食物中氨基酸的含量、所含氨基酸的种类各异，且其他营养素（脂肪、糖类、矿物质、维生素等）含量也不相同，因此，给婴儿添加辅食时，以上食品都是可供选择的。

夜间喂奶可取吗

本月的宝宝，应该会睡一整夜了，即从半夜 12 点至清晨 5 点之间。但是宝宝吃奶的习惯是很难改掉的。所以，妈妈早期就要逐渐使宝宝适应夜间不吃奶的习惯。

宝宝半夜醒了哭闹，妈妈的第一个反应就是把奶头送进宝宝嘴里，这样宝宝经常是吃着吃着就睡了。这样做不仅不利于宝宝对营养的消化和吸收，还会影响宝宝的睡眠。

妈妈可在白天多喂宝宝几次，帮助宝宝建立有规律睡眠习惯。假如宝宝白天小睡超过 3 小时，应唤醒宝宝，使其建立起良好的睡眠规律。

如一定要夜间起来喂宝宝，灯光要暗，同时将互动减到最低程度。尽量不要刺激宝宝，应安静地给宝宝换尿布后再吃喂奶。这样既能保证母子充足的睡眠，也能逐渐改变宝宝夜间吃奶的习惯。

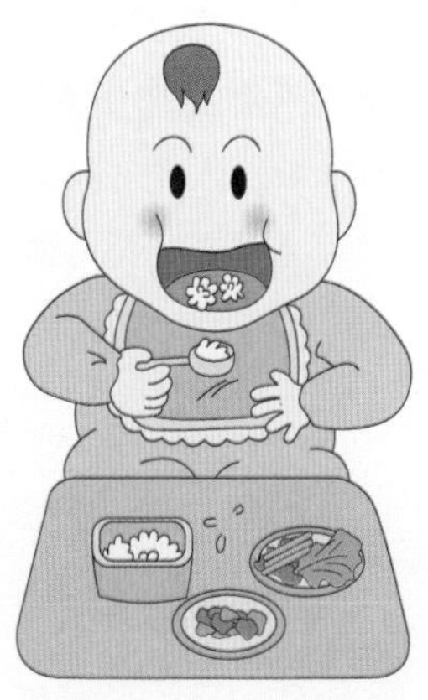

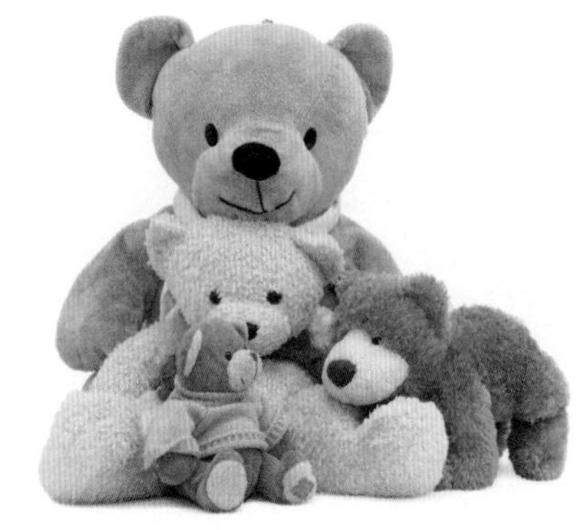

吃磨牙棒练习咀嚼

磨牙棒在现代育儿中占有不小的分量，宝宝在这个月份大多都开始出牙了，牙龈会有不适的感觉，所以宝宝总是吮手指、咬东西。这时磨牙棒就起到作用了。

- 有些磨牙棒是长长的，很适合宝宝自己抓着摩擦痛痒的牙龈。
- 好的磨牙棒味道更加清淡，可以逐步培养宝宝健康的饮食习惯。
- 磨牙棒都具有一定的硬度，可以通过与磨牙棒的摩擦，使宝宝的牙龈及牙床发育良好，帮助宝宝的乳牙健康生长。同时，还可以缓解牙龈痛痒，强健牙床。
- 在给宝宝吃磨牙棒时，先洗净宝宝的双手，让宝宝自己抓住磨牙棒食用。应该每天都给宝宝使用磨牙棒，用量可根据实际情况而定。另外，在宝宝吃磨牙棒时应保持坐立姿势，并应有父母陪伴在旁，避免磨牙棒的碎屑被孩子吸入气管，或是卡住喉咙，出现危险。

有些磨牙棒还添加了多种儿童必需的营养成分，如纤维素、维生素、钙等，对宝宝的成长很有好处。

总之，好的磨牙棒可以帮助乳牙健康生长，舒缓宝宝出牙期的牙龈痛痒，强健牙床，有助提高宝宝的咀嚼能力。

7～8个月宝宝一日食谱

这个月的宝宝正在尝试断奶，因此母乳量应逐渐减少，下面两款食谱可供妈妈们参考：

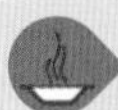

宝宝出生第8个月一日食谱（一）

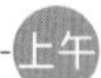

- 6：00～6：30 母乳
- 8：00 点心、蔬菜汁
- 10：00～10：30 奶糕1块、蛋黄1个、牛奶200毫升
- 12：00 水果

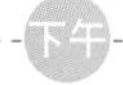

- 14：00～14：30 牛奶200～300毫升，粥、馒头片各适量
- 16：00 白开水
- 18：00～18：30 粥、肝泥或鱼泥、菜泥

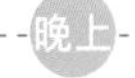

- 22：00～22：30 母乳

特别提醒：每日应给宝宝喂鱼肝油，14：00 ～ 14：30 的辅食量要逐渐增多，直到9个月。每天要保证宝宝摄入1～2瓶牛奶和豆浆，点心可适量吃些，粥可吃1小碗（如果有牛奶就吃半小碗）。

辅食不拘于以上所提，可根据宝宝可吃的辅食类型随时调换。

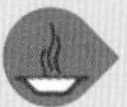

宝宝出生第8个月一日食谱（二）

- 6：00～6：30 母乳
- 8：00 馒头片、蔬菜汁
- 10：00～10：30 饼干2～3块、蛋黄1个、牛奶
- 12：00 水果、牛奶或豆浆

- 14：00～14：30 牛奶200～300毫升、蔬菜粥
- 16:00 白开水
- 18：00～18：30 粥、肝泥或鱼泥、菜泥、动物血

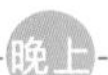

- 22：00～22：30 母乳

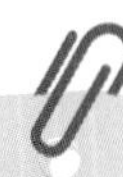

专家提示

宝宝在8个月月龄时，消化蛋白质的胃液已经能充分发挥作用了，可以多吃一些蛋白质类食物，如豆腐、奶制品、鱼肉、瘦肉泥、肝末等。给孩子吃的这些食物，必须新鲜，而且要煮熟、煮透才能吃，可以剁碎后，适当添加佐料，蒸烂了吃。

7~8个月宝宝怎么养

保持手部的清洁

随着月龄的增大，宝宝的小手接触外界环境的机会也越来越多了，因此沾上各种病原菌的机会也多了。而多数宝宝都喜欢用小脏手抓食物、揉眼睛、摸鼻子，这样病菌就会趁机进入宝宝体内，引起感冒、腹泻、肺炎、脑膜炎、肝炎、细菌性痢疾等各种疾病。而经常洗手可以显著减少手上所带的各种病原菌，有效预防疾病。所以，洗手是预防疾病的第一道防线。

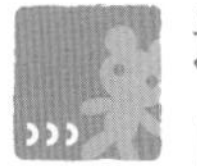

选择适合宝宝的便器

目前市场上有多种儿童坐便器，外形和颜色丰富多彩，各种坐便器都有自己的特点，爸爸妈妈可以根据自家宝宝的情况自主选择。

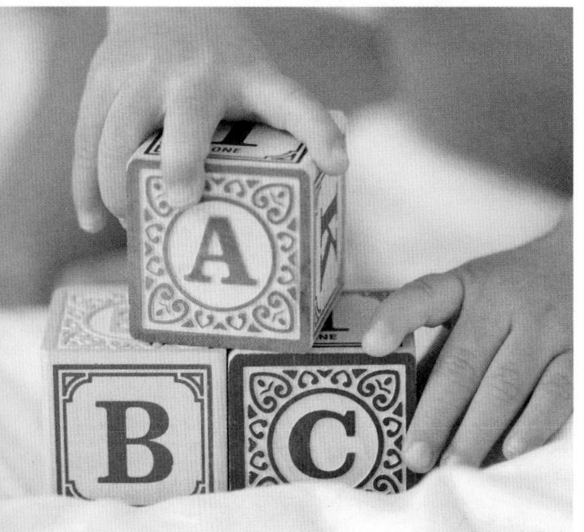

骑跨式坐便器：这种坐便器多为卡通造型，美观可爱。实践证明，开口比较大的坐便器，在宝宝穿开裆裤的时候很实用，可是等到宝宝1岁以后不穿开裆裤了，特别是冬季，宝宝骑在上面便便就困难了。

下蹲式坐便器：下蹲式的坐便器适用于稍大一点的宝宝，如果宝宝还不能独立站立就不适合了。

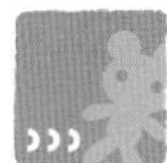

培养良好的卫生习惯

要宝宝少生病，就得讲卫生，为此，爸爸、妈妈和小宝宝都要养成良好的卫生习惯。

每天洗脸、洗澡：小宝宝什么都摸，手和脸都很容易弄脏，所以早晚和必要时都要清洗。宝宝的指甲很容易藏污纳垢，并随着食物吃进肚子，因此指甲也一定得经常修剪。另外，还要常洗头、洗澡，这不仅可以洗掉尘土，保持皮肤清洁，还能刺激皮肤，增加宝宝抵抗力，减少皮肤病的发病率。在夏季经常洗澡，还能预防痱子、蚊虫叮咬等。

饭前要洗手：要让宝宝养成饭前洗手的好习惯，不要用脏手拿东西吃，以免小手上触摸了不洁净的物体而沾染上病菌，并随着食物一起进入宝宝的身体，引起疾病。前面也有给宝宝洗手的方法介绍，这里不再多述，父母可以参考前面的相关内容，学会认真地给宝宝清洗小手。

大小便要养成卫生习惯：要尽量早一些培养宝宝在一定时间内大便和小便的习惯，这不仅对宝宝的健康发展有益，还便于家长掌握时间，避免宝宝内急，将便便弄得到处都是。

其他卫生习惯：平时要注意不让宝宝吃手指，不要把不洁净的玩具放入宝宝手中玩耍。还要注意，不要让宝宝玩生殖器，以免形成不良习惯。

带宝宝外出时的注意事项

经常带宝宝外出，是宝宝认识世界的重要方式之一，爸爸妈妈要多花些时间陪着宝宝到处走走看看，这不仅可以促进宝宝的健康发育，还能给他的童年画卷添上多彩的一笔。

宝宝多晒太阳可以促进血液循环，阳光中紫外线照射，可促使机体合成维生素D，有利于钙质吸收，还可以预防和治疗佝偻病，从而使宝宝的骨骼、牙齿、肌肉发育得更强健。在此期间，爸爸妈妈们可以多带宝宝去晒晒太阳。另外，由于小宝宝需要接触更多的人和外界事物，爸爸妈妈们也要每天带宝宝去空气清新的花园、公园等地方，与其他小朋友和父母玩，一来可以让宝宝呼吸新鲜空气，促进新陈代谢；适当的冷、热刺激，能增强宝宝对外界环境冷热变化的适应能力和对疾病的抵抗能力。二来可以增加宝宝对人和事物的理解，培养他的社交能力等。

另外，带宝宝外出的时候一定要保证他们穿上了适当的衣服。

为宝宝提供安全的活动场所

这个月的小宝宝可以四处爬行了，一定要确保他所到之处安全无害。所以爸爸妈妈需格外用心，保证宝宝爬行的场所平整、干净、安全。为此，可在地板上铺设地垫或凉席，材质要软硬适中，周围避免有易让宝宝误食、误踩的物品，如小零件、清洁剂、杀虫剂等等；插座、电线等更要设置安全盖或收放整齐，避免宝宝触摸。另外，为防止宝宝发生意外，柜子尽量上锁、楼梯一定要加装护栏等。最重要的是，父母一定要认真看护，专人专守，不能疏忽大意，避免宝宝发生危险。

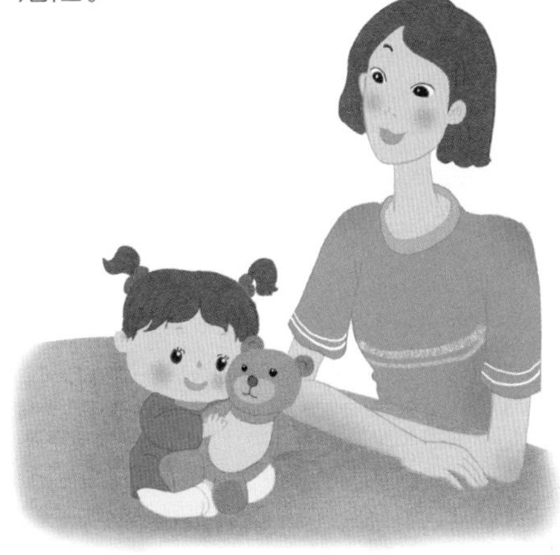

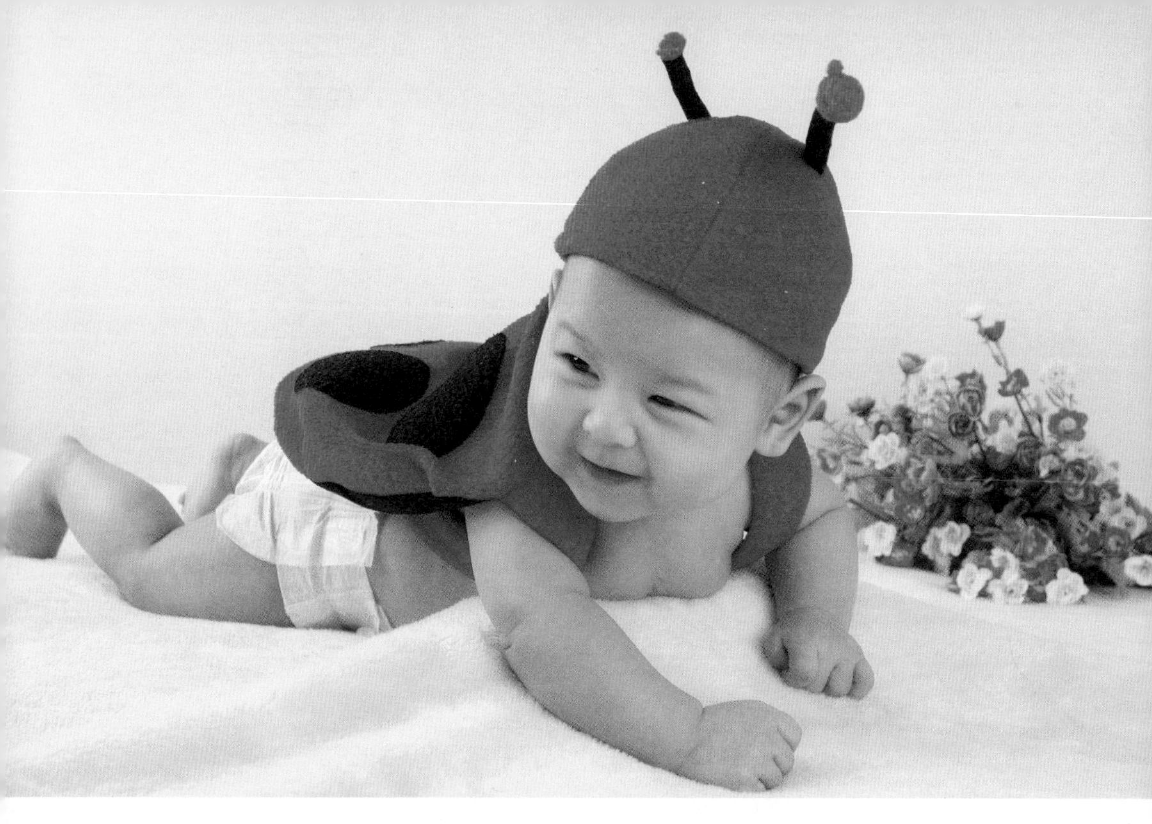

7～8个月宝宝怎么教

动一动：快乐爬行

爬，看起来是一种很简单的活动，但对宝宝来说并不简单，要经过一番努力才能完成。

爬对宝宝身体的生长发育、心理发展都起着极其重要的作用。宝宝会爬后，所接触的范围扩大了，空间位置发生了变化，增加了更多的声音刺激和事物刺激，这些对发展宝宝的听觉、视觉、平衡器官，以及神经系统的发育都十分有利。同时，爬行还大大地扩大了宝宝的认识范围，为宝宝建立、扩大和深化对外部世界的初步认识创造了条件。

可以训练宝宝爬行的方法有以下几种：

● 定向爬：宝宝趴着，把玩具放在宝宝面前适当的地方，吸引他爬过去取。待宝宝快拿到时，再放远点。如果宝宝开始不会前进，爸爸妈妈可以用手掌抵住他的脚掌，帮助他前进。

● 自由爬：在地上铺上棉毯或席子，拿开一切危险物，四处放一些玩具，任宝宝在地上抓玩。但宝宝必须在爸爸妈妈的视线内活动，以免发生意外。

● 转向爬：先将有趣的玩具给宝

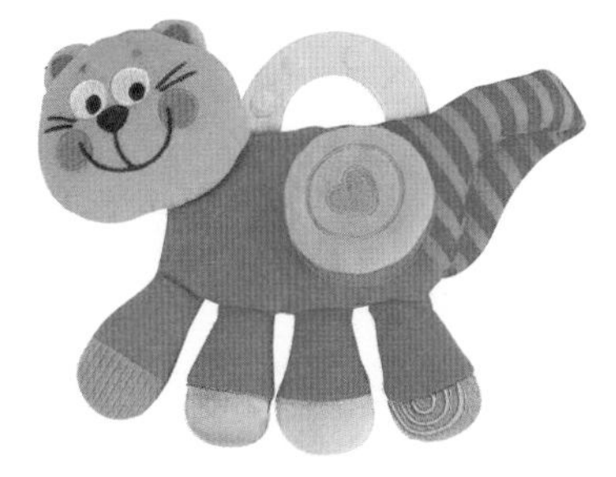

宝玩一会儿，然后将玩具当着他的面藏在宝宝的身后，引诱他转向爬。

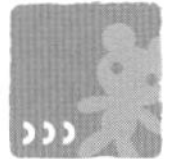

动一动：手眼综合训练小活动

宝宝手、眼的协调活动能力能帮宝宝较完整地认识事物，促进感知觉的发展。同时，手、眼协调运动能刺激脑神经的相应区域，促进宝宝大脑潜力的开发。例如，先利用玩具吸引宝宝的注意，唤起宝宝的视觉兴趣。然后在宝宝面前移动玩具，吸引宝宝的视线随之移动。再让宝宝抓握、玩弄玩具。这些都是需要循序渐进的。

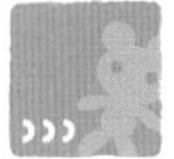

亲子互动：避免宝宝产生恐惧感

出生后第一年，宝宝刚开始认知外界环境，他们经历的第一次恐惧，可能是由巨大的噪声、强烈的光线，如暴雨、响雷和闪电等引起的。为了避免宝宝产生这种恐惧感，要注意别让宝宝的睡床离窗户太近。一旦宝宝受到惊吓，妈妈可以敞开怀抱，用身体亲近宝宝，并伴之以轻声安慰，宝宝就会慢慢安静下来。

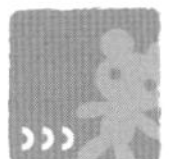

亲子互动：不要让宝宝感觉被抛弃

8个多月的宝宝开始有了记忆，这时他们特别害怕被抛弃或遗忘，所以每当妈妈离开其视线时，就会感到思念和焦虑，因为这时他们还没有时间概念，也不会估计母亲会离开多长时间。专家称这一时期为“第八月危机”。因此，妈妈在离开之前应该向宝宝保证自己很快就会回来。即使这时的宝宝不大能听懂父母的话，也不会说话，但是他们已经知道不少事情，尤其懂得自己是否被爸爸妈妈所爱，爸爸妈妈是否为可信赖的人。

此外，有些宝宝这时还害怕生人来接近或触摸他。在生人面前宝宝会表示出胆怯和拒绝，当生人离他很近时，他会啼哭，紧紧抱住爸爸妈妈不放。对生人的这种反应表明，宝宝已经可以将爸爸妈妈与其他的人区别开了。让宝宝接受陌生人最有效的办法是，当着爸爸妈妈的面，让来访的朋友抱抱他，让宝宝慢慢产生信任感。

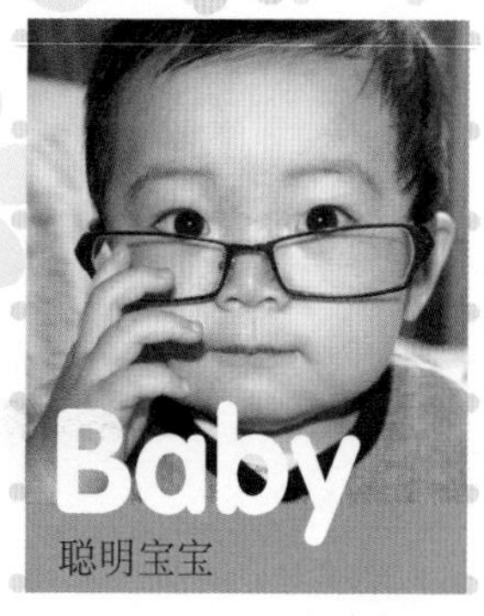

Part 09

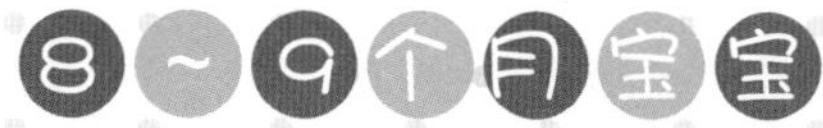

我会模仿爸爸了

这个月，爸爸妈妈会发现宝宝的趣事越来越多了。宝宝的小手也更加灵活了，知道招手、摆手等动作是表示再见的意思。这时宝宝的好奇心和模仿欲都很强，他常常会目不转睛地盯着身边的人和他们手中的物品，一心一意地进行模仿。

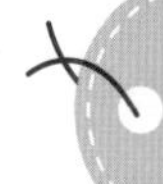

8~9个月宝宝生长发育标准

8~9个月宝宝身体发育

从这个月开始，宝宝将从圆滚的体型慢慢转换到幼儿的体型。由于运动神经的发育逐步提高，宝宝比以前显得更加活跃。

身长

宝宝的身长平均每月增长 1.4 厘米左右。男宝宝的平均身长为 72.0 厘米，女宝宝的平均身长为 70.1 厘米。

体重

这个月宝宝的体重已接近出生时体重的 3 倍，男宝宝的平均体重为 8.90 千克，女宝宝的平均体重为 8.23 千克。

头围

男宝宝的平均头围为 45.88 厘米，女宝宝的平均头围为 44.50 厘米。

胸围

男宝宝的平均胸围为 45.7 厘米，女宝宝的平均胸围为 44.3 厘米。

牙齿

大多数的宝宝在 10 个月前已长出 2 ～ 4 颗乳牙。

8~9个月宝宝智力发育

宝宝已经知道自己是谁，非常善于表示出他不喜欢的事情——不愿意洗脸的时候，他会把手捂在脸上；不愿意梳头的时候就把手放在头上。

对重复的事会感觉厌烦，可能会记得前一天玩的游戏，能对自己特别喜欢的玩具保持长时间的注意力。对做得好的事或游戏，会希望得到奖赏。对自己用手丢掉的东西或看到人离开，会期待其回来。会一手拿一样东西玩，也会将两样东西相互敲击或推挤。会把一只手中的东西丢掉或衔在口中，再去拿第二件东西。会演练特定的状况，并有象征性的思考能力。也许会拒绝被人打断注意力，也许会开始显示毅力和耐心。

8~9个月宝宝动作发育

现在，宝宝发现坐着已经不能满足他了，他迫切希望向前移动自己的身体，并且希望自己站起来。能够身体向前靠住而不跌倒，不能斜靠或转动腰部。

如果想拿到东西，不达目的绝不罢休，会尝试各种方法挪动身体，但是仍然掌握不好平衡。

如果你让宝宝趴下并让他朝你的方向过来的话，他可能会爬起来。如果他不是向前，而是向后爬，你也不用吃惊，因为他的大脑还不能正确支配肌肉。

宝宝可以扶着栏杆在小床里站起来，但因为不能掌握平衡，可能会跌倒。他可以一只手拿着东西爬，还开始懂得转方向了。有些宝宝可能会爬楼梯，爬的时候，手和腿可能是伸直的。手扶着可以站一会儿，可能可以不扶着家具自己站起来，会蹲下来，还会扶着墙或家具侧走。

在精细动作方面，可以用大拇指和食指捡起小东西或鞋带，会在胸前拍手或拿着两样东西相互击打，会用食指指东西和方向，会用食指去挖洞或钩东西，还可能会叠两块积木。

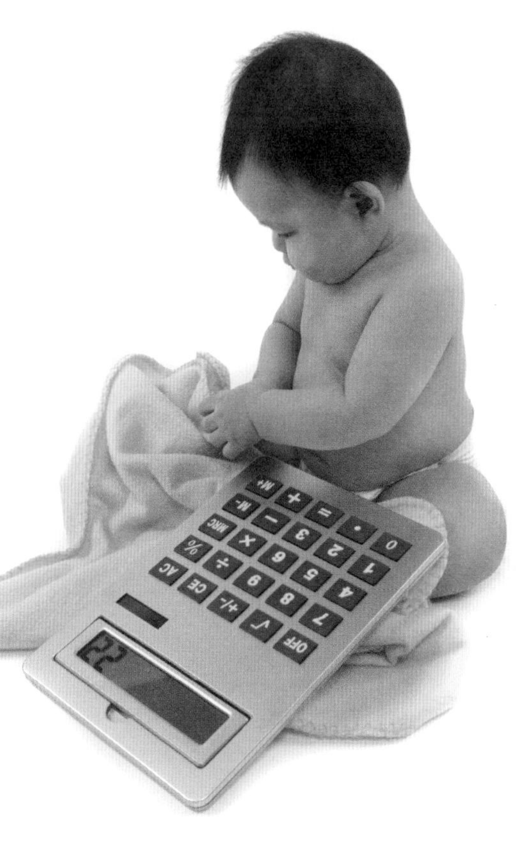

8～9个月宝宝语言发育

宝宝的发声越来越像说话，开始有明显的高低音调出现，会用声音表达激动的情绪。能模仿父母咳嗽，还试图模仿父母说话的语调；能咿呀地说出一些有意义的词——舌头按照真正讲话的节奏和方法上下活动，能发出“嗒嗒”的声音，或发出“嘶嘶”（像开汽水）的声音；会注意听别人讲话或唱歌，会做出对自己名字以外的一两个字有反应，例如“不要”。会听懂简单的指示，例如“去拿拖鞋”、“去扔垃圾”等。

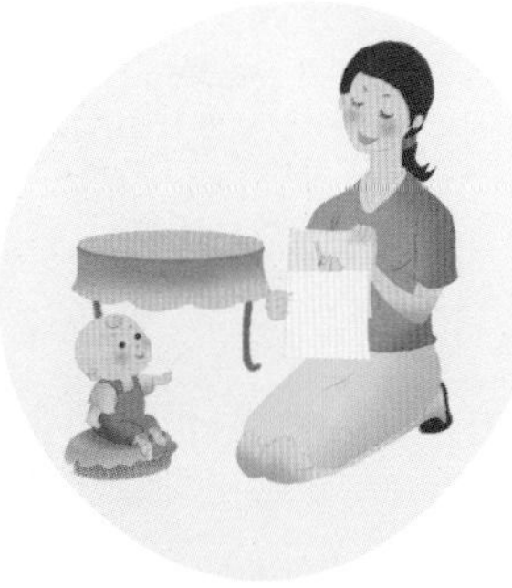

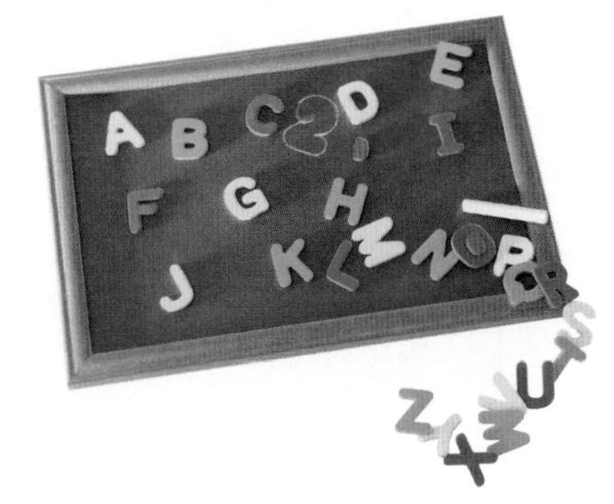

8～9个月宝宝感知觉发育

宝宝对外界事物能够有目的地去看了。不再是泛泛地有什么看什么，而是有选择地看他喜欢看的东西，如在路上奔跑的汽车、玩耍中的儿童、小动物。宝宝非常喜欢看会动的物体或运动着的物体，比如时钟的秒针、钟摆，滚动的扶梯，旋转的小摆设，飞翔的蝴蝶，移动的昆虫等，也喜欢看迅速变幻的电视广告画面。

发育水平测测看

1 抓着东西可以站立吗？
2 双手能把杯子和碗端到嘴边上吗？
3 能否双手持物拍打玩耍？
4 会注意拾取丢在床上的小东西吗？
5 坐着会扭转身体取后面的东西吗？
6 打开抽屉，会拿出各种东西玩吗？
7 喜欢模仿“不不”、“拜拜”、“握握”吗？
8 会倒退着爬行吗？
9 会仰卧到俯卧、俯卧到仰卧地翻身吗？
10 认识的人伸出手，会挺出身体吗？

※答“是”加1分，答“否”得0分。

评分结果

9～10分，优秀；7～8分，良好；5～6分，一般。

5分以下也不要担心，1、2、5这三点为“是”就可以了。

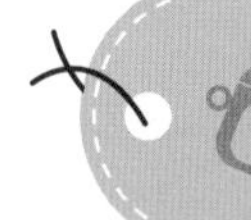

8~9个月宝宝吃什么、怎么吃

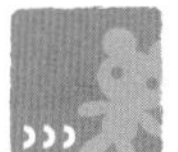

本月焦点营养素——DHA

DHA，俗称脑黄金，学名二十二碳六烯酸，属于不饱和脂肪酸，在人体各种组织中占有重要的地位，是胎儿及婴儿脑部和视觉功能发育所必需的营养元素。

婴儿从出生时脑的重量为370克左右增加到成人时的1600克左右，所增加的是联结神经细胞的网络。这些网络的构成中，DHA的量可高达10%，所以，DHA对脑神经传导和突触的生长发育有着极其重要的作用。

胎儿时期，宝宝的大脑发育所需的DHA可以从母体里获得的。出生之后，宝宝大脑发育所需的DHA就可以从母乳或者配方奶粉中获得。断掉母乳后，宝宝需要吃奶制品以外的辅食，因此，妈妈应该注意，给宝宝选择富含DHA的食物，比如深海鱼类、肉类、植物油、鸡蛋以及猪肝等。不过需要提醒妈妈的是，DHA也不是摄入得越多越好，宝宝日常的辅食应遵循均衡的原则。

有益于宝宝的自然断奶法

虽然现在人们普遍认为婴儿在一周岁之前断离母乳比较科学，但在人类大部分文化中，儿童的平均母乳喂养期为2～4年，自然断奶也是最为常见的断奶方式。有些妈妈选择自然断奶，因为她们认为这样做正确，且不麻烦。

许多妈妈唯恐自己不主动采取断奶措施，孩子就会一直吃下去。事实上，孩子总会自动脱离吃奶的要求，就像他们会逐渐摆脱孩子气的行为一样。这需要多长时间，没有一定的答案。就像开始走路、长牙、控制大小便等都没有一个统一的时间表一样，个体之间的差异很大。自动断奶允许每一个孩子按照自身独特的规律来成长。所有的孩子都有一个共性，就是他们最终都会停止吃母乳。所以父母不要着急，可以由着宝宝的性子来，也可通过添加辅食取代母乳帮孩子断掉母乳。

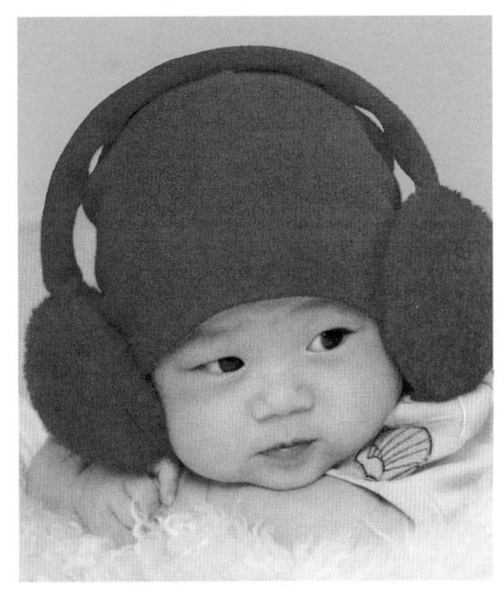

宝宝稀粥的做法

稀粥利于宝宝吞咽，很适合这个月龄的宝宝，最初可以给宝宝喂食稀一点的稀粥，之后可以慢慢过渡到稠粥。而且，稀粥还可以与父母的米饭同时做，很方便。具体做法是：

● 七倍稀粥：将大米与水按 1 ∶ 7 的比例配比好，装入宝宝的煮粥杯，置于锅的中央，隔水熬煮至米烂，粥成，放温后，喂给宝宝食用。如果宝宝的喉咙特别敏感，可先将稀粥压烂后再进行喂食。

● 五倍稀粥：将大米与水按 1 ∶ 5 的比例配比好，与上面步骤相同，熬煮成粥，即为 5 倍稀粥。放温后，喂给宝宝食用。如果在给宝宝喂 5 倍稀粥时，宝宝显得很敏感，同样也可以将稀粥放在搅拌机中打碎，然后再喂给宝宝。

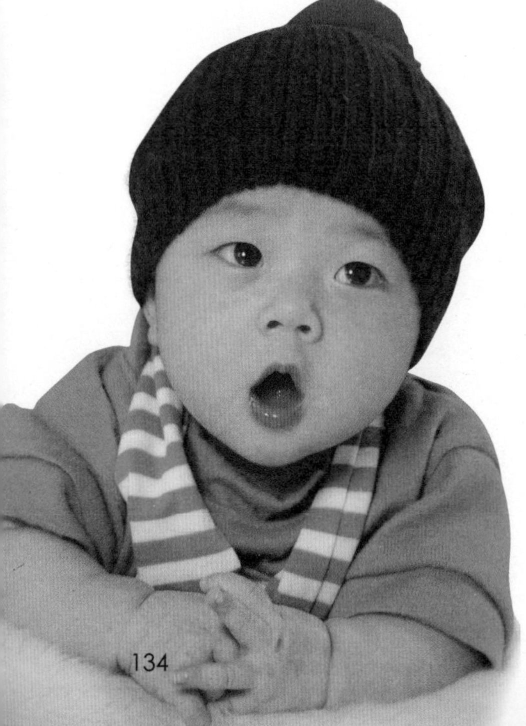

增加粗纤维的食物

粗纤维与其他人体所必需的营养素一样，是宝宝生长发育所必需的，其主要作用有：

● 能锻炼咀嚼肌，增进胃肠道的消化功能。

● 能促进肠蠕动，防止宝宝发生便秘。

● 减少蛋糕、饼干、奶糖等细腻食品对宝宝牙齿及牙周的黏着，从而防止龋齿的发生。

● 改变肠道菌丛，增加粪便量，稀释粪便中的致癌物质，并减少致癌物质与肠黏膜的接触，预防大肠癌。

如果在日常生活当中，吃的粮食过于精细，就会造成某种或多种营养物质的缺乏，引发一些疾病，因此，粗纤维食品在我们生活中是不可缺少的。粗粮中含有宝宝成长发育所需的赖氨酸和蛋氨酸，这两种蛋白质人体不能合成。一般来讲，粗纤维广泛存在于各种粗粮、蔬菜以及豆类食物中，如玉米、豆类、油菜、韭菜、芹菜、荠菜、花生、核桃、桃、柿、枣、橄榄等。

8~9个月宝宝补钙的误区

妈妈们都知道宝宝补钙的重要性，但是日常补钙时却难免走入误区。

● 误区一，听信夸大的承诺：一些商家利用人们对补钙的渴望，往往夸大其作用，宣称自己的产品可吸收率

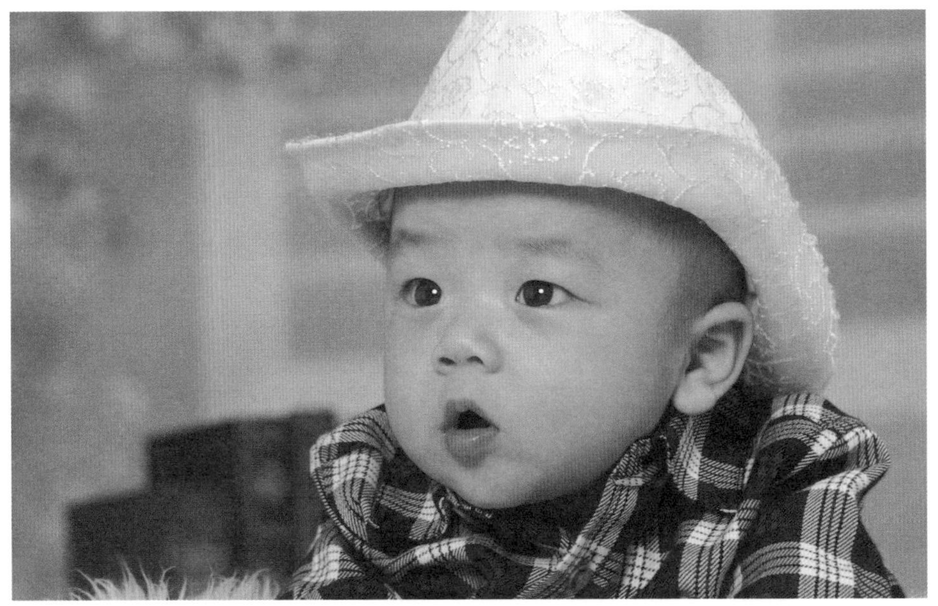

达到99%。而实际上，人体对各种补钙品的吸收率只能达到30%，因此，购买时必须弄清产品的钙含量、吸收率、有无副作用等，不能轻信“高效、高能、活性”等泛泛之词。

误区二，过多补钙：补钙虽然重要，但并非多多益善。据儿科门诊统计，不少婴儿发生厌食和便秘，都和补钙过多有关。此外，少数孩子长期严重补钙过量，还可能增加泌尿系结石概率，及患上“奶碱综合征”。这类孩子往往还伴有消瘦、智力低下、心脏杂音等疾病。因此，给孩子补钙要适量。

误区三，维生素D不怕多：维生素D可以促进钙的吸收，但也不是越多越好。人如果每天服用400国际单位以上的维生素D，就有可能引起维生素D中毒，可表现为食欲下降、恶心、腹泻、头痛等症状。所以，给宝宝补充维生素D，不要过量，这样会导致宝宝维生素D补充过量，只要给宝宝配合良好的饮食和晒太阳，一般都不会缺乏维生素D。

误区四，忽略其他营养素：专家建议，宝宝补钙的同时应补锌、补铁。缺锌会降低机体免疫能力，使宝宝多病，患病之后又影响锌和钙的摄入和吸收，形成恶性循环。婴儿6个月以后，因体内原有的铁已耗尽，母乳中含铁量低，极易发生缺铁性贫血。因此，在补钙的同时应积极补锌、补铁等。

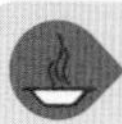

8～9个月宝宝一日食谱

第9个月的宝宝，有的已经断奶成功，有的还在继续喂母乳，对于已经断奶成功和还在继续喂母乳的宝宝各推荐一套食谱安排方案，供家长参考：

宝宝出生第8～9个月一日食谱（母乳喂养型）

上午

- 6：00～6：30 母乳
- 8：00 牛奶200毫升、饼干或馒头2块
- 10：00～10：30 鸡蛋1/2个或1个、粥1/2碗或1碗
- 12：00 水果60克、牛奶200毫升

下午

- 14：00～14：30 粥1碗、肉末或肝末30克
- 16：00 白开水适量、豆浆200毫升
- 18：00～18：30 蔬菜40克、小米粥1碗

晚上

- 22：00～22：30 母乳、牛奶共200毫升

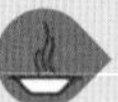

宝宝出生第8～9个月一日食谱（非母乳喂养型）

上午

- 7：00 牛奶200毫升、饼干适量
- 11：00 粥1碗、鸡蛋1/3个、蔬菜末30克、汤适量

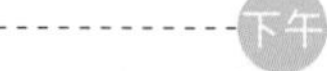

下午

- 15：00 牛奶200毫升、水果适量
- 18：00 粥1碗、肉末或鱼肉末30克、豆腐40克、汤适量

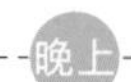

晚上

- 21：00 牛奶200毫升

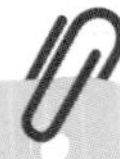

专家提示

此款配餐为宝宝的断奶食谱，非常适合刚刚断奶的宝宝。由于宝宝刚刚断奶，可能对辅食的兴趣不大，那么就可以适当给宝宝多喝一点牛奶，不必拘泥于每餐吃什么，吃多少。牛奶中含有丰富的营养元素，其中钙元素较多，非常有益，宝宝长高也离不开牛奶。

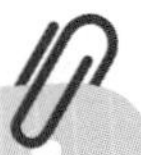

专家提示

每日仍要喂1～2滴鱼肝油，只要宝宝想喝，就应及时给宝宝喝水，22：00～22：30应逐渐增加牛奶量，直至完全代替母乳。

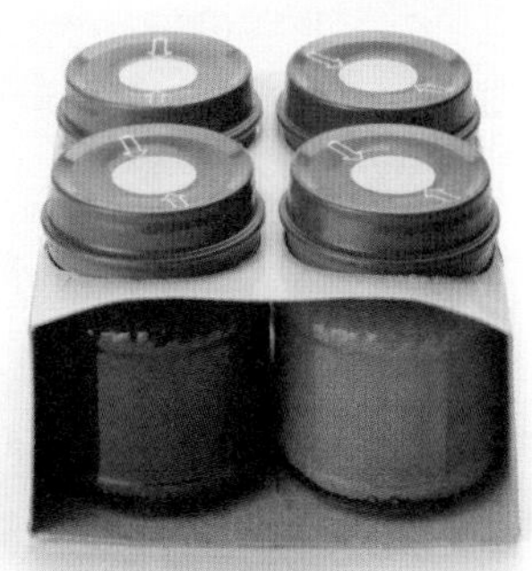

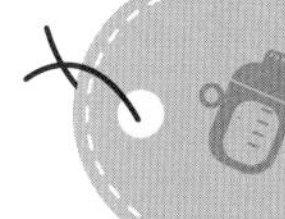

8~9个月宝宝怎么养

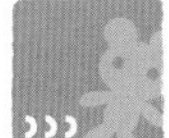

定期清洗私处

虽然宝宝还小，但是私处的卫生不容忽视，否则很可能会引发疾病。比如，男宝宝生殖器污垢可以引起红肿、流脓、龟头包皮炎。如果对龟头与包皮间的污垢置之不理，会引起感染，阴茎的头部会红肿，严重的还会流脓出血；而女宝宝生殖器污垢则很容易引起外生殖器感染或阴道炎。所以，爸爸妈妈一定要注意宝宝私处的卫生。

因为宝宝每天都要小便若干次，所以，每天都要仔仔细细地把宝宝的私处冲洗干净。不过，小宝宝的性器官是很敏感的部位，妈妈只要用手指轻轻地将宝宝会阴部的污垢拭净就可以了，不要太用力。对于男宝宝，如果包皮可以翻上来，要将沾在龟头上的污垢也认真地冲洗干净，但不要沐浴液；对于女宝宝，不要过分用力掰开阴道口，因为细菌很容易进入阴道里，极易引发阴道炎或对宝宝的生殖器造成损害。

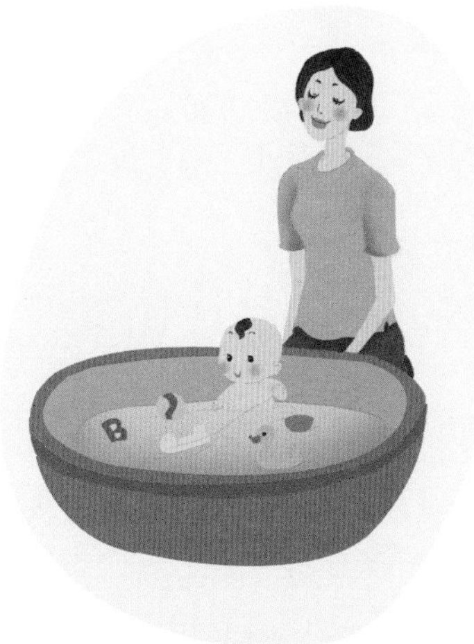

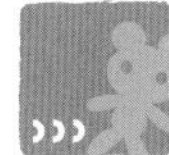

纠正牙齿发育期的不良习惯

在宝宝的生长发育期间，许多不良的口腔习惯会直接影响牙齿的正常排列和上下颌骨的正常发育，从而严重影响宝宝的面部美观。以下不良习惯应及时纠正：

咬物：一些宝宝在出牙期间由于牙龈不舒服而爱咬物体，如袖口、衣角、手帕等，这样在经常咬物的牙弓位置上容易形成局部小开牙畸形。

偏侧咀嚼：一些婴儿在咀嚼食物时常固定在一侧，这种习惯容易造成单侧咀嚼肌肥大，从而使面部两侧发育不对称，造成偏脸或歪脸。

吮指：由于手指经常被含在上下牙弓之间，使牙齿正常方向的长出受到阻力，从而使得上下牙之间不能咬合，中间留有空隙。同时由于经常做吸吮动作，两颊收缩使牙弓变窄，形成上前牙前突或开唇露齿等不正常的牙颌畸形。

●张口呼吸：张口呼吸可使上颌骨及牙弓受到颊部肌肉的压迫，使牙弓变窄，前牙相挤排列不下引起咬合紊乱，严重的还可出现下牙盖过上牙的情况。

●含空奶头：一些宝宝喜欢含空奶头睡觉或躺着吸奶，这样奶瓶压迫上颌骨，而下颌骨则不断地向前吮奶，长期下去会形成下颌骨前突的畸形。

●偏侧睡眠：这会使颌面侧长期受到固定的压力，造成颌骨及牙齿不同程度的畸形，以及两侧面颊不对称。

●下颌前伸：即将下巴不断地向前伸着玩，可形成前牙反颌，俗称“地包天”。

●舔舌：多发生在换牙期，可使正在生长的牙齿受到阻力，致使上下前牙不能互相接触或把前牙推向前方，造成前牙开牙畸形。

为宝宝选鞋子的注意事项

9个月的宝宝有的已经能够扶物站立了，有时父母扶着腋窝，还能迈步。所以，也要给宝宝准备鞋子了。但有几点需要注意：

●拒绝“二手鞋”：“二手鞋”即亲戚的孩子穿过又没有穿坏的儿童鞋。养育宝宝，节俭的妈妈通常喜欢穿“二手的”，的确，旧衣物与新衣物相比质地更柔软，更适合宝宝幼嫩的肌肤。但是，鞋子可不一样。每个宝宝的脚形是完全不同的，穿过的鞋子会随着宝宝的脚形而变形，如果让宝宝穿已经变形了的“二手鞋”，对宝宝的脚部发育很不利。

●拒绝“大鞋”或“小鞋”：穿太大的鞋，往往不跟脚，这对尚未学会走路的宝宝而言不仅是个负担，也不利于双脚的发育，而且脚在大鞋里摩擦容易造成伤害。而“小鞋”的危害更大了，一是挤脚，宝宝感到疼痛，二是太“小”会阻碍宝宝脚的正常发育，使宝宝脚的血脉不通，严重时还会引起“甲沟炎”。

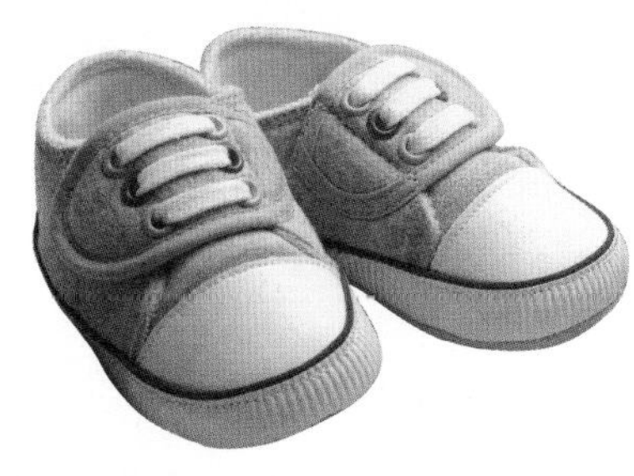

●拒绝旅游鞋：旅游鞋鞋底有弹性，穿着舒适，有较高的鞋帮，能保护宝宝的脚踝，因而很多妈妈把它当作首选的学步鞋。但是旅游鞋透气性较差，而宝宝新陈代谢又快，出汗多，长时间让宝宝穿着，容易引发脚癣。

给宝宝选鞋的标准

●合脚：宝宝的脚趾碰到鞋尖，脚后跟可塞进父母的一个手指。

●舒适：面料以优质软羊皮为首选，软牛皮次之，因为塑料和合成革透气性较差，所以最好不用。

安全：鞋面最好是光面，不带装饰物，以免宝宝被牵绊，发生意外。

高帮：鞋帮最好高于脚踝，且柔软，保护宝宝的脚不受伤害。

鞋底：鞋底要有弹性，用手可以弯曲，防滑，可稍微带点鞋跟，以防止宝宝走路后倾。

造型：宽宽胖胖的鞋子宝宝穿起来最舒适，而尖头窄身的最好不要。

家中常备外用药

随着宝宝活动能力的逐渐增加，发生跌打损伤的概率也在增加，因此，家中应常备一些外用药品：

- 1% ～ 2% 碘酒，一般用于不破皮的皮肤外伤以及早期疖肿、蚊虫叮咬等，具有较强的消毒、杀菌作用。
- 0.1% 利凡诺溶液，用于皮肤、黏膜外伤的清洗或湿敷、浸泡，对于伤口细菌有抑制作用。
- 卫生材料，如适量的纱布、绷带、棉球、棉签和橡皮膏等。

家长需要注意，家庭中外用药需与内服药严格分开，贴上标签，并妥善保存，置于宝宝拿不到的地方，以防误服。

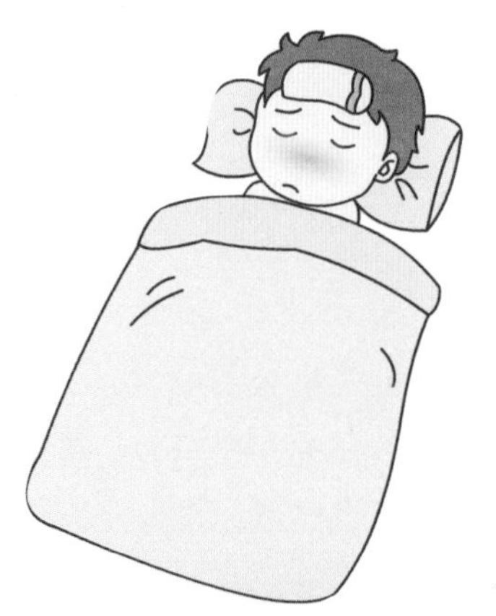

坚持日光浴

此阶段的宝宝仍然要坚持日光浴，这是因为：

日光浴可为宝宝提供维生素D：人的体表皮肤中含有一种叫做 7- 脱氢胆固醇的物质，只要接受到日光中紫外线的照射，就可转化成维生素 D。维生素 D 不仅可以促进钙的吸收，还可以提高人体免疫力。

脚心日光浴对宝宝更有利：通过日光中的紫外线对布满穴位的脚心进行刺激，促使宝宝全身的新陈代谢加快，受到刺激的各个内脏器官工作效率也更加活性化，并且对于小儿常见的化脓性感染、鼻炎、贫血、怕冷症及低血压等疾病，有一定的作用。脚心日光浴每次应持续 20 ～ 30 分钟。

日光浴的注意事项：冬春季节天气寒冷，日光浴最好安排在中午时进行，且要注意宝宝的保暖，上午 10 点以前、下午 3 点以后不宜进行日光浴；选择避风的地方，遮盖好宝宝的眼睛或戴上有帽檐的白布帽，或在室内打开窗子，让日光直接照射宝宝；在宝宝空腹和刚进食后不宜进行日光浴；家长要认真观察其变化，若发现宝宝有出汗过多、睡眠不好、食欲减退、易疲乏等症状，应停止日光浴，并咨询医生。

8～9个月宝宝怎么教

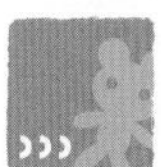

动一动：让宝宝的肢体更健壮

这个阶段的宝宝运动能力增强，爬行得更加熟练，手指的功能日趋完善。在这个过程中，父母要加强宝宝肢体动作的锻炼。

● 精细的手部动作：让宝宝练习用手抓起小积木。把宝宝熟悉的积木块放在他的手能抓到的地方，训练他能用拇指和其他手指配合抓起小积木。训练宝宝有意识地将手中玩具或其他物品放在指定地方。父母可给予示范，让其模仿，并反复地用语言示意他“把玩具放下，放在那边盒子里”。由握紧到放手，训练宝宝手的动作受意志控制。

● 腿部屈伸：妈妈把宝宝的两脚托起来，用力向上推，使两腿用力屈伸。然后，单腿屈伸，左右交换反复进行。单腿屈伸时容易扭转，但不易向上移动。

● 四肢屈伸与爬行：引导宝宝由坐位转为爬行，这时的爬行要让宝宝用手足爬，或向前，或后退，或自由地爬来爬去。还要注意锻炼爬行速度，爬行能轮流使肢体负重，训练肌肉的耐力，而且爬行时大小脑协调促进神经系统发育。通过对比而得知，经过爬行训练可促进宝宝阅读和图像思维，这个月龄充分练习爬行收效最大。

● 站起和坐下：让宝宝从卧位拉着东西或牵一只手站起来，站时用玩具逗引他坚持 3 分钟，然后父母要扶住双手让宝宝慢慢坐下，以免疲劳。

● 运动对宝宝的好处：肢体动作可以刺激大脑，使宝宝变聪明。比如手部的动作是由左脑顶叶掌管的，多做手部的运动有利于大脑的智能开发。

运动是释放宝宝心理情绪和压力的途径，有利于宝宝形成积极正向的性格特质；运动是宝宝学习的工具和途径，比如宝宝通过用手去摸，来感觉事物，通过移动身体来拿玩具等。

动一动：全面开发宝宝的认知能力

本月宝宝在感知觉发育方面已经有了长足的进步，爸爸妈妈要及时对宝宝进行开发训练。

● 放手让宝宝探索：宝宝本月会出现一个非常重要的动作，就是伸出食指，喜欢用食指抠东西。这些动作的出现不是偶然的，是宝宝心理发展到一定阶段表现出来的能力，表示宝宝出现了一些探索性的动作。宝宝在摆弄物体的过程中能够初步认识到一些物体之间最简单的联系，比如敲击东西会发出声音，所以他才会不厌其烦地反复地去敲，这是宝宝最初的一些思维活动，是宝宝心理发展的一大进步。父母应该提供机会让宝宝做一些探索性的活动，而不应该去阻止他或限制他。

味觉游戏：拿水果汁、菜汁等来给宝宝尝一尝，结果发现宝宝喜欢吃甜的东西，可能拿一把小勺舀一点醋，放在宝宝的鼻子前让他闻闻，或是让宝宝尝尝，父母会发现宝宝会转过头去躲开这种刺鼻的气味，由于太酸，宝宝会咧开嘴，在这时父母应告诉宝宝："这是醋。"也可用苦辣味，进行此训练。这种游戏能刺激舌头上的味蕾，开发嗅觉、味觉与动作的联系。不过这种游戏不能玩得太多，以免引起宝宝的反感。

认图学习：第一次可用一个水果名配上同样一张水果图，使宝宝理解图是代表物。认识几张图之后，可用一张图配上一个识字卡，使宝宝进一步理解字可以代表图和物体。由于汉字是一幅幅图像，所以多数宝宝能先认汉字，然后认数字。初教时每次只认一图或一物，继续复习3～4天，待宝宝会说图名，并能从几张图中找出相应的图，再开始教第二幅。

亲子互动：把握宝宝的气质类型

这个时期的核心育儿任务是"发现和积极适应宝宝的个性特点"。认识宝宝的个性特点对家长来说并不是很难，只需有意识地作些观察。真正的难题是如何积极地适应宝宝的特点。比如有的宝宝提什么要求总是迫不及待，如果不能马上满足立刻就大发雷霆，如果家长总是依着他，宝宝就会变得任性，以自我为中心，不懂得去关心别人，不善于与人合作或是变得桀骜不驯。相反，家长如果严厉地限制他，宝宝可能因承担过多的压力与挫折，变得自卑、退缩和自我封闭。

所谓积极的适应，先要尊重宝宝的特点，在生活中和游戏时取得他的配合，同时在合作中引导宝宝循序渐进地调整自己的行为模式。选择游戏时应该配合宝宝的能力和兴趣偏好，进行游戏时应该抓准时机进行鼓励或者限制。日常生活中，家长要以身作则树立榜样，让宝宝通过不断模仿建立更好的行为模式。

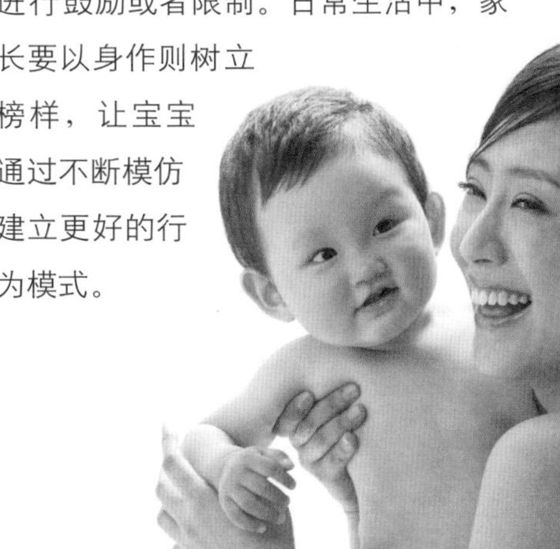

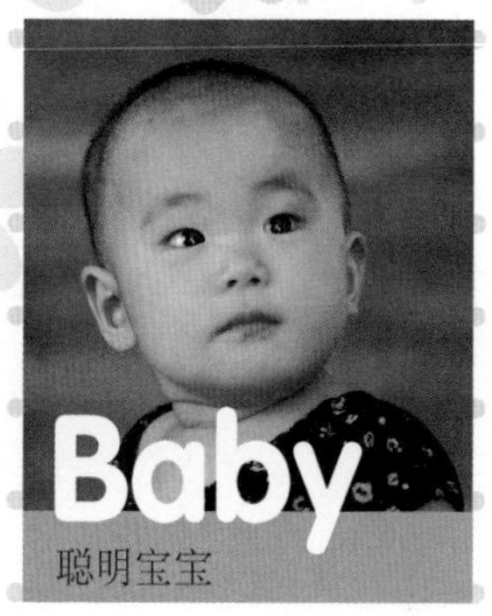

Part 10

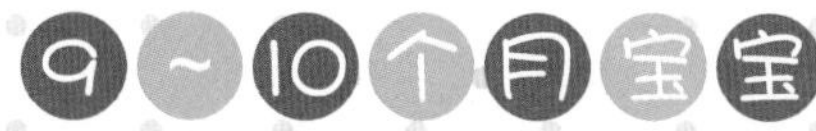

我能自己站着了

此时，宝宝“本领”已经大大超过了前几个月。宝宝不仅能够独坐，而且能从坐着到自己躺下。如果宝宝高兴，还能较灵巧地让自己拉着东西站起来，或扶着床栏或小床站起走几步，并能自己坐下。

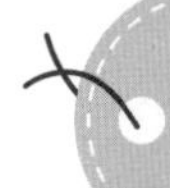 9~10个月宝宝生长发育标准

9~10个月宝宝身体发育

进入10个月的宝宝，体型变得越来越漂亮，已经接近幼儿的体型了。

身长

男宝宝的身长达72.9～78.1厘米，女宝宝的身长达71.0～76.6厘米。

体重

男宝宝的体重达8.83～11.0千克，女宝宝的体重达8.27～10.29千克。

头围

男宝宝的平均头围为46.1厘米，女宝宝的平均头围为44.9厘米。

胸围

男宝宝的平均胸围为45.7厘米，女宝宝的平均胸围为44.6厘米。

牙齿

此时宝宝已经长出大约4～6颗牙齿。

9～10个月宝宝智力发育

此时的宝宝能够认识常见的人和物，他开始观察物体的属性。从观察中，他会得到关于形状、构造和大小的概念，甚至他开始理解某些东西可以食用，而其他的东西则不能，尽管这时他仍然将所有的东西放入口中，但那只是为了尝试。遇到感兴趣的玩具，宝宝会试图拆开看里面的结构，体积较大的，知道要用双手去拿。对于长期存放玩具的地方，宝宝会准确找到。

9～10个月宝宝动作发育

现在，宝宝真正开始活动他的身体了，他能够轻易、自信地站起身来，并很好地保持平衡；可以爬行或匍匐而行，靠双手拖动身体向前移动，但是宝宝爬的时候，腹部也许还不能完全离开地面；宝宝现在正在学习如何保持身体的平衡，因为他开始扭动躯干试图旋转身体，但是还不十分自信；能够从趴着的姿势变成站立的姿势，并从站立变为趴下；坐着的时候能够很好地保持平衡。

宝宝的手指越来越灵活，控制得也越来越好了，能用两手握住杯子，或者自己拿汤匙进食，虽然食物洒得很多，但宝宝毕竟能把小勺放到自己的嘴里。宝宝还能把抽屉开了又关上，会开启瓶盖。当妈妈抱着宝宝和宝宝一起看书时，妈妈翻书，宝宝也跟着翻，尽管宝宝往往一翻就是好几页，但毕竟宝宝的手指能够把纸页翻起来了，这就是一个不小的进步。

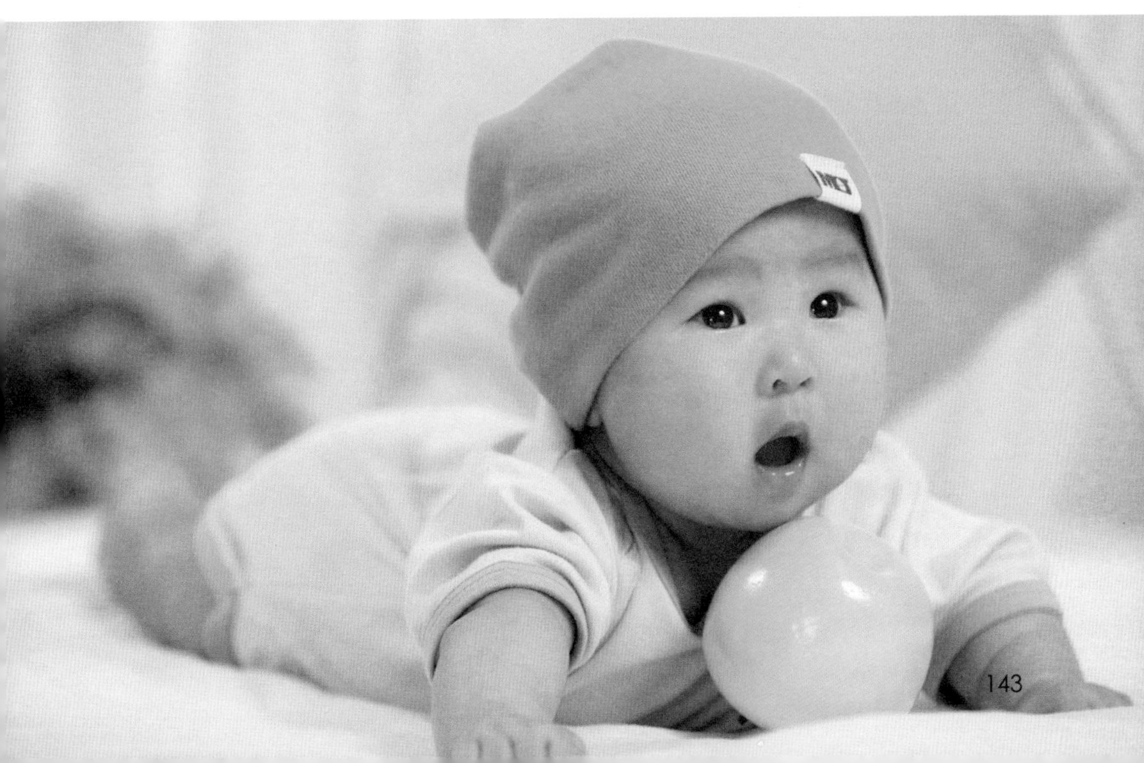

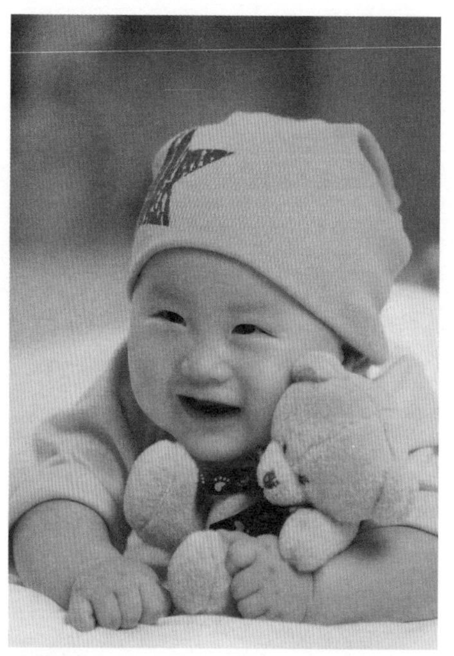

9～10个月宝宝语言发育

宝宝喜欢发出咯咯、嘶嘶、咳嗽等有趣的声音，笑声也更响亮，并反复说会说的字。开始能模仿别人的声音，并要求对方有应答，进入了说话萌芽阶段。在成人的语言和动作引导下，能模仿成人拍手、挥手再见和摇头等动作。

宝宝现在知道语言不仅仅意味着声音的变化，宝宝能够理解很多单词、话语的准确意义，如：说“不”与摇头、“再见”与挥手。这样，到第12个月的月末，宝宝应该可以说出有意义的单词。但是，如果他不能说也不用担心，因为在这个阶段让宝宝理解词语的含义是最重要的事。

9～10个月宝宝情绪发育

10个月的宝宝的情绪、情感更丰富了。他会用表情、手势、声音来表达自己的喜、怒、哀、乐，如用笑脸欢迎妈妈，用哭发泄不满。同时，他还记住了自己不喜欢的人和事，比如再次到医院看病或打预防针，他看到穿白大衣的医生就躲，甚至离得很远就大哭。

发育水平测测看

1. 抓着东西可以站立吗?
2. 妈妈在哪儿、爸爸在哪儿，宝宝就向哪边看吗?
3. 爬行时，会向后或向前运动吗?
4. 对宝宝说“不行”和“不可以”，他就缩回手，看着母亲的脸吗?
5. 抓东西站立，会一只手玩玩具吗?
6. 宝宝已经学会“不不”和“拜拜”吗?
7. 会从俯卧翻转成仰卧吗?
8. 围着桌子，去拿想要的东西吗?
9. 会“妈妈”和“饽饽”地催促吃饭吗?
10. 会推开门，进到房间里吗?

※答“是”加1分，答“否”得0分。

评分结果

9～10分，优秀；7～8分，良好；5～6分，一般。

5分以下也不要担心，1、2、5这三点为“是”就可以了。

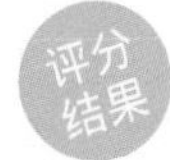

9~10个月宝宝吃什么、怎么吃

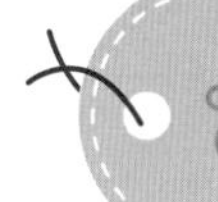

本月焦点营养素——脂肪酸

脂肪是人体三大供能营养素之一，对人体有很重要的生理作用，其主要成分就是脂肪酸。摄入适宜比例的脂肪酸能降低患肥胖、心血管疾病的危险，并能够促进胎儿、婴幼儿大脑和视觉的发育。要获取足够的不饱和脂肪酸，家长可以在给宝宝做菜时尽量采用纯植物油，并可多吃一些富含植物性脂肪的饮食，如核桃粥、黑芝麻粥、花生粥等，或者吃一些富含植物脂肪的小食品，如花生仁、核桃仁、松子、葵花籽等。当然，后者一定要加工成宝宝可以咀嚼消化的程度，否则容易噎着宝宝。

及时补充维生素A与维生素C

保护宝宝的视力、防治眼部疾病，需要从多方面入手，其中注意营养对改善视力有很大帮助。日常生活中，应多吃对宝宝眼睛有益的食品：

富含维生素A 的食物：维生素 A 与正常视觉密切相关，如果宝宝体内缺乏维生素 A，则视紫红质的再生慢且不完全，对黑暗适应的时间延长，严重时还可造成夜盲症和干眼病等。维生素 A 最好的食物来源是动物肝脏、鱼肝油、鱼卵、禽蛋等，蔬菜中胡萝卜、菠菜、苋菜、苜蓿、红心甜薯、南瓜、青椒等所含的维生素 A 源也能在体内转化为维生素 A。

富含维生素C 的食物：维生素 C 可减弱光线与氧气对眼睛晶状体的损害，从而起到保护眼睛的作用。含维生素 C 较为丰富的食物有青椒、番茄、柠檬、猕猴桃、山楂等新鲜蔬菜和水果。

除了这两种维生素，对宝宝视力有好处的营养元素还有钙，钙与眼球的构成息息相关，缺钙常会导致近视眼。所以爸爸妈妈还要给宝宝多吃一些含钙丰富的食物，如奶类、贝壳类（虾）、骨粉、豆及豆制品、蛋黄和深绿色蔬菜等。

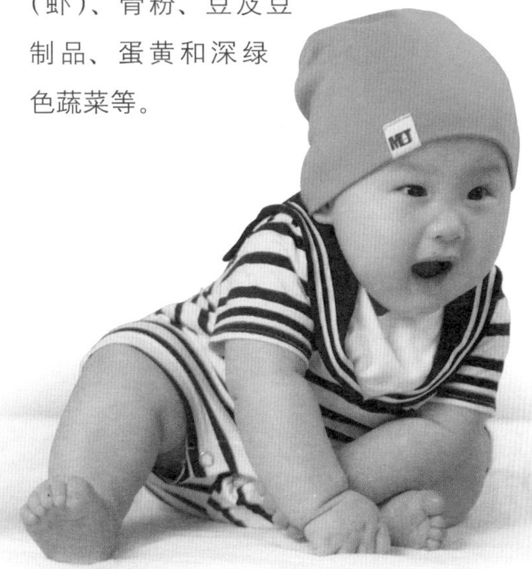

合理搭配主食和辅食

在宝宝断奶后，其食物种类也相应增多了不少，而且在制作宝宝食品时，一般含四种成分：

1	主食	谷类、薯类
2	蛋白质	奶类、肉类、鱼类、禽蛋、豆类等
3	含矿物质、维生素	蔬菜、水果等
4	热能	油类或糖类

一般来讲，用这四种成分以适当比例制作出的饮食就可以基本上平衡宝宝所需的营养。主辅食的比例合理分配原则是：65 克米可配合 25 克禽畜肉或 30 克蛋或 15 克豆类，有时可采用两种提供蛋白质的食物，如豆和小鱼，且最好能采用动物蛋白质以增加生物利用率，最好能选富含维生素 C、维生素 A、钙的深绿色和黄红色的蔬菜水果。

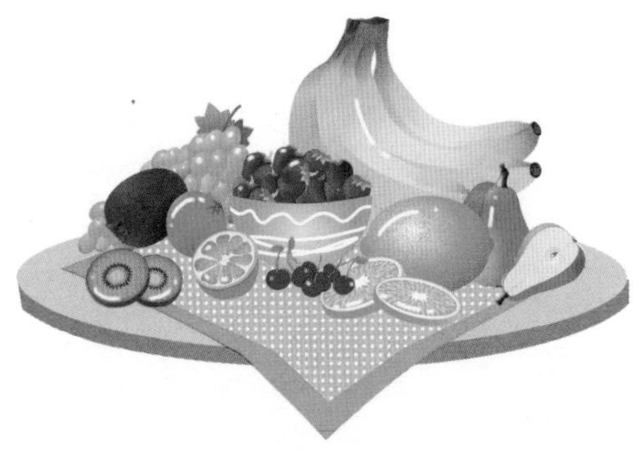

适当给宝宝吃面食

这个月的宝宝咀嚼和消化能力又有了新的进步，可以吃的食物更丰富了，可以适当给宝宝吃一些面食。面食的主要营养成分为糖类，糖类能够为宝宝提供日常活动和生长所需要的能量。同时，面食中还含有蛋白质，可以促进宝宝身体组织的生长。但是，宝宝的面食与父母的面食在处理上是有一些区别的。

熟面食的处理方法：将煮熟的面条放在保鲜膜里包好，隔着保鲜膜用擀面杖由上而下不断地压滚，直至将面条压烂，然后拿走擀面杖，揭开保鲜膜，适合宝宝咬嚼的面食就处理好了。

干面食的处理方法：在面条干燥时将面条折断，这样比煮熟后再切要方便得多。将折断的面条放入干燥的空玻璃瓶中保存，用时直接取出即可煮食。

科学吃点心

吃点心对宝宝来说是件十分快乐的事情，在前几个月，由于宝宝的牙还没有长出来而不能吃，但是到了 9 ～ 10 个月的宝宝，除了较硬的饼干和糖果外，一般的点心都可以吃了，比如蛋糕、布丁、西式点心、小甜饼干、咸饼干等。但是，如果给宝宝过多的点心，宝宝就会成为挑剔的“美食家”，而不吃一般的食物了，因此要适当控制点心的摄入。

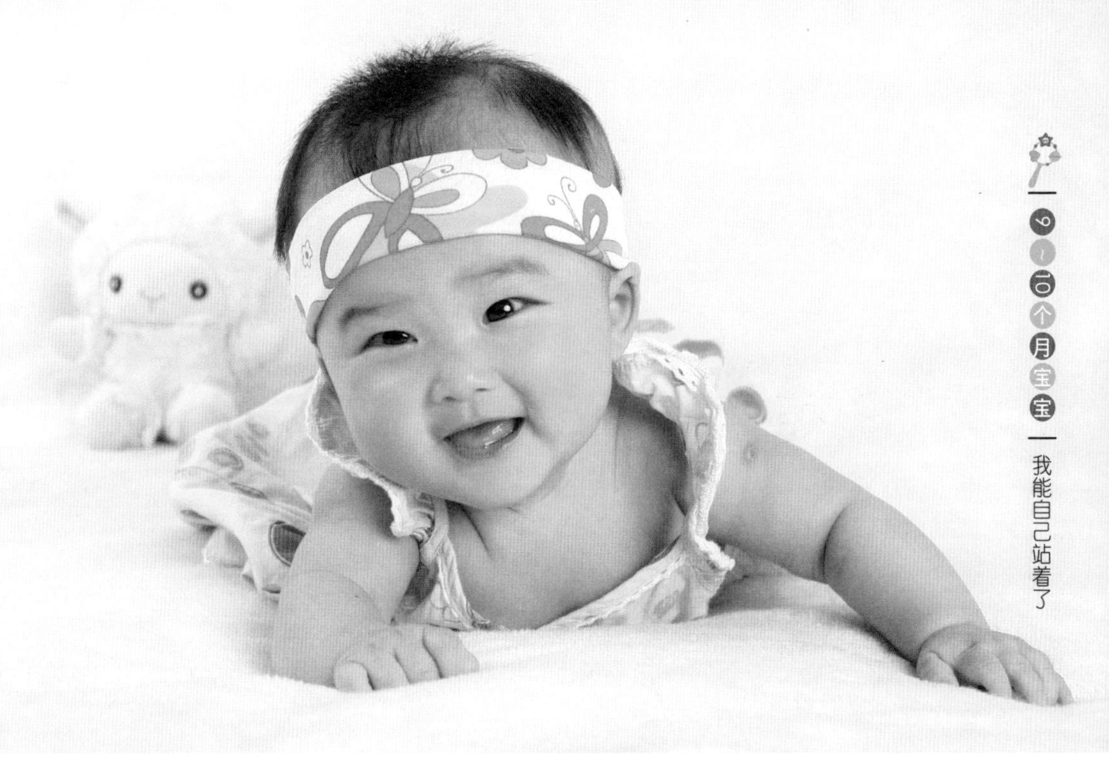

宝宝吃完点心后要给点温开水喝，这是为了洗掉粘在宝宝牙齿上的东西。一般来讲，临睡前不宜给宝宝吃点心，如果偶尔宝宝非要吃，也可以给一点，但是这个时候宝宝由于犯困，往往情绪不佳，想要他配合刷牙可能会很困难。因此，也可以不给。

适当控制肥胖宝宝的饮食

对于体重严重超标的宝宝，爸爸妈妈要注意适当控制宝宝的饮食，并根据正常体重标准对宝宝的饮食进行调整。具体说来，可以把每天的牛奶量减少，每顿饭可以多加些蔬菜，尽量减少脂肪类食物的摄入。同时，饼干、点心等甜食的摄入量也要减少。如果宝宝需要两餐之间吃零食，可以用含糖量较低的水果代替。同时，要注意增加宝宝的活动量，多带宝宝到户外玩耍。这样，既可以帮助宝宝燃烧脂肪,又可以减少宝宝吃零食的欲望。

宝宝进食速度不要太快

这个月的宝宝还不懂得专心吃饭，所以进食过程中往往边吃边玩，有些家长怕宝宝养成坏习惯，就一味督促宝宝快吃，或者一口接一口地往宝宝嘴里送食物，但这样做对小宝宝的身心健康很不利。

首先，吃得过快，宝宝就无法细细品尝和欣赏食物的味道，使吃饭的作用仅仅变成了填饱肚子，既不能激发和培养饮食乐趣，也不利于营养物质的消化和吸收。

其次，宝宝现在的咀嚼能力本来就有限，如果吃得过快，不能通过唾

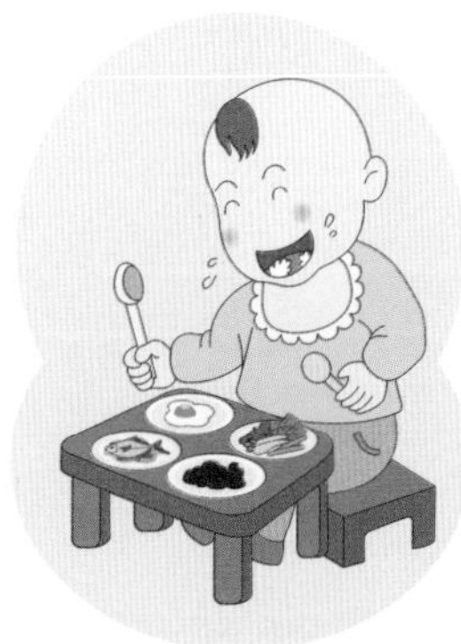

液对食物进行初步消化，这样就加重了胃肠的消化负担，不仅延长了消化时间，也降低了营养成分消化吸收的比例。

最后，吃得过快，还容易导致宝宝饮食过量，吃得过多，从而造成肥胖。这是因为我们知道自己已经“吃饱”的这个信号需要由大脑发出，而如果进食过快的话，大脑还没有反应过来就又吃进去好多，这样就容易导致进食过多，引发肥胖。

还要注意的是进餐时间不可过长，家长唯恐孩子吃得少，让孩子边看电视边喂饭，也有的边讲故事边喂饭，还有的追着赶着喂饭，家长以为讲故事、看电视会使孩子吃饭香，其实那样会影响孩子对进食的注意力，大些的孩子会很快被故事的人物、情节所吸引而不再顾及吃饭。

宝宝不宜吃的儿种食物

随着月龄的增加，宝宝的咀嚼能力和消化能力都有了很大进步，可以吃的食物也越来越多。其实，这个时期宝宝的消化功能和咀嚼能力还十分有限，因此，为宝宝提供的食物仍应以易消化、有营养、安全为主要原则。

还有一些食物是不能给宝宝吃的，下列食物一定要限制给宝宝食用：

刺激性食物	如辣椒、姜、咖喱粉以及含香辣料较多的食物，以免刺激宝宝的咽喉和肠胃，引起咳嗽、腹泻等。
浓茶、饮料、咖啡	浓茶和咖啡中所含的茶碱和咖啡因等物质会使神经兴奋，影响宝宝神经系统的正常发育。而饮料中多数含有较多的碳酸盐和糖类，而营养价值十分有限，经常饮用，会造成宝宝食欲不振和营养不良。
不易消化的食物	如糯米制品、油炸食品、肥肉、炒豆子、花生仁、瓜籽等，均不宜给宝宝喂食。
冷饮和冰棒	一是冷饮和冰棒中含有过多的糖分，可使肠内发酵产生胀气，不仅会降低孩子的食欲，还会引起细菌生长繁殖，易导致婴儿腹泻；二是冷饮和冰棒与体内温差较大，易引起胃肠功能紊乱，降低食欲，影响婴儿的生长发育。
口味过咸的食物	此时宝宝的肾脏功能尚未十分完善，而过多的盐分会损害肾脏功能，对孩子的身体健康不利。

9~10个月宝宝一日食谱

在本月，完全可以以辅食代替母乳喂养宝宝了，但是有些家庭可能在此时还在喂孩子母乳，那么，在食谱安排上，同样要像上个月一样，继续安排两种饮食方案，合理喂养。现在我们就分两种情况，即已经断奶成功和还在继续喂母乳的宝宝各推荐一套食谱安排方案，供家长们参考。

为保证营养，促进宝宝健康成长，每天仍需要给宝宝喂500～600毫升左右的牛奶，以供给身体优质的蛋白质和脂肪。另外，保证一日三餐荤素调配合理，每餐不仅要有主食米饭的摄入，还要有一定量的鱼、肉、蛋等动物性食物和蔬菜的摄入。

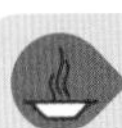

9～10个月继续母乳喂养的宝宝一日食谱

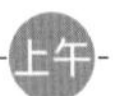

- 6：00～6：30 母乳、鲜肉小包子
- 9：30 饼干、鲜果汁100毫升、新鲜水果30克
- 12：00 母乳、适量新鲜水果、甜橙1/2个或草莓3颗

下午

- 15：00 1/2碗或1碗软饭、1个鸡蛋、新鲜蔬菜30克
- 18：30 清蒸带鱼、土豆泥、葱花米粥

晚上

- 21：00 母乳

9～10个月已经断奶成功的宝宝一日食谱

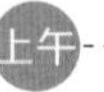

- 6：00～6：30 牛奶200毫升
- 8：30 米粥、1/2碗或1碗鸡蛋羹、适量面包
- 10：00～10：30 饼干2块、适量白开水
- 12：00 1/2碗或1碗软饭、1个鸡蛋、蔬菜100克

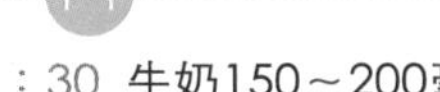

- 15：00～15：30 牛奶150～200毫升，小点心、水果适量
- 18：00～18：30 排骨汤面、1小碗蔬菜、鱼肉

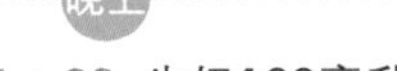

- 21：00～21：30 牛奶100毫升

家长对食品的选择要灵活多变，蔬菜和肉类要合理搭配，品种要丰富。不要以为孩子一两次拒吃蔬菜，就认为孩子不喜欢吃这种菜，今后再也不给吃，而是应反复地给他尝试，让他有个适应的过程，切忌采用硬哄、硬骗、硬压等方法使孩子吃东西，从而让孩子对进食、食品产生抵触情绪。

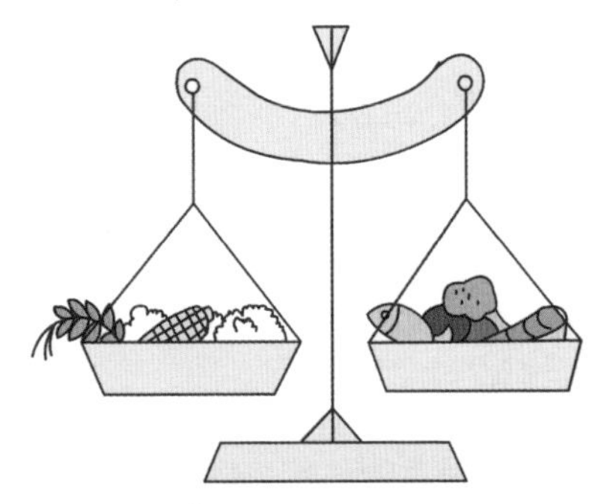

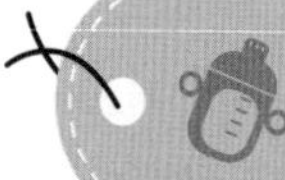

9～10个月宝宝怎么养

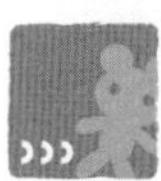

保证宝宝的睡眠质量和时间

睡眠对婴儿很重要，因为人体内有一种内分泌腺体在儿童时期分泌生长激素，它在睡眠时分泌量最多，可以促进蛋白质合成，加速全身各组织的生长，特别是骨骼的生长。而婴幼儿时期是生长发育的重要时期，更需要有充足的高质量的睡眠。但是宝宝的睡眠时间会随着年龄的增长而逐渐变短，再加上宝宝开始接触外界新鲜的东西，因此，想让宝宝像以前那样安静地进入睡眠状态就不那么容易了。

为了让宝宝有一个良好的睡眠，妈妈可以在宝宝入睡前给他洗个热水澡，或是烫烫他的小脚丫，使宝宝血液循环顺畅，从而更容易让宝宝进入梦乡。在洗澡过后给宝宝穿上干净整洁的睡衣，最好是纯棉质地，柔软的质感会令小宝宝很舒服。在天气好的时候，要勤给宝宝晒被子，带有阳光味道的被子也会使宝宝拥有一个高质量的睡眠。另外，宝宝睡床周围的光线不要太刺眼，越柔和越有利于宝宝的睡眠。睡前也不要听节奏过于强烈的音乐，那样只会让宝宝的精神更亢奋。总之，在睡觉之前，一定要安抚好宝宝的情绪，这样宝宝才更容易入睡，睡着后也会更安稳。

另外，睡眠的时间要充足。为此，爸爸妈妈要尽量在宝宝要睡觉的时候保持家里安静，给宝宝创造睡眠条件，不要熬夜。对于白天睡觉晚上玩的宝宝，可以适当增加宝宝白天的活动时间，纠正黑白颠倒的习惯，让宝宝养成良好的睡眠习惯。

让宝宝爱上洗澡

一般来说宝宝会对脱光衣服感觉很新鲜，而且洗澡时还可以玩水，所以多数宝宝喜欢洗澡。如果宝宝不喜欢洗澡，多半是因为他在洗澡时有过不愉快的经历。如：

● **水太热**：这是宝宝不喜欢洗澡的最普遍的原因。宝宝的皮肤对水温的刺激反应比较强烈。如果妈妈觉得有点热，宝宝就已经觉得烫了。被烫过以后，宝宝就会害怕洗澡。通常情况下，宝宝的洗澡水要比父母的洗澡水温度低一点才是宝宝喜欢的水温。夏天水温以37℃～38℃，冬天为39℃～40℃较适宜。

● **水温忽冷忽热**：父母对水温的反应要比宝宝迟钝得多，所以这个因素常被忽略。对父母来说，两三度的温差没有什么感觉，但对宝宝而言，却是相当大的差异。即使是一两度的水温变化都有可能让宝宝感到不舒服、不习惯。所以，在给宝宝洗澡时，最好用温度计来测量水温。

洗发露和洗澡水流到眼睛里：宝宝十分讨厌洗发露或者洗澡水流到眼睛里，即使是婴幼儿专用的洗发露，如果流到了宝宝的眼睛里，也会让他感觉不舒服，有的宝宝甚至讨厌水溅到他脸上的感觉。这种不愉快的记忆，会使宝宝在相当长的时间里都不喜欢洗澡。

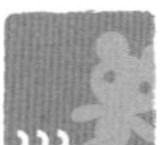

保护好宝宝的乳牙

人的一生要长两次牙，一次是乳牙，一次是恒牙。一般 1 岁时出 6 ~ 8 颗牙，2 ~ 2.5 岁时 20 颗乳牙基本上全部出齐。虽然在六七岁时，恒牙会将乳牙换掉，但是乳牙的好坏也常对恒牙产生一定的影响。所以为了让宝宝的牙齿健康漂亮，爸爸妈妈要学会护理宝宝的乳牙：

- 注意营养，饮食中要注意钙质的摄入，以利于牙齿的生长，使牙齿健康。
- 控制甜食的摄入，切忌让宝宝含着奶片或糖块等入睡。
- 可以用小棉签蘸上盐水，在宝宝的牙齿上来回涂抹，帮助宝宝清除牙齿上的细菌。最好每晚都如此“刷牙”，防止细菌夜间在口腔内繁殖。
- 纠正宝宝吮手指、啃玩具、咬嘴唇或坚硬物体的不良习惯，以免导致牙齿排列不整齐。

为宝宝学走路创造条件

学会站和走是宝宝身心发展中的一个飞跃。动作的发展使宝宝的眼界逐渐开阔，更快地促进了心理发展。

所以，爸爸妈妈要给宝宝创造条件，让他早日独立行走。为此，爸爸妈妈可以给宝宝穿上布底鞋，衣着轻暖；再给宝宝准备一辆小推车，让他在平坦但不光滑的地面上推着向前学步，探索周围的世界。有时候，宝宝会把小椅子放倒，当作小推车向前推着走。这个新发现会让宝宝如获至宝，于是便兴致勃勃地一刻不停地在屋里推来推去。还可以给宝宝做一个大积木——一个结实的大纸盒，在上面贴上有趣的彩色图画，这样宝宝既可以围着爬、扶着站、推着走，又能学图画中的内容，一举多得。

同时，用亲切的语言鼓励宝宝主动练习走路，这是对他最初的意志磨炼。

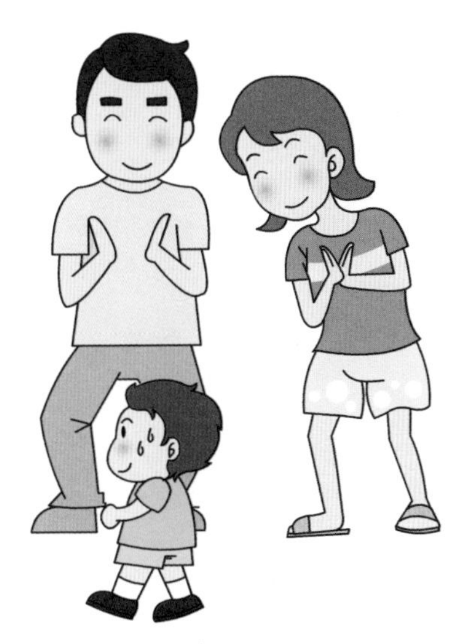

9～10个月宝宝怎么教

动一动：迈开宝宝第一步

当宝宝已经学会扶着栏杆站立，并表现出往前移动的愿望时，这表示，从现在开始，宝宝要开始学步了，但从扶着走到独自走还有一个相当长的过程。

把握最佳的辅助时机：整个婴儿期宝宝的动作发展是否正常，关系着他的生理健康及日后的认知发展，如果宝宝动作发展受阻，不但会影响日后的学习，也会形成心理障碍，所以父母该时时注意宝宝每个阶段的动作发展情形。另外，宝宝每个动作的发展都代表着一层意义，如果能在最佳的时机给予适当辅助，对宝宝的动作发展将有事半功倍的成效。

学步车的利弊：学步车可以培养腿部的力量，有助于宝宝学习走步，更重要的是可以让因为抚育宝宝变得忙碌不堪的父母放轻松。需要注意的是，如果宝宝使用学步车的时间过长，容易形成“O”形腿，也可能因为爬行练习不够，导致运动能力差。因此，应该适当地调整学步车使用时间的长短。

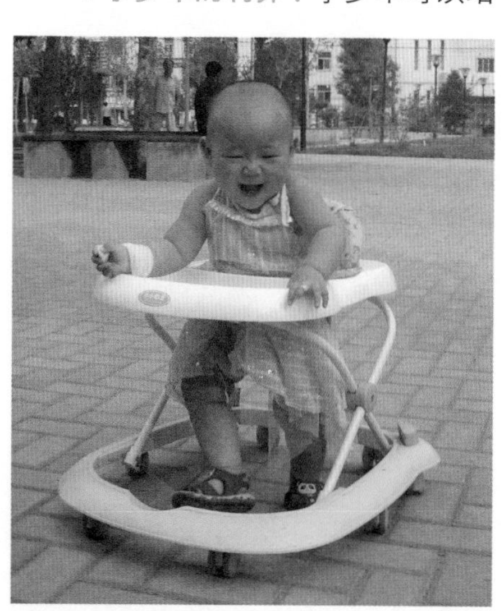

使用学步车的注意事项：学步车的高度须适合宝宝的身高。每次使用的时间不宜过长，以不超过 20 分钟为原则。使用学步车应在父母们的视线范围内。

学步的环境要安全：要为宝宝创造一个练习走路的空间，要远离电器、插座，尽量减少堆积的杂物。要把四周带棱角的东西拿开，避免学步时撞伤宝宝。

动一动：培养宝宝的音乐感

当宝宝开始“闻歌起舞”时，预示着宝宝“节奏敏感期”已经到来，对节奏的感觉逐渐形成。每个宝宝都会经历“闻歌起舞”的阶段，但出现的时间有先有后，持续的时间有长有短。如果爸爸妈妈没有特别在意他的这个特点和喜好，宝宝的这种感觉就会逐渐消失。所以，爸爸妈妈要紧紧抓住宝宝爱上节奏的契机，更好地发展他对音乐的感觉。

●让宝宝多听音乐：多听节奏感强的音乐。儿歌的节奏往往简单明了、旋律活泼，歌词贴近宝宝的认知水平，更能让宝宝接受和喜爱，如“小蝌蚪，黑悠悠，摇摇尾巴水里游”。妈妈和宝宝逗乐的时候不妨多挑选简单的儿歌念给宝宝听，强化宝宝对节奏的敏感。

多听自然之音。让宝宝多听听自然的声音，如轰隆隆的雷声、哗哗哗的雨声……这些声音都蕴涵着未经提炼的原始韵律。让宝宝的小耳朵学会在嘈杂的世界里寻找悦耳的声音，让耳朵也敏感起来。

●让宝宝多动：全身运动。音乐响起来，小手拍一拍，小腿蹬一蹬，屁股扭一扭。帮助宝宝一步步把快乐的情绪用肢体表达出来，把音乐的节奏以动作的方式传达出来。

●和宝宝一起动：让宝宝动起来，妈妈的示范和共同参与也很重要。别害羞，放下架子，和宝宝一起动起来、唱起来。甭管歌声是否美妙，舞姿是否优美，宝宝才不会在意妈妈的水平，他喜欢的是与妈妈一起互动的快乐。

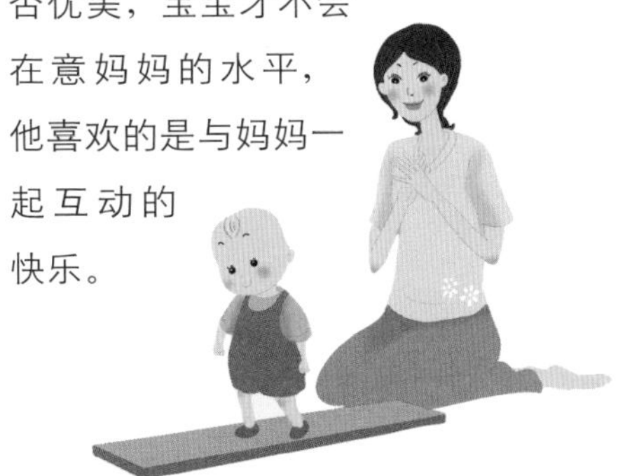

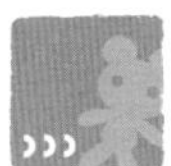

亲子互动：运用语言与宝宝交流互动

父母要尽量用清晰标准的发音和宝宝进行语言交流。说话时，让宝宝看到你的口型，放慢语速。不要认为时常给孩子播放电视或收录机，就可以让宝宝很快地学习语言。宝宝学习语言是需要有语言环境的，要与动作、实物等联系起来，才会起到事半功倍的效果。

通常宝宝对汽车、火车的声音很感兴趣，爸爸妈妈也可以教宝宝模仿这些声音。有时还可以配上相应的动作和手势，如打鼓、吹喇叭等，用以激起宝宝模仿的兴趣。如果宝宝发错了音，应及时纠正，不要批评，可以就某一发音进行反复多次校正、强化，直到发音正确为止。

亲子互动：多让宝宝体验成功与快乐

10 个月的宝宝已能听懂妈妈和爸爸的赞扬，并且喜欢得到表扬。在宝宝为家人表演某个动作或游戏时，如果听到妈妈和爸爸的夸奖，宝宝就会表现出兴奋的样子，并会重复原来的语言和动作，这就是宝宝初次体验成功和欢乐的一种表现。所以，当宝宝取得每一个小小的成就时，妈妈和爸爸都要随时给予鼓励，不断地激活宝宝的探索兴趣和动机。这样不但可以开发宝宝的智力，还有利于宝宝形成从事智力活动的最佳心理背景。

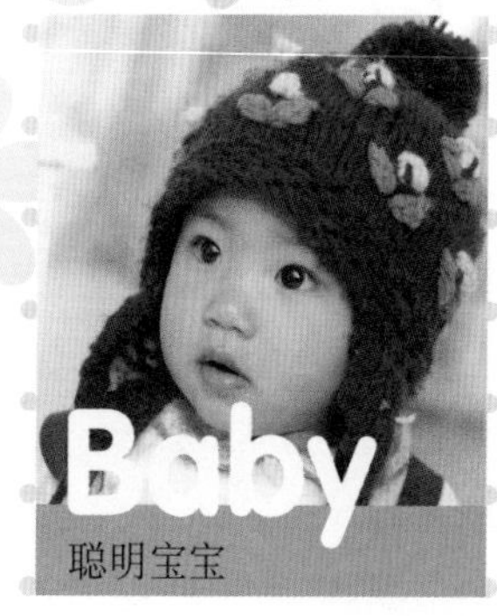

Part 11

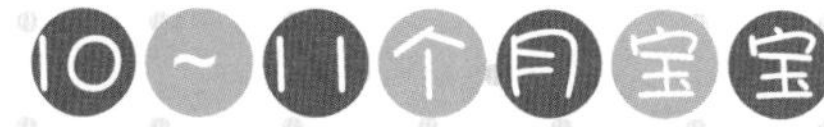

我会叫“爸爸、妈妈”了

本月的宝宝可以模仿父母的声音说一些简单的词了，“爸爸”“妈妈”已不在话下。并且已经能够理解常用词语的意思，他会根据妈妈的指令，做出相应的反应，还会附和着“咿咿呀呀”，说着自己的语言呢！

10～11个月宝宝生长发育标准

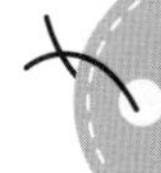

10～11个月宝宝身体发育

11个月的宝宝骨骼发育较快，各方面的能力都有明显增长。

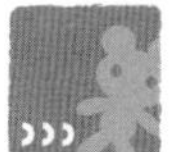

身长

这个月宝宝的生长速度明显比前几个月减慢了。男宝宝的平均身长约76.58厘米；女宝宝的平均身长约75.15厘米。

体重

男宝宝的平均体重约10.15千克；女宝宝的平均体重约9.54千克。

头围

男宝宝的平均头围约46.6厘米；女宝宝的平均头围为45.4厘米。

胸围

男宝宝的平均胸围约46.4厘米；女宝宝的平均胸围为45.3厘米。

牙齿

这个月，宝宝陆续又长出2～4颗门牙，到11个月末，一般出牙5～7颗。

10~11个月宝宝智力发育

宝宝开始探索容器与物体之间的关系，摸索木板或玩具上的小洞，将盒盖掀开；拨弄小物品，如摇铃里的小铁片或小纸片等；将积木或其他小物品放入、拿出盒子；模仿涂鸦、按铃，觉察自己的行为及代表的意义。

宝宝对概念的理解力和认知能力更敏锐了；喜欢玩关于反义词的游戏——冷／热、大／小——特别是当你能形象地表现出这些概念的时候；看书的时候只能在短时间内集中注意力，希望能很快地翻页；开始学习“因果关系”——把积木扔掉你会把它捡起来、敲鼓鼓就会响、摇摇玩具它就会发出声音等；喜欢把东西放进容器再拿出来，喜欢洗澡的时候用水注满容器再把水倒出来。

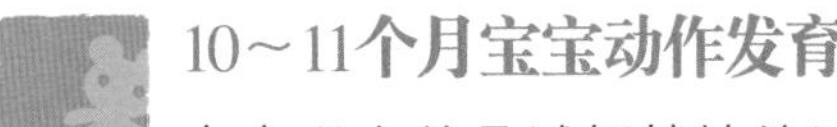

10~11个月宝宝动作发育

宝宝现在总是试探性地练习很多走路的动作，所以，当他扶着家具或你的手站着的时候，他会抬起腿做出踏步的动作，甚至有可能会跺几下脚。

坐下的时候，身体能够往一边倾斜而不至于倾倒。

有时会抓摇铃把手，可能会拿汤匙至嘴边，会连续性地使用双手，例如：蹲下时，以一手拾物，另一手扶着支持物，可能会脱袜子、解鞋带。

可以扭动身体向后退以便拿到某个物品，而不会失去身体的平衡。到了这个月的月末，可以扶着家具迈步，去接近某个物品或人。

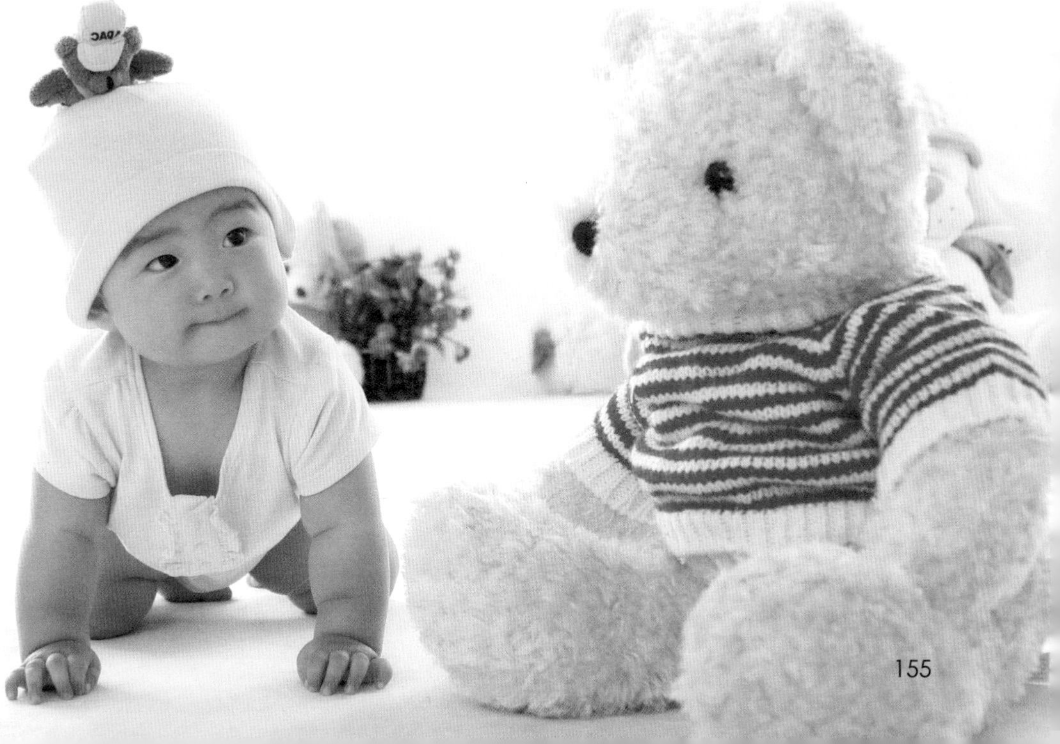

10～11个月宝宝语言发育

尽管宝宝还不能讲话，语言仍是含混不清，只有几个可理解的音，但是你会发现他的理解能力正在飞速发展。宝宝试图说出一两个带意思的词语，如“猫”、“狗”；当你问“鸭子在哪里”的时候，宝宝能够用手指出图画上的鸭子。对于一些简单的问题，例如：“你想喝水吗”“还要吃吗”等，可以用点头或摇头的方式表明“是”或“不是”。

10～11个月宝宝情绪发育

伸手去摸镜中物品的影像。在父母面前显示自己的主张。

对母亲依赖加深，宝宝可能会依母亲的要求达到目标，开始企图以软或硬的方法，使母亲改变心意。听从命令，可以控制自己的行为，寻求赞赏，避免责备，并不总是听话；拒绝强迫性的教导；反对拿走他的玩具；会伸手向人要但不放掉手中的玩具；喜爱模仿，然后做给自己欣赏；抗议游戏中断。

建立“不要”的意思。宝宝做错事可能会显露罪恶感。有时会逗父母，试验父母的容忍程度。

模仿父母动作及其他小孩的动作与游戏。宝宝会与其他小孩在一起，但却各玩各的。

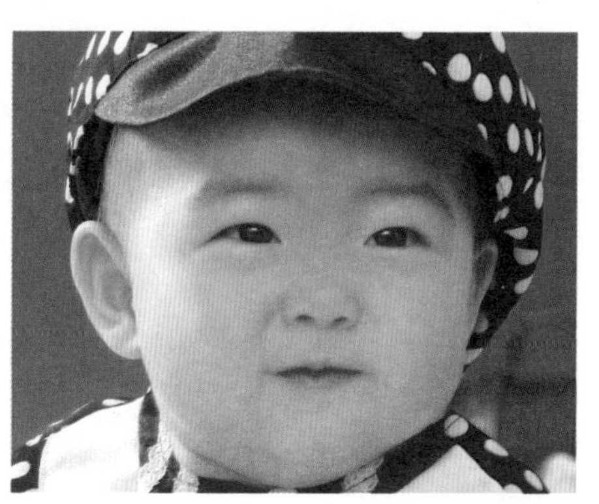

发育水平测测看

1 能扶着物体走路吗？

2 拉着宝宝的手，他（她）会交叉着迈步走路吗？

3 会推着手推车走路吗？

4 一拿到球就反复扔吗？

5 说“妈妈”、“呜呜”吗？

6 一说“敬礼”，就会把手放在额头前吗？

7 会自己用奶瓶、杯子喝奶（水）吗？

8 看图画书吗？

9 翻图画书页吗？

10 父母出门时，会追在后面哭吗？

※答“是”加1分，答“否”得0分。

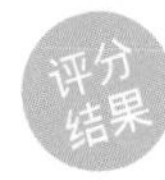

评分结果

9～10分，优秀；7～8分，良好；5～6分，一般。

5分以下也不要担心，1、2、5这三点为“是”就可以了。

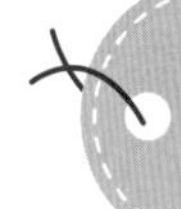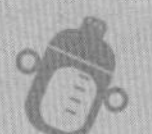

10~11个月宝宝吃什么、怎么吃

本月焦点营养素——钙、磷

钙和磷是骨骼重要的组成成分，能够促进人体骨骼与牙齿的生长发育。宝宝体内的钙约占其体重的0.8%，到成年时可达1.5%。如果宝宝体内缺乏钙、磷，就可能导致佝偻病或牙齿发育不良，心律不齐以及手足抽搐、血凝不正常、流血不止等疾病。

因此，宝宝的饮食要注意钙和磷的摄入，比如可以给宝宝多吃一些大豆制品、奶粉、蛋类、虾皮、绿叶蔬菜等。

一般说来，宝宝每日所需的钙和磷的比例为1 ∶ 1比较合适，这关系到他们的吸收和利用，不论哪一种偏高或偏低都会影响营养元素的吸收和利用。

宝宝不爱吃蔬菜怎么办

宝宝到了10个月以后，基本上可以吃些较软的饭了，因此，很多妈妈就要单独为宝宝做饭了。但是有时候想让宝宝吃些蔬菜，却怎么也不能成功，不论是菠菜、胡萝卜、圆白菜、茄子……宝宝一概都用舌头顶出来。碰到这种情况，家长应从孩子的角度来想一下，为什么孩子不爱吃蔬菜，这样才能找到好的方法。下面就简单介绍几种解决的办法：

●**同类代替**：如果孩子仅是不喜欢吃一种或几种蔬菜，可以采取更换同类蔬菜的方法。如用黄瓜、冬瓜代替丝瓜，用荠菜、菠菜代替菜心。

●**荤素搭配**：有些孩子不喜欢胡萝卜的气味，可将胡萝卜与肉一起煮，不仅味道好，而且有利于胡萝卜素的吸收。此外，也可将用水汆过的青菜与肉一起煮，这样会减少青菜的“异味”。

●**提供多样选择**：父母要不断更换蔬菜品种，同时鼓励和表扬孩子尝试。这不仅可以让孩子从不同的蔬菜中获得丰富的营养，而且能养成孩子进食多样化食品的良好习惯。

其实，蔬菜本身是非常美味的食品，只要父母能针对孩子的问题，采取恰当的方法，让孩子喜欢蔬菜并不难。

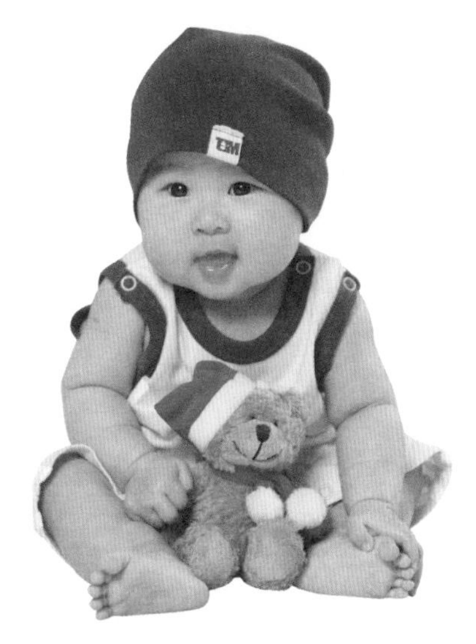

从小打好“保胃战”

近年来有关统计数据显示，胃病小龄化的问题越来越严重。胃病并非一朝之疾，所谓“治病不如防病”，胃的保养应从小抓起。所以家长们要注意替宝宝从小就开始养胃。

营造良好的就餐环境：在宝宝进餐时不要训斥，不要边看电视边吃饭，要让孩子在安静、舒适的气氛中专心进餐，稍大的孩子应为其安排固定的用餐位置。

注重膳食合理搭配：家长对宝宝的饮食应注意调配得当，主副食适当搭配，促进宝宝食欲，保证其营养，便于消化吸收。

养成科学的饮食习惯：一日三餐，按时按量；饭前便后洗手，不要进食过快；忌暴饮暴食，不要宝宝爱吃就不停地给，每天把肚子撑得圆圆的；不要给宝宝吃凉的、生冷食品，以免加重胃的负荷，打乱胃酸分泌的规律，导致各种胃部疾病的发生；保持宝宝的口腔卫生，每次进餐完后，给宝宝一点白开水喝，以起到漱口的作用；有意识地教育宝宝，使宝宝从小认识到只有注意饮食卫生，才会有健康身体。

总之，只要从小培养良好的饮食习惯、卫生习惯，建立科学合理的膳食结构和进餐规律，杜绝细菌滋生的途径，就会让宝宝拥有一个好胃口。

不要给宝宝喂过量食物

一般而言，米、面经过加工后，做成粥或软饭时会使其容积增加 2.5 ~ 3 倍，但是 1 岁内的婴儿每餐不会超过 200 ~ 300 毫升，所以供给宝宝的食物既要保证营养充分，又要考虑宝宝的小胃能不能容得下。如果量过大，超出了宝宝的胃容量，他就会吃不下，勉强吃下去也会影响宝宝胃肠功能。

谨防营养过剩

宝宝摄入合理的营养，对其身体发育是十分有益的，一旦过量，不但无助于宝宝的健康成长，还会给宝宝带来诸多疾病。

蛋白质过量：蛋白质的代谢产物氮需经肾脏排出，但婴幼儿的肾功能尚未发育完善，若长期摄入过量蛋白质，可引起高渗性血症和继发的高张力性脱水。

脂肪过量：在 1 岁内若摄入脂肪过多，大多数在成年后易患肥胖病。而肥胖往往会增加心脏的负担，因而患心血管病的危险也增加。

糖类：宝宝若摄入过多的糖类，除代谢需要外，其余则转为脂肪储存于体内，也可导致肥胖。

维生素A 过量：如果服用维生素 A 制剂每日大于 50000 单位，连续 3 个月就可能发生中毒症状，表现为食欲不振、皮肤发痒、易激动、毛发脱落、骨痛、口腔黏膜脱落等。

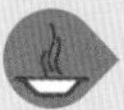

10～11个月宝宝一日食谱

本月更多的宝宝已经不再吃母乳了，所以在这里推荐两款适合此期宝宝的健康食物，供家长们参考选择：

10～11个月宝宝一日食谱安排（一）

上午

- 6：00～6：30 牛奶250毫升
- 8：00 1碗粥、面包或肉饼1块
- 10：00～10：30 饼干、馒头片2～3块、豆浆200毫升
- 12：00 软饭25克、蔬菜50克、肉末25克

下午

- 15：00～15：30 牛奶100毫升、小豆沙包1个、水果50克
- 18：00～18：30 稀饭1小碗，蔬菜50克，鱼、蛋各150克

晚上

- 21：00～21：30 水果适量

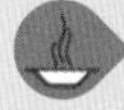

10～11个月宝宝一日食谱安排（二）

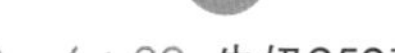

上午

- 6：00～6：30 牛奶250毫升
- 8：00 米粥、鲜豆浆1/2碗或1碗、馒头片2片、咸蛋1/4个
- 10：00～10：30 饼干或点心3块、100毫升豆浆或鲜奶
- 12：00 1碗软饭、红烧牛肉末100克、西红柿50克

下午

- 15：00～15：30 四季水果100克、果酱小面包1个
- 18：00～18：30 鸡汤煮饺子2大勺、碎蔬菜1碗

晚上

- 21：00～21：30 牛奶适量

婴幼儿断乳后不能全部食用谷类食品，也不可能与父母同饭菜。主食应给予稠粥、软饭、面条、馄饨、包子等，副食可包括鱼、瘦肉、肝类、蛋类、虾皮、豆制品及各种蔬菜等。主粮为大米、面粉，每日约需 100 克，随着年龄增长而逐渐增加；豆制品每日 25 克左右，以豆腐和豆干为主；鸡蛋每日 1 个，蒸、炖、煮、炒都可以；肉、鱼每日 50 ～ 75 克，逐渐增加到 100 克；豆浆每日共 250 ～ 350 毫升或牛乳，每日 250 ～ 400 毫升，1 岁以后逐渐减少到 250 毫升；水果可根据具体情况适当供应。

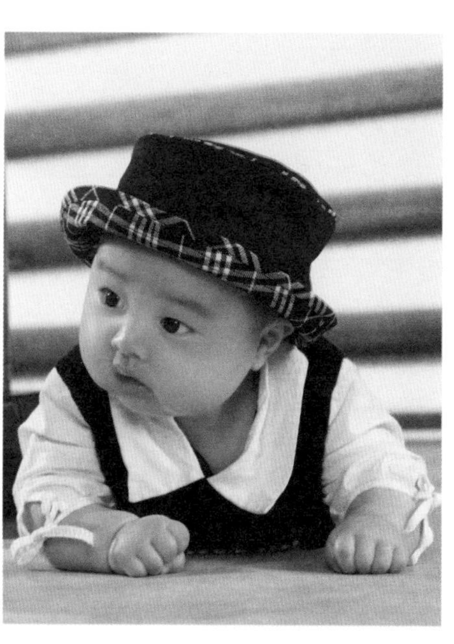

10～11个月宝宝怎么养

给宝宝进行皮肤按摩

皮肤是人体的第一道屏障，它对宝宝的健康起着积极的作用。经常用手或干软布摩擦宝宝的皮肤，可以促进其全身血液循环，增强皮肤本身的新陈代谢及对外界环境的适应。除此以外，爸爸妈妈通过经常抚摸婴儿皮肤，可以满足宝宝心理及情感上的需要，促进其心理发育。摩擦皮肤的方法是：

- 妈妈先用一点爽身粉在自己手上搓一下，使自己的手变得光滑。
- 用手按摩宝宝全身皮肤。
- 用柔软干净的纱布或毛巾摩擦宝宝皮肤，由手脚处向腹部方向搓，腹部按顺时针方向搓，背部则按由上至下的方向搓。

宝宝穿衣细节

宝宝进入11个月后，会站、会走了，活动的范围扩大了。因此，给宝宝穿衣要轻便，以便于宝宝活动。在天气暖和的季节，要给宝宝穿贴身吸汗的衣服，并且要勤洗勤换；在天气寒冷的时候，要适度地给宝宝穿衣服，不可过厚。以一套贴身保暖内衣，一件小毛衣，一件棉服即可，不要里三层外三层地穿得过多。

另外，妈妈需要注意，轻便的衣服，并不是说越轻越少越好，还包含着另一层意思，即避免衣服上可能存在一些安全隐患。如：上颈、手臂和腿部几处的松紧带是否太紧；拿掉衣服和帽子上的长绳，确定任何情况下宝宝都不会被衣服勒得太紧；衣服上的纽扣是否缝紧；衣服上是否有别针，如果有，看是否属于宝宝适用的安全别针；衣服上是否有松散的线（尤其是透明的塑料线），它们可能会缠住宝宝的手指或脚趾，因此要事先处理掉。

总之，养育宝宝每一个细节都得注意，父母要对此尽心尽责。

掌握宝宝肥胖度

这个时期的宝宝可以用Kaup（考普）指数来简易测量体重是否超标：考普指数＝体重（克）/身高（厘米）^{2}×10，如果结果达21.5以上则表示孩子中度肥胖；20～21.4时为轻度肥胖；18～20为超重；15～18为正常；13.6～15为轻度消瘦；13.5以下为中度消瘦；12.0以下则表示重度消瘦。家长可以根据此数值对婴儿的营养状况有一个大致的了解，以便及时采取相应的措施。

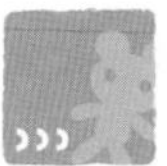宝宝缺钙的防治

婴幼儿正是身体长得最快的

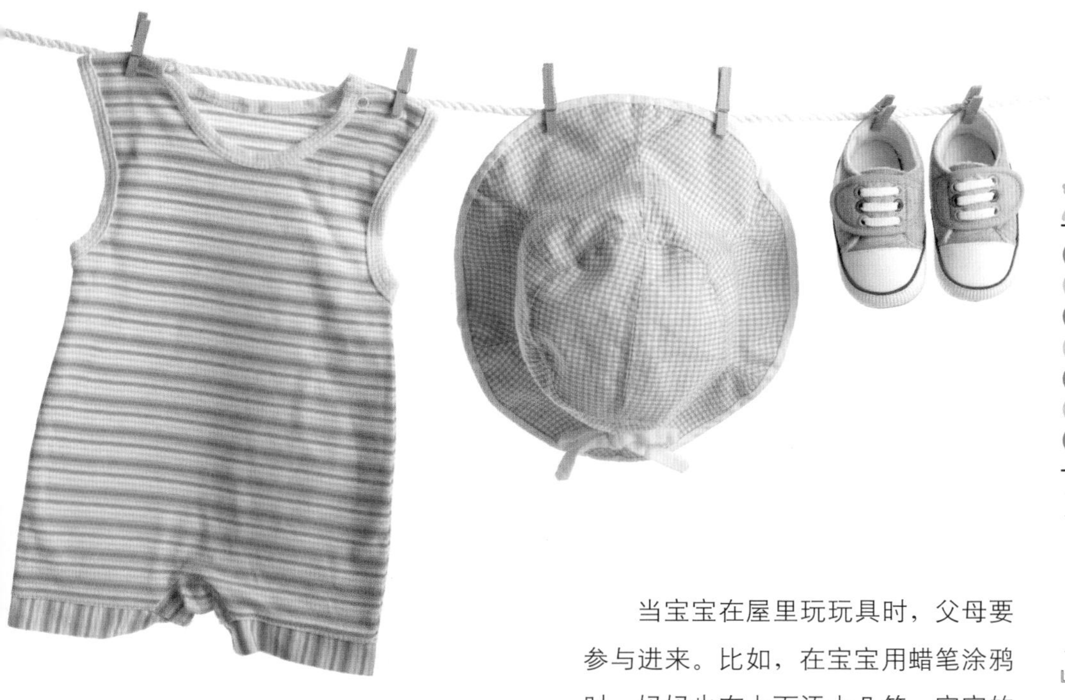

时候，骨骼和肌肉发育需要大量的钙，因而对钙的需求量非常大。缺钙可导致宝宝多汗、厌食偏食、湿疹、出牙不齐等，严重的还会出现佝偻病，严重影响宝宝的生长发育。

要想让宝宝不缺钙，无论是母乳喂养还是混合或人工喂养，奶类都应是婴儿饮食的主体。只要每日饮用充足的母乳或配方奶,即可满足身体对钙的需要。

如果宝宝出现缺钙症状，应立即到医院就诊，在医生的指导下接受正确治疗，不要自行给宝宝服用钙制剂或维生素 D 制剂。

玩玩具也需要照顾

在第 11 个月里，宝宝的手指已经能够相当灵活地抓东西了，虽然还不能搭积木，但是已经可以用双手拿着互相敲打了，或者还可以把积木摆起来玩。

当宝宝在屋里玩玩具时，父母要参与进来。比如，在宝宝用蜡笔涂鸦时，妈妈也在上面添上几笔，宝宝的纸用完了，要及时给他补充。

另外，蜡笔不要和其他玩具放在一起，以免稍不注意，宝宝就会啃咬，应将蜡笔单独放在一处，只在宝宝画画时才给他。

这个月的宝宝经常啃咬玩具，因此，如果是土制或木制的玩具家长一定要注意，因为涂料上可能会含有铅，而玩具的粗糙面非常容易被宝宝咬烂，使得涂料进入宝宝口中。

随着宝宝逐渐长大，对拨浪鼓、不倒翁之类的玩具已经渐渐失去了兴趣，因此可以让宝宝追着上了发条就能跑的汽车玩具玩，这样还可以锻炼宝宝练习走路。此外，有些宝宝一看到画册就高兴起来，或是喜欢看交通工具画册，或是喜欢看动物画册，但画册最好不要有复杂背景。不过也有些宝宝不喜欢看书、看画册，这样的宝宝也不要勉强，以免引起宝宝的厌烦心理。

10～11个月宝宝怎么教

动一动：教宝宝正确学走路

宝宝已经能够迈出人生的第一步了，爸爸妈妈要抓住这个机会，尽快教宝宝学会走路。

从爬行开始：爬行可以锻炼宝宝腿部肌肉的张力，有利于宝宝学步。经常让宝宝在地板或硬的垫子上爬行，可锻炼宝宝的手足协调能力。

做做仰卧起坐：要练习宝宝的肌力，还可以与宝宝对坐，拉着宝宝的手，让宝宝坐起一躺下，如此反复几次。注意拉宝宝的双手不能太用力，以防用力不当造成宝宝脱臼，也不要累着宝宝。

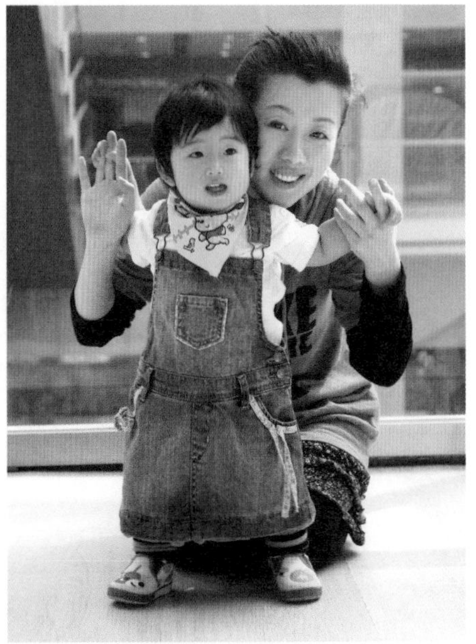

蹬蹬腿脚：双手托住宝宝的腋下，托起宝宝，让他做蹬腿弹跳动作，练习宝宝腿部的伸展能力。

抓拿玩具，攀攀爬爬：站立是走的前提，将宝宝喜欢的玩具放在与宝宝高度差不多的沙发或茶几上，鼓励他扶着站起来抓取玩具，还可以把玩具放在沙发上或拿在爸爸妈妈的手里，鼓励宝宝攀爬。

练习放手站立：宝宝开始会因为害怕不愿意放手站立，爸爸妈妈可以递给宝宝单手拿不住的玩具，如皮球、布娃娃等，让宝宝不知不觉放开双手，独自站立。也可以把玩具放在另一边，逗引宝宝转动身体，独自站立。

扶走训练：让宝宝在可以扶走的环境里活动，如让他扶着墙面、沙发、茶几、小床、栏杆、学步的推车、轻巧的凳子等移步。爸爸妈妈还可以在宝宝身后，扶住宝宝的胳膊，带动他向前迈步走，然后再慢慢地过渡到握住宝宝的一只胳膊让他自己走，可以配合口令，以调动宝宝的兴趣。注意不能牵拉或提起宝宝的前臂让他行走，这样容易造成宝宝脱臼。

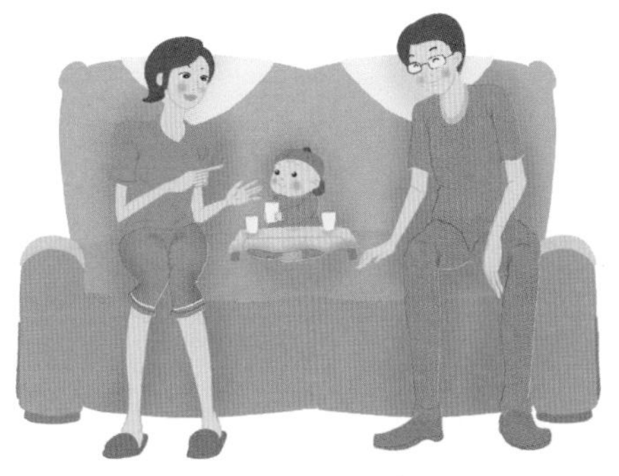

蹲在宝宝的前方：当宝宝扶着会走后，爸爸妈妈可以蹲在宝宝的前方，展开双臂或者用玩具鼓励宝宝过来，先是一两步，再一点点增加距离。等宝宝敢走后，爸爸妈妈可以分别站在两头，让宝宝在中间来回走。

少抱多走：不要把宝宝抱着不放，或者把他困在一个地方。应多给宝宝自由活动的机会，鼓励他四处游走，进行探索。爸爸妈妈要注意清理杂物和容易发生意外的物品，给宝宝一个安全的空间。

安慰和鼓励：宝宝学走路时，摔倒是不可避免的，爸爸妈妈不宜过度紧张，以免加剧宝宝对学步的恐惧。当宝宝学步跌倒时，爸爸妈妈应给予安抚和鼓励，让宝宝有安全感。

摸一摸：让宝宝学会搭积木

1 岁前的宝宝还没有形成真正意义上的空间概念，那种标准的六面体、有一定质感、符合力学原理的积木，对宝宝来说意义不是很大，因此最好选择趣味性积木，如布积木，它柔软、有鲜艳的颜色，还有动物或水果等图案，可以让宝宝感知颜色，认识物体，发展触觉，而且不用担心积木碰伤宝宝。训练时，妈妈或爸爸先给宝宝两块积木，让宝宝把一块积木摞在另一块积木上。再给宝宝一个乒乓球，让宝宝把乒乓球再摞在第二块积木上，无论怎么放，结果都是乒乓球从积木上掉下来。这时，妈妈或爸爸再给宝宝一块小积木，宝宝一摞就摞上去了。成功给宝宝带来喜悦，同时也使宝宝对不同物体的不同性质有了初步的认识，尽管宝宝还不清楚物体的几何形状，但这样的直接体验对将来的学习具有重要意义。

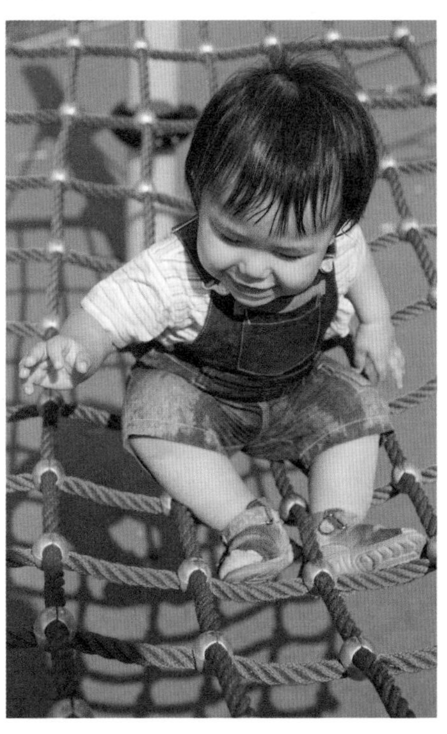

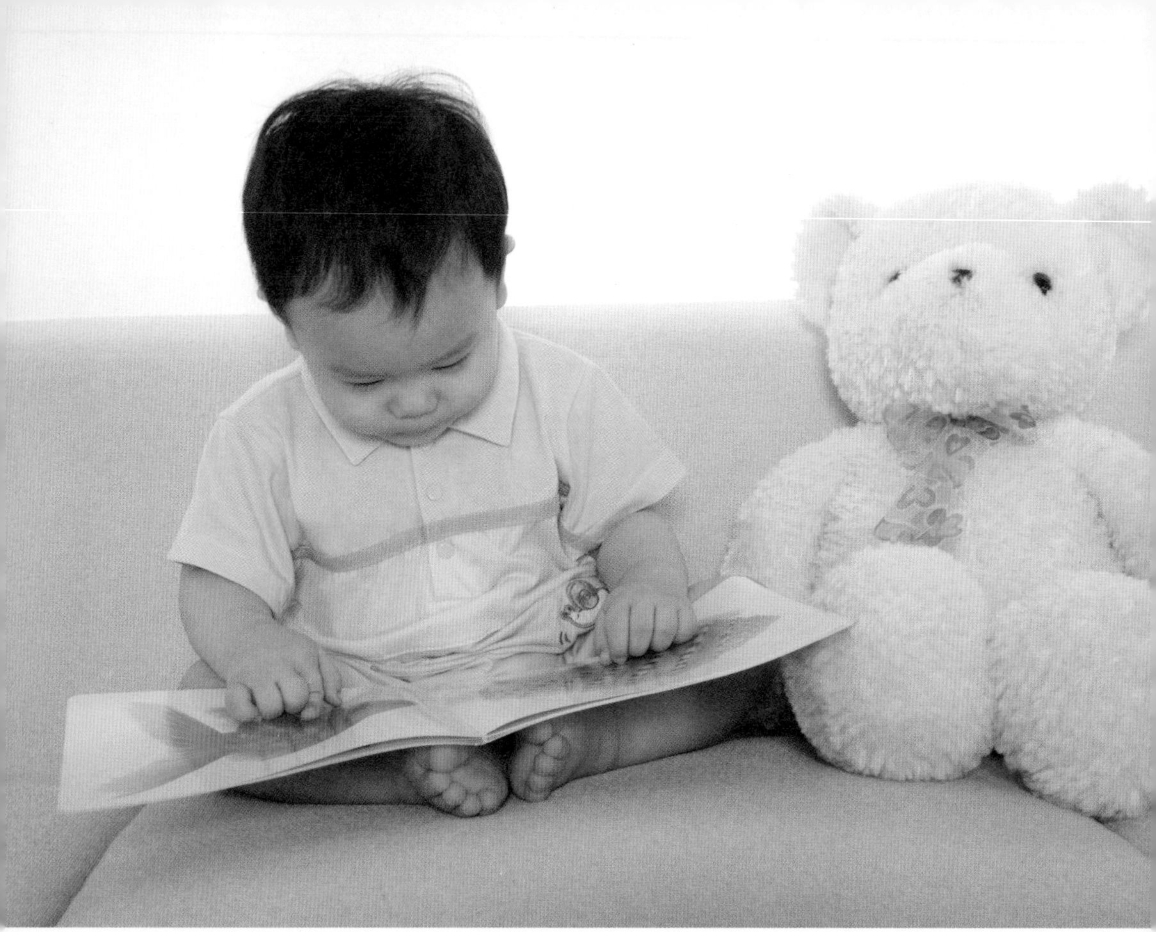

看一看：给宝宝看有图的书

随着宝宝眼界的开阔，仅仅凭借眼前的实物和看到的东西来开发宝宝，是很不够的，有些东西是看不到的。在这个月，宝宝看的能力增强，为他看图画书奠定了基础。可以通过认识图画书上的图教宝宝认识更多的事物，增加宝宝认识事物的能力。在让宝宝看图画书时，要注意以下问题：

图画书上的形象要真实；图形要准确；图画书的色彩要鲜艳；每张图画内容力求单一、清晰；不买有较多背景、看起来很乱的图画书，避免婴儿眼睛疲劳，辨认困难；最好先不要买卡通、漫画等图画书；待孩子认识了大多数实物，再买卡通、漫画类的才可引起孩子的兴趣。

读一读：教宝宝识字

尝试教宝宝识字时，妈妈或爸爸可以结合宝宝爱吃的食物、爱玩的玩具、认得的亲人以及日常家具、物品等进行无意识的学习，这对宝宝来说并非一件困难的事。

尽管这时的“识字”对宝宝来说，仅仅是一个视觉刺激的信号而已，和认一幅图并没有什么两样，但这种尝试对宝宝的智能发育是大有好处的。

说一说：让宝宝回应你的话

在帮助宝宝语言发展时，妈妈或爸爸要善于用各种方式促使宝宝做出反应，无论是说话，还是以身体动作表示都可以。这个月的宝宝，在会用语言回答"好"或"不好"之前，大都是以点头或摇头表示"好"与"不好"。只要宝宝这样做了，就是一个良好的开端，让宝宝回应时要给宝宝留下充分回答或指出的时间和机会，这时也需要妈妈或爸爸重复所说的话或指认的东西的名称。比如，妈妈或爸爸假装要宝宝帮忙找东西时，可以说"球，在哪里？"让宝宝有充分的时间去琢磨妈妈或爸爸说的话。如果宝宝用手指出球的所在地方，妈妈或爸爸就应给予奖励或夸奖，即使宝宝只是把头转向正确的方向也应给予肯定地说："对了，球，就在那里。"

亲子互动：宝宝的呼唤妈妈要及时回应

宝宝反复叫"妈妈"，这正意味着宝宝的心灵有一定的成长，是宝宝成长的标志，妈妈应该及时表示高兴。

此时的宝宝还不能用语言正确地表达自己的心情，所以这个时候宝宝还会不停地发出儿语引起妈妈的注意，满足自己的好奇心。不管是以哪一种形态发出声音，宝宝的感受性都很丰富，对周围的一些小事物也会产生兴趣，引起强烈的反应。不过，这个时期的宝宝还不能完全听懂妈妈的话，所以妈妈跟宝宝说话时，一定要注重说话的口吻，"不要再吵了，安静点！"等这类带有命令语气的话最好不要跟宝宝说。如果妈妈不能及时过去陪宝宝玩，那么用话语来安慰宝宝，少批评宝宝。慢慢地，宝宝就能听懂妈妈说话的意思，大声叫嚷的次数也就会随之减少。

亲子互动：微笑着对宝宝说话

宝宝还会用笑容表达自己快乐的心情，甚至淘气地从妈妈那里得到一个预期的反应，比如宝宝会顽皮地向妈妈笑，好像是说："我就知道妈妈会有这种反应。"宝宝在用笑容表达自己的感情和需求的同时，也希望和妈妈爸爸分享快乐。所以，妈妈和爸爸一定要善于和宝宝用笑容进行交流，只有那种属于彼此之间的会心的笑容，才更能让宝宝知道，妈妈和爸爸给予宝宝的爱和关怀。

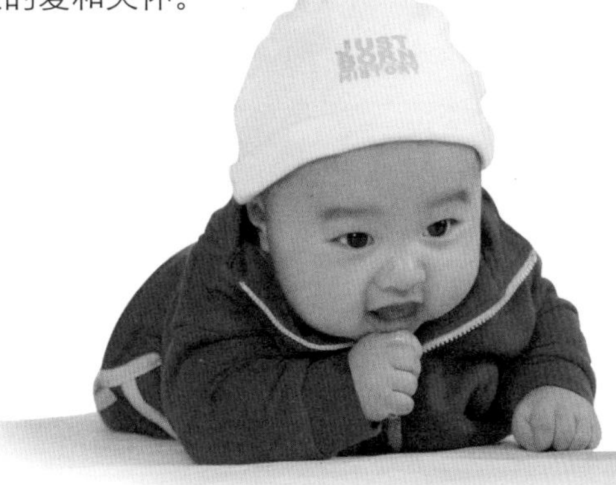

Part 12

11～12个月宝宝 快过生日了

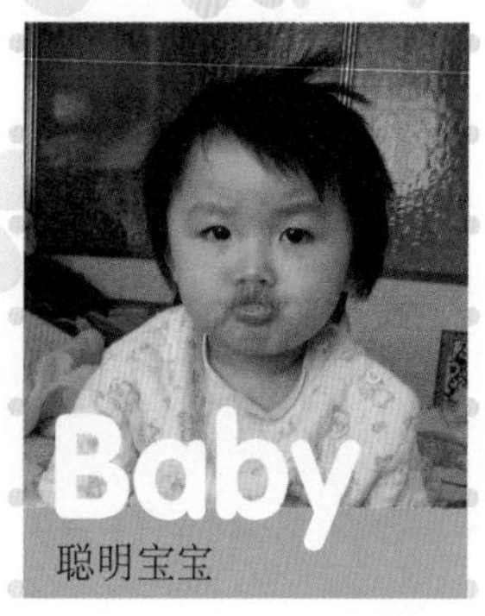

到这个月末，宝宝就1周岁了。此时的宝宝很有幽默感，喜欢不停地戏弄爸爸妈妈。他们愿意表达亲近，也懂得运用亲吻与拥抱的艺术。这是怎样翻天覆地的变化啊！而未来又是多么的令人期待！

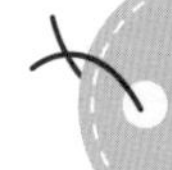

11～12个月宝宝生长发育标准

11～12个月宝宝身体发育

在这个月，宝宝背部脊柱的三个生理性弯曲基本完成，即将拥有一个挺拔健康的身姿。成人或大孩子的体型呈曲线形，这主要是由于脊柱有三个生理性弯曲。两个生理性弯曲，即颈部脊柱前凸和胸部脊柱后凸分别在出生后3个月左右会抬头时和6个月左右会坐时形成。到了1岁左右时，宝宝就开始练习直立行走，在身体重力等作用下，脊柱出现了第三个生理性弯曲——腰部脊柱前凸。

虽然1岁左右第三个弯曲已经出现，但由于脊柱有弹性，再加上宝宝骨头柔软稚嫩，在卧位时弯曲仍可变直。而且脊柱的3个弯曲一般要到宝宝6～7岁时才固定下来，所以，爸爸妈妈要在宝宝小的时候开始，让宝宝保持正确的坐、立、走的姿势，使宝宝有一个挺拔健康的身姿。

身长

男宝宝的平均身长达75.4～81.2厘米；女宝宝的平均身长达74.8～79.6厘米。

体重

男宝宝体重达9.34～11.64千克；女宝宝体重达8.75～10.85千克。

头围

男女宝宝的平均头围分别为46.8～45.5厘米。

胸围

男女宝宝的平均胸围分别为 46.6 ~ 45.4 厘米。

牙齿

这个月的宝宝一般已长出 6 ~ 8 颗牙齿。

11～12个月宝宝动作发育

这个月的宝宝站起、坐下，绕着家具走的行动更加敏捷。站着时，他可以弯下腰去捡东西，也会试着爬到一些矮的家具上去。甚至有的宝宝已经可以自己走路了，尽管还不太稳，但宝宝对走路的兴趣却很浓。

11～12个月宝宝语言发育

此时宝宝对说话的注意力日益增加。能够对简单的语言要求做出反应。对“不”有反应，利用简单的姿势例如摇头代替“不”。会利用惊叹词，例如“噢……噢”。尝试模仿词汇。这时虽然宝宝说话较少，但能用单词表达自己的愿望和要求，并开始用语言与人交流。已能模仿和说出一些词语，所发出的一定的“音”开始有一定的具体意义。宝宝常常用一个单词表达自己的意思，如“外外”，根据情况，可能是表达“我要出去”或“妈妈出去了”；“饭饭”可能是指“我要吃东西或吃饭”。

11～12个月宝宝情绪发育

1 岁以后的宝宝开始有了自己的一些主见，一般比较集中地表现在对某些事情的厌恶上。如果宝宝不喜欢吃妈妈喂的食物，会往后仰着脖子，甚至会毫不犹豫地把勺子扔掉或把碗推开。如果宝宝不愿意把手里的玩具拿给别人时，妈妈怎么哄也不行；如果强行拿走，宝宝就会又哭又闹，直到妈妈把玩具拿回来。

发育水平测测看

1 不用扶，自己会站立吗？
2 拉着宝宝的手，他会交叉着迈步走路吗？
3 会用铅笔乱画吗？
4 会对镜子里的自己鞠躬、微笑吗？
5 会自己用杯子喝水吗？
6 会模仿使用梳子、刷子、勺子吗？
7 翻图画书吗？
8 看见吃的东西就叫“妈妈”吗？
9 捡球后再扔回去吗？
10 趴着抓东西放进嘴里吗？

※答“是”加1分，答“否”得0分。

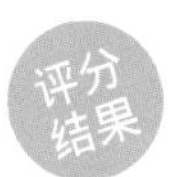

9～10分，优秀；7～8分，良好；5～6分，一般。

5分以下也不要担心，1、2、5这三点为“是”就可以了。

11~12个月宝宝吃什么、怎么吃

宝宝怎样补充维生素

维生素A：人体缺乏维生素 A 时，会出现上皮干燥、增生，角膜软化，身体表皮也会干燥，毛囊角化，且身体抵抗力低下，易感染疾病。动物性食物中含有维生素 A 的主要有动物肝脏、鱼肝油、鱼卵、牛奶和禽蛋等；蔬菜类主要有胡萝卜、苋菜、菠菜、油菜、芹菜、苜蓿、豌豆苗、番茄等；水果主要有杏、芒果、桂圆等。

维生素B_1：缺乏维生素 B_1 时，宝宝会出现消化不良、便秘、恶心呕吐、疲倦、面无表情等与脑膜炎相似的症状。维生素 B_1 普遍存在于各类食物中，尤其以谷类、豆类及肉类食物中含量丰富。蔬菜主要有豆腐、黄豆芽、土豆等；水果主要有苹果、荸荠等。

维生素B_2：缺乏维生素 B_2 时，容易发生嘴角干裂、口腔溃疡、角膜炎等。含有丰富维生素 B_2 的食物有鸡蛋、牛奶、花生仁、黄豆、菠菜、空心菜、韭菜、雪里蕻、黑木耳、海带、海蜇等。

维生素B_6：维生素 B_6 有消肿止呕、调节中枢神经的作用，宝宝缺乏时容易走路不稳。含有维生素 B_6 的食物有动物肉、鱼、鸡蛋、牛奶、核桃仁、胡萝卜、柿子椒、红薯以及香蕉等。

维生素B_{12}：又称抗恶性贫血维生素，与神经系统的功能有关，长期缺乏会导致恶性贫血及进行性的神经病。富含维生素 B_{12} 的食物有虾、鸡肉、鸡蛋、牛奶、豆腐等。

维生素C：有促进细胞代谢，增强抵抗力，促进铁的吸收等功能，可防治贫血。含有维生素 C 的蔬菜主要有番茄、白菜、油菜、芥菜、荠菜、雪里蕻、茄子、蒜苗、辣椒、豆芽菜、花菜、苋菜、菠菜等；水果有猕猴桃、橙子、柑橘、柚子、柠檬、石榴、草莓、山楂、枇杷、枣、柿子等，这些水果有促进细胞代谢，增强抵抗力，促进铁的吸收等功能，可防治贫血。

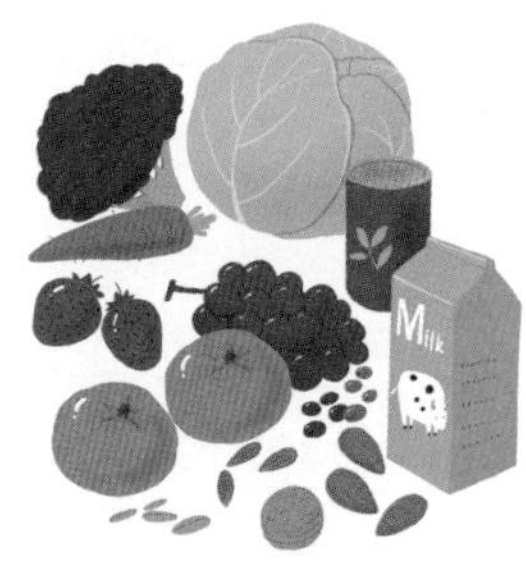

维生素D：可促进钙的吸收，宝宝缺乏维生素D时容易出现骨质软化，引起鸡胸和罗圈腿。富含维生素 D 的食物主要有动物的肝脏、蛋黄、牛奶等。另外多晒太阳也可促进体内合成维生素 D。

维生素E：可抗氧化，早产婴儿以及配方食品喂养的婴儿都容易缺乏维生素E，故宜适当补充。含维生素E的食物主要有芝麻、青色圆白菜、菜花、莴笋等，另外，几乎所有植物油里都含有丰富的维生素E。

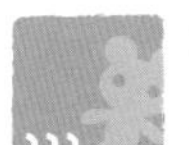

注意食物的均衡搭配

很多小宝宝刚刚断奶，正在适应新的饮食规律，如果小宝宝不能适应新的食物，往往会出现消化不良等症状。断奶后的辅食喂养还有可能造成营养不良，因此家长要注意提供给小宝宝的营养一定要均衡。

爸爸妈妈一定要多给宝宝做些五谷类的食物，尽量少吃精米细面。鸡蛋羹、煮烂的虾饺、蔬菜泥、动物肝泥等食物中含有丰富的蛋白质、脂肪及维生素，可以给宝宝适量食用。水果蔬菜可以补充维生素和矿物质，如果怕水果太硬，可以用勺子刮成泥状喂食宝宝。

总而言之，宝宝用餐时，只有均衡的饮食，才能够提供给宝宝充足的营养，保证宝宝在断奶的情况下，也不会“亏嘴”，身体棒棒的。

给宝宝补充水果的方法

水果色泽鲜亮，酸甜可口，营养丰富，因此，父母经常不限制宝宝的食用。然而，吃水果并非那么简单，其中有很多学问：

食用时间：很多妈妈喜欢在餐桌上摆放一些水果，以供宝宝在餐后食用，认为饭后吃水果可以促进食物的消化。这对于喜欢吃油腻食品的人很有必要，但对于正在生长发育中的宝宝却并不适宜。因为，水果中有不少单糖物质，极易被小肠吸收，但如果堵在胃中，就很容易胀气，甚至便秘。所以，饱餐之后不要马上给宝宝吃水果。而且，餐前也不要给宝宝吃，以免影响正餐中营养素的摄入。最佳做法是，把吃水果的时间安排在两餐之间，或是午睡醒来后，让宝宝把水果当作点心吃。每次给宝宝的适宜水果量为50～100克，还可把水果制成适合宝宝消化吸收的果汁或果泥。

与体质相宜：给宝宝选用水果时，要注意与宝宝的体质和身体状况相宜。如舌苔厚、便秘、体质偏热的宝宝，最好给吃梨、西瓜、猕猴桃、芒果等寒凉性水果可清火；荔枝、橘子等易引起上火，不宜给体热的宝宝多吃。消化不良的宝宝应吃熟苹果泥；食用配方奶而导致便秘的宝宝则适宜吃生苹果泥。

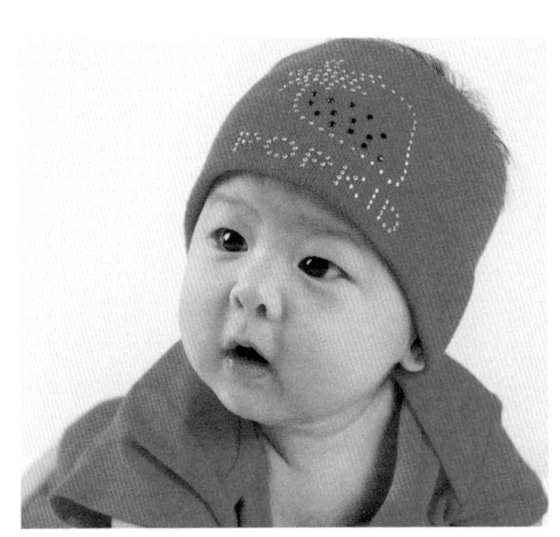

●**食用要适度**：吃水果要讲究适量，过多了常会引起麻烦。如荔枝汁多肉嫩，但是大量吃荔枝不仅会使宝宝的正常饭量减少，还常会在次日清晨出现血压下降、晕厥，甚至严重的可怕后果，这是由于荔枝中含有一种物质可引起血糖过低而导致低血糖休克的特质；柿子也是宝宝钟爱的水果，但过量食用，尤其是与红薯、螃蟹一同吃时，会使宝宝发生便秘，或使宝宝胃部胀痛、呕吐及消化不良；香蕉肉质糯甜，又能润肠通便，但如果在短时间内让宝宝吃得太多，则会引起恶心、呕吐、腹泻。

●**不可代替蔬菜**：有些宝宝不爱吃蔬菜，妈妈便经常让他多吃水果，认为这样可以代替蔬菜中的营养成分。但这种做法并不科学。首先，让宝宝用水果代替蔬菜，水果的摄入量就会增大，导致身体摄入过量的果糖，不仅会使宝宝的身体缺乏铜元素，影响骨骼的发育，还会使宝宝经常有饱腹感，导致食欲下降。其次，与蔬菜相比，水果在促进肠道蠕动、保证无机盐中钙和铁的摄入的功用上要相对弱一些。因此，不要用水果代替蔬菜。

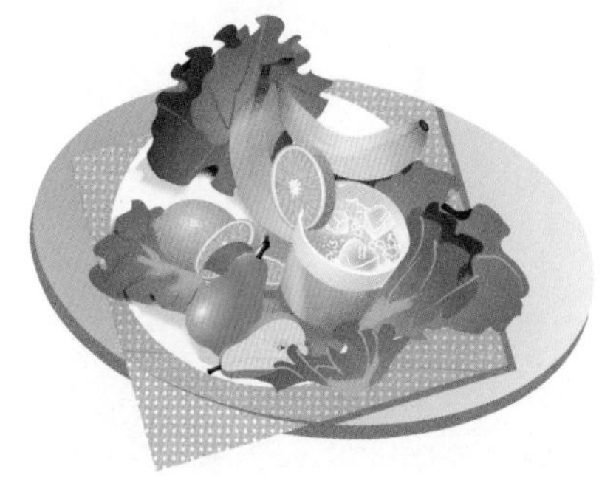

教宝宝吃“硬”食

宝宝长时间吃流食，慢慢就会养成习惯，吃惯了流质食物的宝宝，虽然已经长了几颗小牙，也有了些咀嚼能力，但要吃硬食即固体食物，还需要有个渐进的过程。可是，如果宝宝吃“硬”食的时间早了，妈妈会怕宝宝不消化，甚至出现堵住嗓子，使宝宝难以呼吸的意外；如果宝宝吃“硬”食的时间迟了，妈妈又会担心宝宝不能摄入足够的营养，影响宝宝今后的发育。什么时候才能让宝宝学吃“硬”东西呢？

宝宝的饮食习惯要从小养成，尽量保持体内的酸碱平衡，酸性食品是指含有在体内能形成酸的无机盐（如磷、硫和氯等）的食品，碱性食品指含有在体内能形成碱的无机盐（如钙、钠、钾和镁等）的食品。通俗点说，酸性食物是鱼肉类及精食类，碱性食物则是水果及蔬菜类。要特别提醒的是：酸碱是指食物在体内代谢后的性质而非味道。

宝宝在 12 个月大时，已经基本可以开始吃固体食物了，在这个阶段，宝宝们通常已能掌握拿东西、嚼食物的基本技巧了。不过开始时要将固体食物弄细些，以便于宝宝咀嚼；可以先吃去皮、去核的水果片和蒸过的蔬菜（如胡萝卜）等。等宝宝习惯吃这些“硬”东西后，便可以“升级”食物的硬度，给他们试着吃点煮过的蔬菜，但不要太甜、太咸或太油，以免宝宝产生厌食、拒食行为。

谨防不良饮食习惯损害宝宝脑发育

日常生活中，很多父母缺乏科学的饮食观念，很多饮食习惯也欠好，如果不注意加以改正，很可能就会因为自己的主观臆断，而导致一些不良的饮食习惯作用于宝宝身上，危害宝宝的健康，下面我们一起来看看家长应该谨防哪些不良饮食习惯损害宝宝的健康：

吃盐太多：人体对食盐的需要量，成人每天是6克以下，婴儿食物中不加食盐，1～3岁每天1克，不超过1.5克，学前儿童不超过2克。如果总是吃过咸的食物，就会损伤血管，影响脑组织的血液供应，造成脑细胞的缺血缺氧，从而影响宝宝的大脑发育。因此，在日常饮食中，爸爸妈妈一定要注意给宝宝的食物中食盐的量不可过多。

摄入过多含过氧脂质食物：如果人们长期从饮食中摄入过氧化脂并积聚在体内，可导致人体内某些代谢酶系统遭受损伤，导致大脑早衰或痴呆。通常，含过氧化脂较多的食物有油温在200℃以上的煎炸类食品以及长时间暴晒于阳光下的食品，如熏鱼、烤鸭、烧鹅等。另外，鱼干、腌肉，以及含油脂较多的食品在空气中都会产生过氧化脂质，最好不要给宝宝吃。

吃含铅、含铝的食物：铅是脑细胞的一大“杀手”，食物中含铅量过高就会损伤大脑，导致智力低下。含铅较高的食物，有爆米花、皮蛋等。另外，铝也是损伤大脑的有害元素。经常给宝宝吃含铝较高的食物，就会造成宝宝记忆力下降，反应迟钝，甚至导致痴呆。含铝较高的食物主要是油条、油饼、爆米花等。

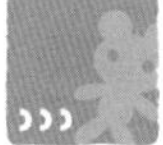

宝宝饮食卫生的禁忌

从这个月起宝宝的一日三餐基本上可以和爸爸妈妈一起吃了，饮食卫生要更加注意。

嚼饭喂宝宝不可取：有些妈妈担心宝宝嚼不烂，便自己先将食物嚼烂后再喂给宝宝，其实这是一种非常不卫生的习惯，对宝宝的健康有很大危害。

宝宝餐具要避免与父母混用：爸爸妈妈要为宝宝准备一套单独的餐具，且要单独清洗、存放。在使用前要将奶具和餐具用沸水烫过清洗消毒，并且要定期煮沸消毒，用后要洗净，放在橱柜内。

家里有人生病时避免跟宝宝一起玩：如果父母患有感冒，要先戴上口罩再喂宝宝；父母患有肠道感染时，须反复用肥皂洗手后再接触宝宝。

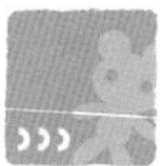

11～12个月宝宝一日食谱

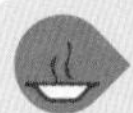

11～12个月宝宝一日食谱安排（一）

●6：00～6：30 牛奶200毫升

●8：00～8：30 粥1碗、面包1块、苹果1/2个

●12：00～12：30 米饭1/2碗、肉30克、蔬菜50克

●18：00～18：30 稀饭1小碗、蔬菜50克、鸡蛋1个

●21：00～21：30 牛奶200～300毫升

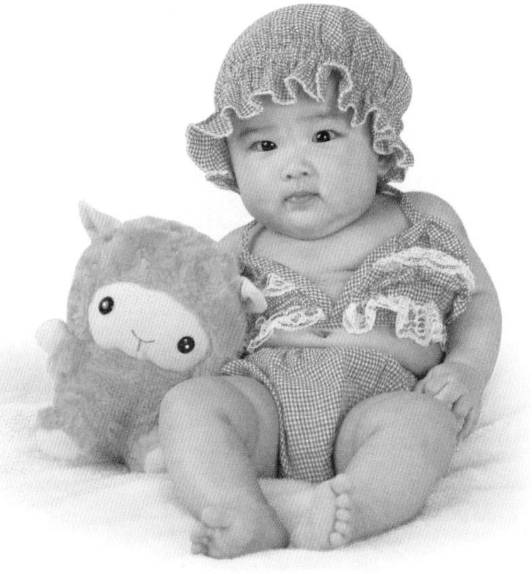

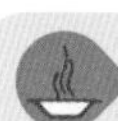

11～12个月宝宝一日食谱安排（二）

●6：00 母乳喂哺25分钟

●8：00 鲜橙汁或番茄汁200毫升

●10：00 营养米粉、鸡蛋黄、小儿鱼肝油滴剂

●12：00 蔬菜肉粥、蔬菜25～50克

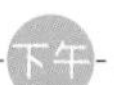

●14：00 豆奶250毫升、白糖适量

●16：00 新鲜水果40克、蔬菜饼干或面包

●18：00 白菜鱼片粥、土豆泥适量

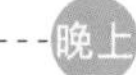

●20：00 牛奶250毫升

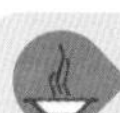

11～12个月宝宝一日食谱安排（三）

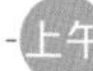

●6：00～6：30 牛奶200毫升

●8：00～8：30 面包1片、奶酪5克、稀粥

●10：00～10：30 饼干3块、豆浆100毫升

●12：00～12：30 意大利面1/2碗、鸡蛋1个、肉末或香肠30克、蔬菜50克

●18：00～18：30 1小碗米饭、蔬菜50克、豆腐1/4块

晚上

●21：00 牛奶200～300毫升

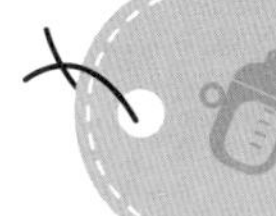

11～12个月宝宝怎么养

如何照料难以入睡的宝宝

入睡的难易，是宝宝的天性，光靠训练是没有办法完全改变的。最合适的哄宝宝入睡的方法就是协调好宝宝的天性和家庭的和平氛围，按照各自家庭的具体情况哄宝宝入睡。对于容易入睡的宝宝，用不着什么特别的方法也能入睡，比如有的宝宝即使爸爸妈妈一边看着电视一边说着话，他也能很快入睡。

对于难以入睡的宝宝，则需要不同的方法。尤其是到了快周岁时，宝宝的活动能力大大增加，给他脱了衣服放进被窝，他一会儿又钻出来在床上乱跑或四处爬；有时需要妈妈在旁边唱着歌，轻轻地拍着他，就这样也得二三十分钟才能入睡；有些宝宝还要叼着奶嘴，如果没有断奶的话，还得吃着奶才能入睡。

为了哄这样的宝宝入睡，最好的办法就是增加他白天的活动量，让他感觉疲倦了再哄他入睡。过早地把宝宝放进被窝只是增加了宝宝入睡前磨人的时间，因此，在宝宝没有达到一定的困的程度之前，还是不要让他进被窝。有时候宝宝可能是因为一天见不到爸爸妈妈，等晚上爸爸妈妈下班后就显得比较兴奋而无法入睡，直到晚上 10 点多才睡觉，这样也比没有和爸爸妈妈交流就早早睡觉要好。如果宝宝第二天能够睡到 9 点，一样可以消除疲劳。

对于无论怎样都无法很快入睡的宝宝，可以采取缩短午睡时间的办法。不过，如果宝宝一直都是从 3 点睡到 5 点，而家长要在 4 点叫醒他，他可能会有两三个小时都显得不够高兴。

一旦把宝宝放进被子里就要尽量让他快一些入睡。比如，宝宝吸着奶嘴 5 分钟就能入睡，就比拿掉奶嘴哼哼唧唧 10 分钟入睡要好。夜里宝宝哭闹醒来时也要耐心哄宝宝入睡，总之，不要让宝宝养成夜里起来玩耍的习惯，要尽快让他入睡。

宝宝冬天睡眠禁忌

冬季冷，很多父母也怕宝宝冷，所以在宝宝睡眠时就会想当然地进行一些保暖措失。可是有些做法是禁忌的，比如：

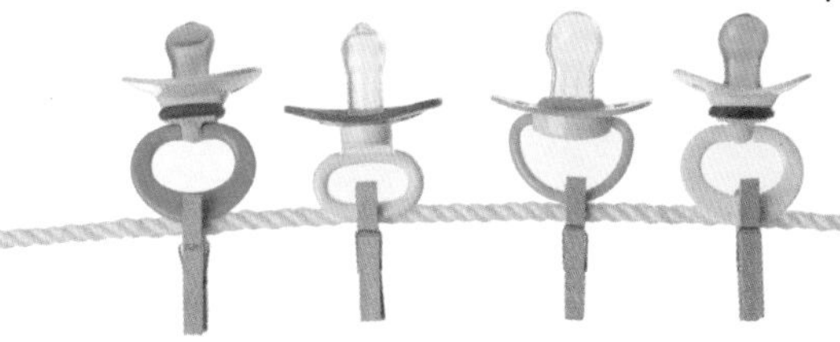

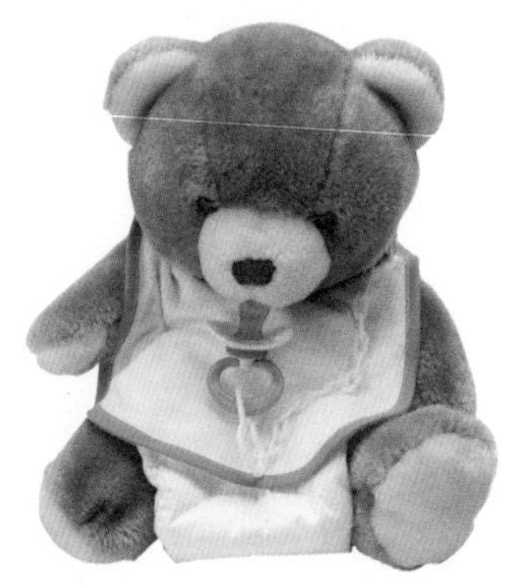

忌门窗紧闭：冬日天气寒冷，许多家庭怕宝宝着凉而习惯门窗紧闭。但是据环保部门检测，在寒冷季节，一般城市中粉尘、有害气体密集度最大的地方不是工厂、不是马路，而是在门窗紧闭的家中。这是因为家里也有污染源，如燃料烟雾、尘埃、人体自身污染等。若是新居，还有墙体和家具散发的化学物质。如果门窗紧闭，通气不够，污染密度就会增高。

忌蒙头睡觉：冬夜怕宝宝冷，便将宝宝的大半个头都蒙进被窝，虽然保暖了，但被窝里的小气候含氧有限，且流通不畅，时间长就会变得空气混浊，氧气稀少。在这样的环境下睡觉，睡眠效果很差，对宝宝的健康很不利。并且如果父母把宝宝的头蒙得太严实，还有可能引发窒息，因此，不能让宝宝蒙头大睡。

宝宝咳嗽时该如何进食

咳嗽是宝宝常见的症状，虽然咳嗽可通过治疗恢复，但是注意一些饮食方面的禁忌问题，对于帮助宝宝尽早痊愈有很重要的作用。宝宝咳嗽时要合理地进食：

忌肥甘厚味：中国传统医学认为，咳嗽多由肺热引起，而肥甘厚味食物可产生内热，导致宝宝痰多黏稠，不易咳出。所以，在宝宝咳嗽期间，应吃一些清淡的食物。

忌寒凉食物："形寒饮冷则伤肺"，就是说身体一旦受凉，或者喝了寒凉之品，都会伤及肺脏，而咳嗽又多由肺部疾病引起。此时，若饮食过凉，就容易造成肺气闭塞，症状加重。另外，不论父母还是宝宝，咳嗽时多会有痰，而痰的多少又与脾有关。过食寒凉，就会伤及脾胃，致使脾的功能下降，聚湿生痰，不利于咳嗽尽早痊愈。

忌吃橘子：有人认为橘子是止咳化痰的，但这是片面的认识。橘皮确实有止咳化痰的功效，但橘肉却正好相反，有生热生痰的作用，而宝宝一般不会只吃橘皮而不吃橘肉。所以，宝宝咳嗽时不宜给宝宝吃橘子。儿童在咳嗽期间饮食要清淡，长期咳嗽不愈的患儿，可用梨加冰糖煮水饮用，可润肺止咳。

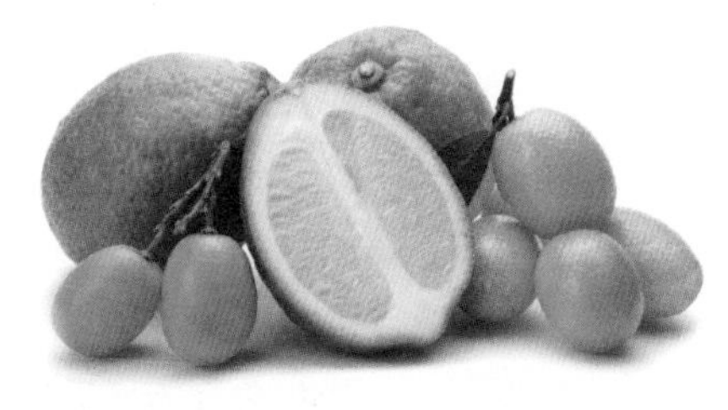

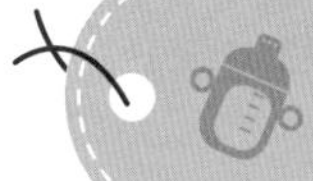

11～12个月宝宝怎么教

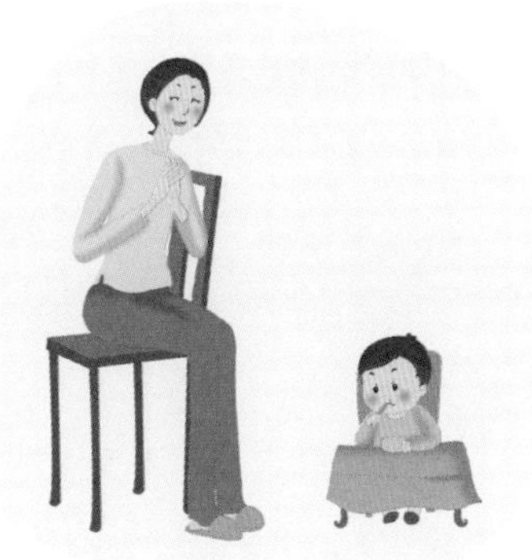

动一动：让宝宝自己吃东西

快1岁的宝宝已经会站立，迈开脚步学会走路，精细动作发展得也更好了。爸爸妈妈可以利用一些游戏来巩固宝宝的各项能力。

爬一爬：在这个时期，宝宝的爬行动作已经非常熟练，并喜欢爬高；爸爸妈妈可让宝宝练习爬楼梯；可以让宝宝从地上爬着上床，练习他双腿的力量；可以仰卧在床上做各种姿势，让宝宝爬过你的身体。玩耍的同时，既可锻炼宝宝的平衡能力，又可以促进亲子交流。

画一画：给宝宝准备一张干净的纸和各种颜色的蜡笔。爸爸妈妈引导宝宝拿起蜡笔，让宝宝模仿你在纸上随意乱画。可以鼓励宝宝："宝宝画的是什么？像太阳，真棒！""宝宝拿红色的蜡笔画画呢！"让宝宝拿笔涂画，可以锻炼他小肌肉的力量及手、眼协调能力。

推一推：如果没有适合宝宝推的小车，可以用比较沉重的椅子代替。当宝宝能双手扶物行走时，可以让他扶住椅子的后背，推着椅子行走。爸爸妈妈在旁边保护的同时，要鼓励宝宝。爸爸妈妈会发现宝宝玩这个游戏很上瘾，他会推着椅子满屋溜达，不停地喊叫。这个游戏有助于宝宝学习走路，掌握身体的平衡，并可以使宝宝体会成功的快乐。

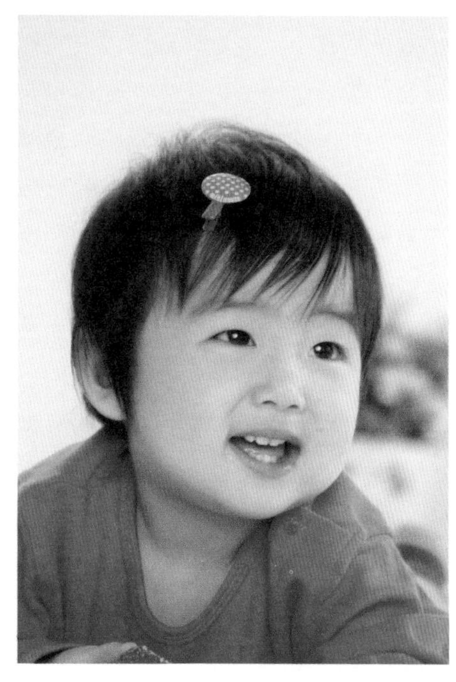

套一套：准备一组套碗，教会宝宝怎样将它逐个垒高或逐个套起来。最初，宝宝可能只能垒好两个碗，但是爸爸妈妈要鼓励他。随着宝宝玩的次数增多，他会逐渐了解物体之间的大小关系，放置正确的机会就会越来越多。这个游戏不仅可以锻炼宝宝手的精细运动能力，而且还可以让宝宝在认识大小的同时，认识物体的位置及里外的关系。

逗一逗：当宝宝拿着一件东西时，妈妈伸出手向他要，并说："宝宝，给妈妈吧！"大多数宝宝会伸出拿东西的手，做给你的动作，但当你快接到时，他会把手移开，似乎在逗你玩。在这个过程中，宝宝和妈妈都会开怀大笑。经常这样逗引宝宝，会增加宝宝与人交往的兴趣。

在玩游戏的过程中，虽然爸爸妈妈在引导宝宝，但是爸爸妈妈会觉察到宝宝其实是每一件事情的主导者，宝宝会表明他在多大程度上需要你的帮助。因此，做游戏时，爸爸妈妈需要根据宝宝的状态调适自己，不能带有强迫性。

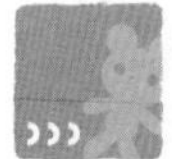

动一动：陪宝宝在游戏中成长

训练宝宝自己吃东西要有个过程，就像父母要学会做一件事情时也得花点时间练习一样。宝宝最初的练习就是学会用手抓起食物往嘴里塞，慢慢地他就会有意识地去用勺子，为了能让宝宝在1.5岁左右学会独立吃饭，现在就要让宝宝学着用勺子。

当然，这个年龄的宝宝还不能用好勺子，爸爸妈妈要做的只是让宝宝开始练习。在爸爸妈妈喂饭时，有些宝宝就会去夺爸爸妈妈手里的勺子，这表示宝宝想吃饭，爸爸妈妈不要以为是宝宝调皮，更不要和宝宝玩"拔河"夺来夺去，爸爸妈妈可以把手里的勺子给宝宝，自己再去找一把继续喂，让宝宝拿着勺子边吃边"玩"。

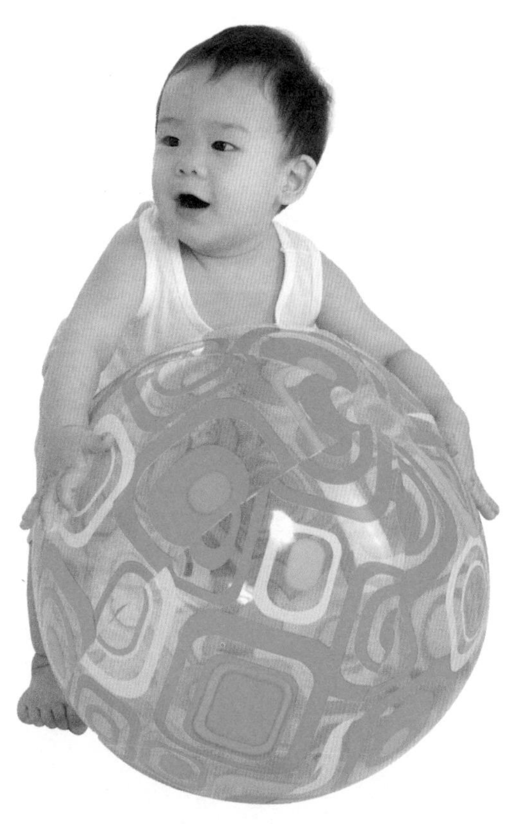

学习用勺子就是从这里开始的，使用一会儿后，宝宝会体会到想把食物舀起来送进嘴里是不那么容易的，也许试试就不耐烦了，勺子不往嘴里送而在饭里瞎搅，这时，要把饭端开，不要去夺宝宝手里的勺子，不然宝宝会失去信心的。每次喂宝宝饭时都这么练习，几周后宝宝一般就会有惊人的进步，独立吃饭的基础也初步奠定。如果爸爸妈妈这时候仍没有开始训练宝宝吃饭，最好马上开始训练了，以免宝宝入托儿所、幼儿园后不会自己吃饭。

亲子互动：顾及宝宝的精神需要

虽然这个时期的宝宝独自活动的时间长了，但妈妈爸爸还应抽时间多抱一抱宝宝，因为宝宝除了营养上的需要之外，还有精神上的需要。

宝宝在妈妈或爸爸温暖的怀抱中，会感到妈妈和爸爸的爱护和关怀，宝宝会凝视着妈妈或爸爸的脸，看着妈妈或爸爸的口形，听着妈妈或爸爸那亲切的声音。让宝宝通过与爸爸妈妈肌肤的接触知道自己是被疼爱的，这对幼小的宝宝来说是非常重要的。

此外，宝宝和爸爸妈妈之间的肌肤亲情，不仅能够满足宝宝的精神需要，帮助宝宝稳定情绪、增加自信，同时也是帮助宝宝发展人际关系的重要手段，所以妈妈和爸爸们千万不要忽视。

亲子互动：帮助宝宝克服心理障碍

所有的婴幼儿在某个阶段都会经历到恐惧，在这种情况下，爸爸妈妈就要帮助和鼓励宝宝，使宝宝克服这种心理障碍。

适时地安抚宝宝：宝宝被某种声音惊吓而哭闹时，妈妈要把宝宝抱起来，轻轻地安抚宝宝，时间长了，宝宝就会对这种声音从习惯到接受了。

鼓励宝宝：当宝宝有恐惧感时，爸爸妈妈的职责是帮助宝宝克服恐惧。要让宝宝克服恐惧，唯有让宝宝了解他所恐惧的东西不会伤害他，宝宝才能改变想法。比如宝宝害怕抽水马桶的声音，可以让宝宝自己丢卫生纸下去，再鼓励宝宝自己去按冲水器。但这些方法，都应是在宝宝准备好的情况下使用，切忌勉强。

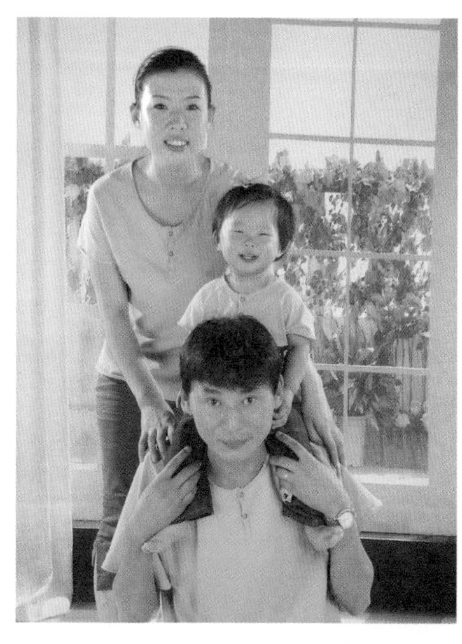

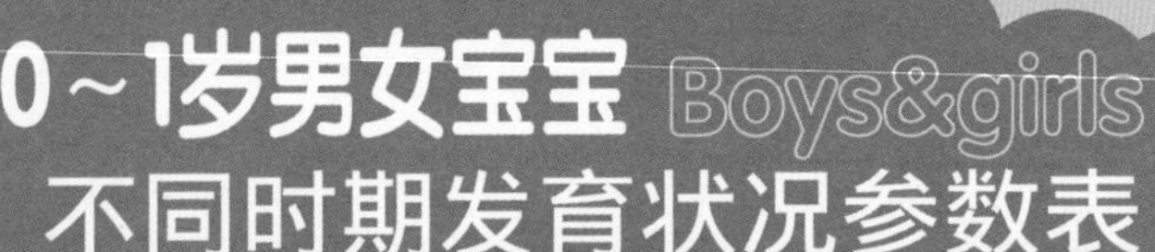

0~1岁男女宝宝 Boys&girls 不同时期发育状况参数表

男孩标准参数 ♂

项目	年龄	新生儿	1个月	2个月	3个月	4个月	5个月	6个月
体重（千克）	-2SD	2.55	3.81	4.81	5.61	6.04	6.42	6.69
	中位数	3.33	5.11	6.27	7.17	7.76	8.32	8.75
	+2SD	4.11	6.27	7.73	8.73	9.48	10.22	10.81
身长（厘米）	-2SD	47.0	52.0	55.9	58.9	61.1	63.0	64.6
	中位数	50.4	56.8	60.5	63.3	65.7	67.8	69.8
	+2SD	53.8	61.6	65.1	67.7	70.3	72.6	72.6
头围（厘米）	-2SD	32.1	35.4	37.1	38.4	39.6	40.6	41.8
	中位数	34.5	38.0	39.7	41.2	42.2	43.2	44.2
	+2SD	36.9	40.6	42.3	44.0	44.8	45.8	46.6
胸围（厘米）	-2SD	29.9	33.7	36.1	37.7	38.4	39.1	39.7
	中位数	32.9	37.5	39.9	41.5	42.4	43.3	43.9
	+2SD	35.9	41.3	43.7	45.3	46.4	47.5	48.1

项目	年龄	7个月	8个月	9个月	10个月	11个月	12个月
体重（千克）	-2SD	6.98	7.27	7.51	7.74	7.97	8.19
	中位数	9.05	9.35	9.64	9.92	10.21	10.49
	+2SD	11.12	11.43	11.77	12.1	12.45	12.79
身长（厘米）	-2SD	66.0	67.4	68.9	70.3	71.4	72.5
	中位数	71.2	72.6	74.1	75.5	76.9	78.3
	+2SD	76.4	77.8	79.3	80.7	82.4	84.1
头围（厘米）	-2SD	42.3	42.7	43.1	43.5	43.9	44.2
	中位数	44.8	45.3	45.7	46.1	46.5	46.8
	+2SD	47.3	47.9	48.3	48.7	49.1	49.4
胸围（厘米）	-2SD	40.3	40.9	41.3	41.7	42.2	42.6
	中位数	44.4	44.9	45.3	45.7	46.2	46.6
	+2SD	48.5	48.9	49.3	49.7	50.2	50.6

注：SD表标准差

女孩标准参数

项目＼年龄		新生儿	1个月	2个月	3个月	4个月	5个月	6个月
体重（千克）	−2SD	2.46	3.57	4.39	5.10	5.60	5.97	6.27
	中位数	3.24	4.73	5.75	6.56	7.16	7.65	8.13
	+2SD	4.02	5.89	7.11	8.02	8.72	9.33	9.99
身长（厘米）	−2SD	46.3	51.2	54.5	57.8	59.8	61.6	63.3
	中位数	49.7	55.6	59.1	62.0	64.2	66.2	68.1
	+2SD	53.1	60.0	63.7	66.2	68.6	70.8	72.9
头围（厘米）	−2SD	31.6	34.6	36.4	37.6	38.8	39.5	40.5
	中位数	34.0	37.2	38.8	40.2	41.2	42.1	43.1
	+2SD	36.4	39.8	41.2	42.8	43.6	44.7	45.7
胸围（厘米）	−2SD	29.6	33.0	35.2	36.5	37.4	38.1	38.7
	中位数	32.6	36.6	38.8	40.3	41.4	42.1	42.9
	+2SD	35.6	40.2	42.4	44.1	45.4	46.1	47.1

项目＼年龄		7个月	8个月	9个月	10个月	11个月	12个月
体重（千克）	−2SD	6.48	6.76	7.01	7.26	7.48	7.70
	中位数	8.40	8.74	9.01	9.28	9.54	9.80
	+2SD	10.32	10.72	11.01	11.3	11.6	11.9
身长（厘米）	−2SD	64.6	65.9	67.1	68.2	69.7	71.2
	中位数	69.6	71.1	72.5	73.8	75.3	76.8
	+2SD	74.6	76.3	77.9	79.4	80.9	82.4
头围（厘米）	−2SD	41.0	41.5	41.9	42.3	42.6	42.9
	中位数	43.6	44.1	44.5	44.9	45.2	45.5
	+2SD	46.2	46.7	47.1	47.5	47.8	48.1
胸围（厘米）	−2SD	39.4	40.1	40.4	40.6	41.1	41.6
	中位数	43.4	43.9	44.3	44.6	45.0	45.4
	+2SD	47.4	47.7	48.2	48.6	48.9	49.2

注：SD表标准差

每一个月，小宝贝的身体都会发生不同的变化。每一对父母都很想知道自己的宝宝到底长势如何，担心宝宝是否发育迟缓、是否不够高或不够壮。其实，孩子的发育会有一些个体差异，只要是在正常的发育范围内，都是没有问题的。参照上表，父母可以快速判断出宝宝身体的发育情况。

聪明宝宝

0～1岁宝宝BABY 不同阶段营养需求一览表

0~3个月

MUM&BABY

能量 397千焦/千克体重

蛋白质 1.5～3克/千克体重

脂肪 占总能量的40%～50%

烟酸 2毫克

叶酸 65微克

维生素A 1320单位

维生素B_1 0.2毫克

维生素B_2 0.4毫克

维生素B_6 0.1毫克

维生素B_{12} 0.4微克

维生素C 40毫克

维生素D 400单位

维生素E 3单位

钙 300毫克

铁 0.3毫克

锌 1.5毫克

硒 15微克

镁 30毫克

磷 150毫克

碘 50微克

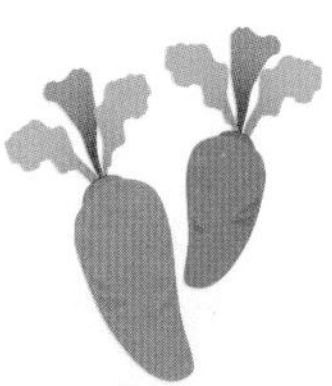

4~6个月

MUM&BABY

能量 397千焦/千克体重

蛋白质 1.5～3克/千克体重

脂肪 占总能量的40%～50%

烟酸 2毫克

叶酸 65微克

维生素A 1320单位

维生素B_1 0.2毫克

维生素B_2 0.5毫克

维生素B_6 0.1毫克

维生素B_{12} 0.4微克

维生素C 40毫克

维生素D 400单位

维生素E 3单位

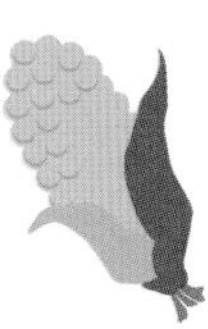

钙 300毫克

铁 0.3毫克

锌 1.5毫克

硒 15微克

镁 70毫克

磷 300毫克

碘 50微克

7~9个月

MUM&BABY

能量 320千焦/千克体重

蛋白质 1.5～3克/千克体重

脂肪 占总能量的40%～50%

烟酸 2毫克

叶酸 65微克

维生素A 1330单位

维生素B_1 0.2毫克

维生素B_2 0.4毫克

维生素B_6 0.3毫克

维生素B_{12} 0.4微克

维生素C 50毫克

维生素D 400单位

维生素E 3单位

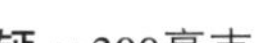

钙 300毫克

铁 0.3毫克

锌 1.5毫克

硒 15微克

镁 30毫克

磷 150毫克

碘 50微克

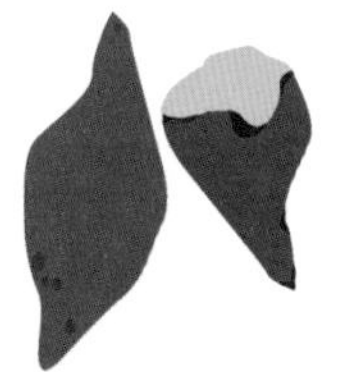

10~12个月

MUM&BABY

能量 330千焦/千克体重

蛋白质 1.5～3克/千克体重

脂肪 占总能量的40%～50%

烟酸 2毫克

叶酸 65微克

维生素A 1330单位

维生素B_1 0.2毫克

维生素B_2 0.4毫克

维生素B_6 0.1毫克

维生素B_{12} 0.4微克

维生素C 50毫克

维生素D 400单位

维生素E 3单位

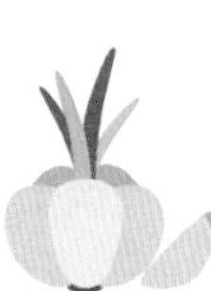

钙 300毫克

铁 0.3毫克

锌 1.5毫克

硒 15微克

镁 30毫克

磷 150毫克

碘 50微克

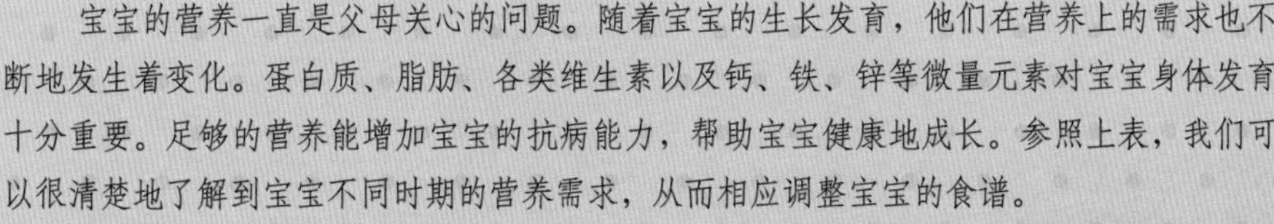

宝宝的营养一直是父母关心的问题。随着宝宝的生长发育，他们在营养上的需求也不断地发生着变化。蛋白质、脂肪、各类维生素以及钙、铁、锌等微量元素对宝宝身体发育十分重要。足够的营养能增加宝宝的抗病能力，帮助宝宝健康地成长。参照上表，我们可以很清楚地了解到宝宝不同时期的营养需求，从而相应调整宝宝的食谱。

附录1 Baby宝宝常见病预防与护理

新生儿黄疸

大部分宝宝在出生后的一周内可能会出现皮肤黄染——黄疸。这主要是由新生儿胆红素代谢的特点决定的。如果宝宝黄疸的程度较轻，属于生理性黄疸，爸爸妈妈不必紧张。生理性黄疸一般在新生儿出生后2～3天开始出现，出生后4～6天达到最高峰，7～10天以后会逐渐消退。

判断新生宝宝黄疸的程度

爸爸妈妈可以在自然光线下，观察新生儿皮肤黄染的程度，如果仅仅是面部黄染为轻度黄染；判断躯干部是否也有黄染，可用手指将皮肤按压后抬起，观察皮肤黄染的情况，一般躯干部皮肤黄染为中度黄染；用同样的方法观察四肢和手足心，如果也出现黄染，即为重度黄染，应该及时到医院检查和治疗。

常见的病理性黄疸发病原因

新生宝宝的生理性黄疸是可以自行消退的，但是病理性黄疸是由多种原因造成的一种症状，必须尽早发现，及时治疗。常见的几种黄疸原因是：溶血性黄疸、感染性黄疸、阻塞性黄疸、母乳性黄疸等，有严重黄疸的新生儿应警惕核黄疸的发生，特别是未成熟儿，月龄越小，发病率越高，一般可于重度黄疸发生后12～48小时之内出现精神萎靡、嗜睡、吮奶无力、肌张力减低、呕吐、不吃奶等症状，此时如及时治疗，可以完全恢复。

黄疸重在预防

病理性黄疸不论何种原因，严重时均可引起核黄疸，其愈后差，除可造成神经系统损害外，严重的可引起死亡。

因此，新生儿病理性黄疸应重在预防，如孕期防止弓形体、风疹病毒的感染，尤其是在孕早期防止病毒感染；出生后防止败血症的发生；接种乙肝疫苗等。爸爸妈妈要密切观察宝宝的黄疸变化，如发现有病理性黄疸的迹象，应及时去医院诊治。

治疗与护理

妈妈要尽早给新生儿喂养，让宝宝尽早地排出胎便，因为胎便里含有很多胆红素。如果胎便不排净，胆红素就会经新生儿的肝肠循环重新被吸收到血液里使黄疸增重。

那么，如何知道胎便是否排干净胆红素了呢？主要是看宝宝的胎便是否从黑色胎便转变为黄色胎便，如果转变了就是排干净了。还要注意，给新生宝宝充足的水分，判断新生儿液体摄入是否充足也是观察宝宝是否排干净胆红素的一个方法。其具体办法是：看新生儿的小便，一般正常的新生儿一天有 6 ～ 8 次小便，如果次数不足，有可能是他的液体摄入不够，小便过少不利于胆红素的排泄。应当保证新生儿的液体摄入，一般新生儿的胎便应当 2 ～ 3 天就排完了，这样可减少其黄疸的程度。

脐带发炎

宝宝出生后，脐带被结扎、切断后通常在 3 ～ 7 天会干燥脱落。脐带初落时创面发红、稍湿润，数日后愈合。如果宝宝断脐时消毒处理不当或被大小便残渍污染，脐部就会变成细菌入侵的“门户”。

脐炎初发时，宝宝脐周微红、潮湿，并伴有少量黏液或脓汁，宝宝精神尚好，能吸乳；重时，宝宝脐部红肿明显，有溃烂及较多脓汁分泌，甚至有脓包形成，宝宝拒绝吃奶、发烧、精神不振；严重时，宝宝脐部有大量脓液蔓延到腹壁并发腹膜炎，还可通过脐血管到达肝静脉进入肝脏，引起肝脓肿或败血症。感染一旦进入宝宝脑膜，即形成化脓性脑膜炎，宝宝会出现高烧、呕吐、抽风，甚至死亡。

所以，在宝宝出生 24 小时后，应检查宝宝脐部，并开始每日用 75% 酒精消毒，湿润者涂以 2% 紫药水使其干燥至脐带脱落愈合；平时应及时更换宝宝的尿布，减少大小便浸泡，防止细菌感染。

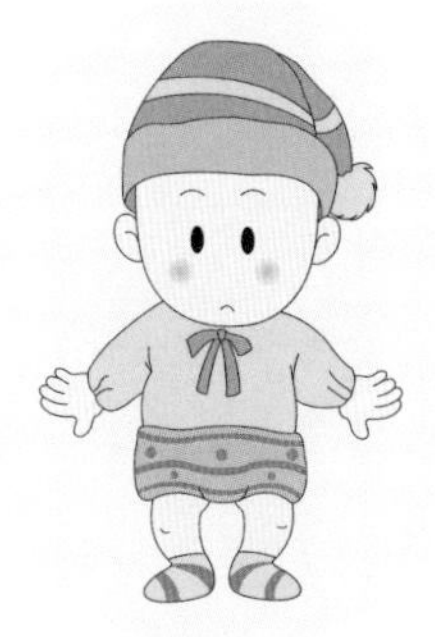

湿疹

湿疹是常见的皮肤敏感现象，常见的湿疹属于一种过敏性皮炎，多发于 2 ～ 3 个月的婴儿，或者是当宝宝开始食用流食的 4 ～ 6 个月时。

一般宝宝湿疹呈现出成片的、红色的、又密又粗糙的鳞状皮肤。症状轻时一般是浅红色或淡粉色，严重时是深红色，通常很痒。有的宝宝外耳道长了湿疹，常痒得用手抓小耳朵，抓挠后，有抓痕和液体渗出。面颊、前额是湿疹最常见的部位。但宝宝年龄不同，湿疹常发生的部位也不同。对于 1 岁以内的宝宝，湿疹可以无处不在，它会发生于全身各处，肩膀、胳膊、胸部等都是湿疹常见的落脚点。

宝宝一旦出现以下情况之一，爸爸妈妈要立即带他去医院：宝宝患有湿疹，同时伴有发烧，体温达到 37.5℃以上，且没有其他引起发烧的因素；宝宝抓挠疹子，并且有皮肤感染的症状。

宝宝湿疹的预防

宝宝内衣应穿松软宽大的棉织品或细软布料，不要穿化纤织物。内外衣均忌羊毛织物和绒线衣衫，最好选择棉质的衣服。

密切注意宝宝的消化状态，是否对牛奶、鸡蛋等食物过敏。母乳喂养的宝宝，妈妈应避免进食这类容易引起过敏的食物。

发病期间不要进行预防接种。要避免与单纯疱疹的患者接触，以免感染疱疹性湿疹。

宝宝湿疹的护理

宝宝皮肤出现湿疹，爸爸妈妈精心的护理不但能防止并发症的发生，还会减轻症状。

因为洗澡会让皮肤干燥，所以要减少洗澡的次数。当孩子洗澡的时候，在水中添加不含香精的婴儿油。湿疹对肥皂非常敏感，应不用或少用肥皂，而且尽量让孩子使用没有香精的温和浴液。

坚持在洗澡之后为孩子涂油性较大的润肤乳，这样可以使他的皮肤柔软，防止皮肤干燥，减轻瘙痒。避免使用含有酒精的护肤品，这些护肤品会让皮肤更加干燥，而且会让湿疹更加严重。

修剪孩子的手指甲和脚趾甲，防止他因为瘙痒抓破皮肤。他可能在睡觉的时候不知不觉地抓挠皮肤，你可以在这时候短期给他戴上纯棉的手套。

不要给孩子穿过多的衣服，过多的衣服会让孩子出汗,使瘙痒更加严重。

使用婴儿专用的洗涤剂来洗涤衣物，洗后要用清水多浸洗几次，彻底将洗涤剂的残留物洗净。

检查孩子在 48 小时内有没有吃什么以前没吃过的食物或者药物，排除过敏源。

尽量让孩子远离有刺激的物品，如宠物、羽毛枕头、羊毛毯子等。

如果孩子抓破了身上的疹子，而且皮肤有感染的症状，医生可能会开一些处方药的抗生素软膏，你应在宝宝的皮肤痊愈之前为他涂抹这些药膏。可的松软膏是治疗湿疹的常用药，绝大多数这种药膏都不需要医生处方就可以在药店买到。要注意，只能在医生的指导下，在孩子的皮肤上使用极微量的可的松软膏。

尿布疹

尿布疹是由于尿布被粪便尿液污染后，分解产生氨，刺激和损伤宝宝皮肤所致。

宝宝出现尿布疹的原因

未及时更换尿布是导致尿布疹的主要原因之一。另一个原因是宝宝皮肤娇嫩，易对洗涤剂、柔顺剂过敏。使用尿布的宝宝，妈妈在清洗尿布时，洗净后一定要用清水多淘几次，并定期用开水烫或煮沸来进行消毒。

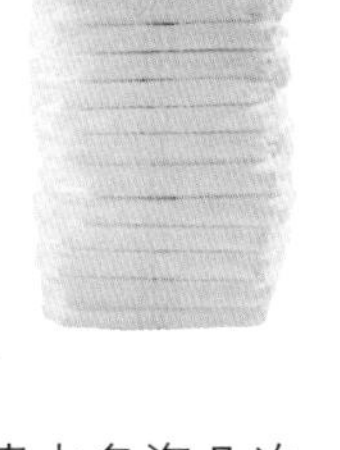

尿布疹的发生还与纸尿裤的类型、更换次数相关。由于穿着大小合适的纸尿裤不容易出现侧漏，对皮肤的封闭状态会导致皮肤 PH 值增加，有些妈妈又不太注意及时给宝宝更换尿裤，这样时间长了也会导致尿布疹的发生。

宝宝患尿布疹时的注意事项

要勤换尿布。布尿布洗烫后要在阳光下晒干后再用。如果宝宝使用纸尿裤，原则上来说，一旦宝宝纸尿裤脏了或者湿了，妈妈应及时更换，纸尿裤的干爽性和透气性很重要。当听到宝宝哭，妈妈应该先用手探入宝宝的纸尿裤中检查。要急时擦拭。每次便后都应该用温水给宝宝擦拭小屁股，用干毛巾擦干或者等小屁股晾干以后再包好尿布或穿上纸尿裤。

尽量让宝宝的臀部获得最大限度的自由。比如洗澡后或者便后，不要急于给宝宝包尿布，当然，冬天一定要注意保暖。

不可将尿垫紧贴宝宝的臀部，以免影响通风。在尿布疹严重的时候暂时不要用尿布，让宝宝的臀部暴露在空气中，可把尿布铺在床上，在尿布下放置尿垫以免弄脏床褥。

如果是纸尿裤引起宝宝过敏，那么最好更换其他品牌的纸尿裤或者使用布尿布。

如果几天内宝宝的尿布疹不见好转，请带宝宝去医院皮肤科就诊。

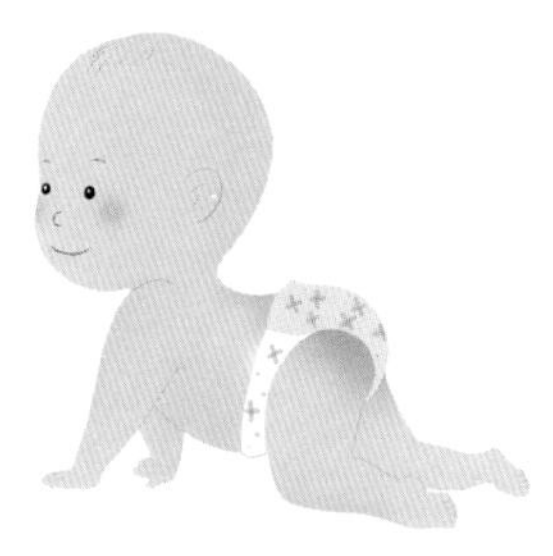

腹泻

宝宝常见的腹泻原因有：进食量过多或次数过多，加重了胃肠道的负担；添加辅食过早或食物品种过多，以及食用过多油腻带渣的食物，使食物不能完全被消化；喂养不定时，胃肠道不能形成定时分泌消化液的条件反射，致使宝宝消化功能降低等。另外，由于食物或用具污染，使宝宝吃进带细菌的食物，引起胃肠道感染，宝宝患消化道以外的疾病，如：感冒、肺炎等；环境温度过低、过高，宝宝都可能出现腹泻。宝宝腹泻后应做好以下几件事：

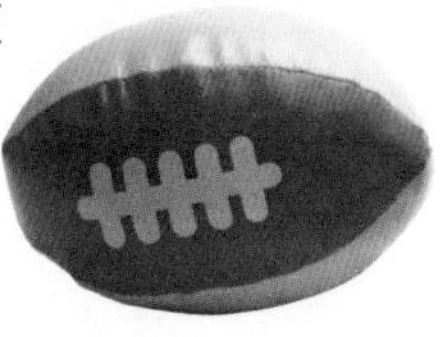

千万不要禁食

宝宝虽然腹泻，但仍可消化吸收部分营养素。所以，妈妈要继续哺乳，只要宝宝想吃，就可以喂；吃代乳的宝宝每次奶量可以减少 1/3 左右，奶中稍加些水。如果减量后宝宝不够吃，可以添加含盐分的米汤，或喂胡萝卜水、新鲜蔬菜水，以补充无机盐和维生素。

早期发现脱水

当宝宝腹泻严重，伴有呕吐、发烧、口渴、口唇发干，尿少或无尿，眼窝下陷，前囟下陷，短期内“消瘦”，皮肤“发蔫”，哭而无泪，这说明宝宝已经开始脱水了，应及时将宝宝送到医院就诊。

做好家庭护理

妈妈应仔细观察宝宝大便的性质、颜色、次数和量，将异常部分留做标本以备化验，查找腹泻的原因。妈妈要注意宝宝腹部保暖，以减少肠蠕动，可以用毛巾裹腹部或热水袋敷腹部。注意让宝宝多休息，排便后用温水清洗臀部，防止红臀发生，把尿布清洗干净，煮沸消毒，晒干再用。

便秘

如果宝宝两次排便间隔时间超过 48 小时，粪便内所含水分被过度吸收，粪便过于干燥、坚硬、量多，排便非常困难，或排出羊屎或兔屎样粪便时，就意味着宝宝患便秘了。便秘会使宝宝的消化吸收功能减弱，对正在快速生长发育宝宝的身高、体重及组织器官的发育影响很大。那么，该如何防止宝宝便秘呢?

要让宝宝每天按时排便，以养成良好的排便习惯。

要让宝宝养成良好的饮食习惯。饮食要多样化，少吃生冷食物，食量不能过少，食物不能过于精细，应富含纤维素。人工喂养的宝宝，可在饮食中添加西红柿汁、菜汁等，或每天给宝宝喝宝宝蜂蜜，促进肠道蠕动。

当宝宝出现便秘时，可酌情减少牛奶的量，增加离乳食品，如：米粉、麦粉等。已经添加离乳食品的宝宝如果出现便秘，可增加纤维素含量较高的食物，如菜泥、菜末、水果及菜粥等。较大一些的宝宝发生便秘时，可给他吃一些粗谷类的食物或红薯，同时还要让他多吃芹菜、韭菜等粗纤维蔬菜。多喝白开水也有助于缓解便秘，尤其在过多摄取高蛋白、高热量食物后，更要及时喝水及吃果蔬。

发烧

宝宝如果发烧，可能会有很多不舒服的症状，如：脸红、咳嗽、全身倦怠无力、酸痛、头晕、头痛、呕吐、腹痛、嗜睡、食欲不振、吵闹、不安、哭泣等，让爸爸妈妈很心疼。

通常来说，如果宝宝体温在38℃～38.5℃之间，且没有特别不舒服，精神状态良好，也就是说照样吃、照样睡及照样玩，就不必着急地送宝宝就医。宝宝发热体温在39℃以上，应尽快带宝宝到医院就医。

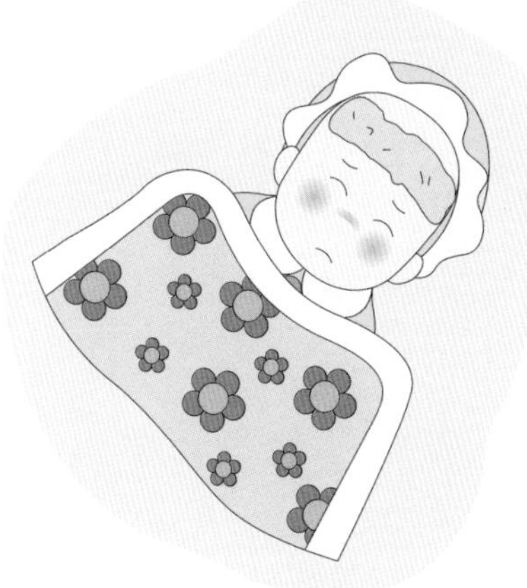

宝宝发烧的原因

宝宝体温高，很有可能是穿得太多，或被子太厚，这时候，可给宝宝脱去一些衣服；也有可能是感染的症状体征。

宝宝发烧后的措施

如果宝宝夜晚突发高烧，爸爸妈妈可采取以下降温措施：

保持室内温度在21℃～23℃，让宝宝卧床休息。

不断给宝宝喂冷开水，一晚大约喂250毫升。

如果测量宝宝体温高于39℃，则需用冷湿毛巾或冰袋为宝宝进行额头冷敷，并反复更换，以利于散热。

使用温水擦浴，将宝宝置于比体温低4℃～6℃的温水中浸浴5～10分钟，重点擦洗宝宝的前额、颈部、腋窝、腹股沟和四肢。然后用大毛巾将宝宝全身擦干并轻轻按摩皮肤至发红为止。

监测宝宝体温

当爸爸妈妈怀疑宝宝发烧时，应该替宝宝量量体温。此外，当宝宝出现下列情况时，需及时给宝宝测量体温。皮肤干热；脸色非常苍白，或不寻常潮红；呼吸异常过快、过慢或暂停；有感冒症状，如流鼻涕、鼻塞、咳嗽、声音沙哑、喉咙痛等；情绪改变：焦躁不安或注意力不集中、无精打采；呕吐或拉肚子。

附录 2

Baby宝宝 家庭安全时刻预防

注意宝宝玩具的安全性

1～2个月的宝宝喜欢把东西放进嘴巴吮吸，又喜欢摆弄、敲击、扔、打物品，所以，在为宝宝选择玩具时应注意：

不要选择容易破裂的材料玩具，如薄玻璃、脆塑料片等制品，应选择牢固材料制作的玩具。玩具的涂料和油漆应无毒。玩具不应该有尖锐的角或刺伸出，或者是尖利的口子，以免刺伤、割伤宝宝。玩具不应该太小，也不应该给宝宝选择容易拆卸成小零件的玩具，最好是整个玩具大于宝宝的嘴巴，因为宝宝喜欢把玩具放进口中，玩具太小容易发生吸入气管或吞入食道的危险。同时，也要避免宝宝玩耍纽扣、塑料小球等，防止将其塞到鼻孔、耳孔内发生意外。玩具上不应该装饰有过长的绳索或者带子，以防宝宝在独自玩耍时被绳索缠绕肢体、颈脖，引发肢体坏死、窒息等意外。玩具要便于经常清洗、消毒、暴晒，防止病菌滋生后通过手和口传给宝宝而引发疾病。

总之，只要在为宝宝选择玩具时多一份细心与关切，宝宝在玩的时候就可以多一份安全保障，爸爸妈妈也可以更放心！

防止宝宝呛奶或溢奶

食道开口与气管的开口在咽喉部相通，在宝宝吐奶时，奶水由食道逆流到咽喉部，在呼吸的瞬间伴随吸气误入气管，即所谓的呛奶。

轻微的溢奶、吐奶，宝宝自己会调适呼吸及吞咽动作，以免奶水被吸入气管。如果宝宝只是轻微溢奶、吐奶，爸爸妈妈只要密切观察宝宝的呼吸状况及肤色即可。如果宝宝大量吐奶，可按以下方法处理：

首先，宝宝平躺时如果发生呕吐，应迅速将宝宝的脸侧向一边，以免吐出物向后流入咽喉及气管。

其次，妈妈可把手帕缠在自己手指上，伸入宝宝口腔中，将吐、溢出的奶水食物快速清理出来，以保持宝宝呼吸道顺畅，然后用小棉花棒清理宝宝的鼻孔。

再次，宝宝憋气不呼吸或脸色变暗时，表示吐出物可能已进入呼吸道了，此时应立即让其俯卧在床上，用力拍打背部四五次，能使宝宝将奶水咳出来。

如果仍无效，需要马上夹或捏宝宝的脚底板，刺激宝宝，使宝宝因疼痛而哭，加大呼吸。此时最重要的是让他能吸氧气入肺，而不是如何把异物取出。同时，要及时送宝宝去医院检查。

即使宝宝在呛奶后呼吸很顺畅，最好还是想办法让他再用力哭一下，以观察宝宝啼哭时的吸氧及吐气动作，看有无任何异常，如：声音变调微弱、吸气困难、严重凹胸等，如有需要立即送往医院。如果宝宝哭声洪亮，脸色红润，则表示无大碍。

小心食物烫伤

爸爸妈妈给宝宝喂牛奶或水时，要小心不要烫伤宝宝的咽喉。在给宝宝喂牛奶或水时，温度要合适，妈妈可将牛奶或水滴在自己的手背上测试，以不烫为宜，过烫会使宝宝口腔黏膜发生烫伤。

注意宝宝户外安全

宝宝从第3个月起就应适当增加到户外的时间，一方面让宝宝精神愉快，另一方面让宝宝通过空气的刺激锻炼皮肤，增强宝宝的抗病能力。

竖抱着宝宝外出应注意宝宝脖子的挺立程度。如果宝宝脖子能够挺立20分钟且不感到疲劳的话，外出的时间最好控制在20分钟之内。3个月的宝宝还不能乘坐座式手推车，即使是可以躺的箱式手推车也应注意宝宝的安全，最安全的办法是妈妈或爸爸抱着外出，要时刻注意保护宝宝的颈部和头部。抱宝宝外出时，尽量避免不要去商店买东西，或去人多的地方，以免感染疾病。

爸爸妈妈带宝宝乘车时也要注意，要始终保护宝宝的头部，防止宝宝的头部或脊椎受到伤害。乘坐私家车，一定要用优质的儿童专用座椅固定宝宝。

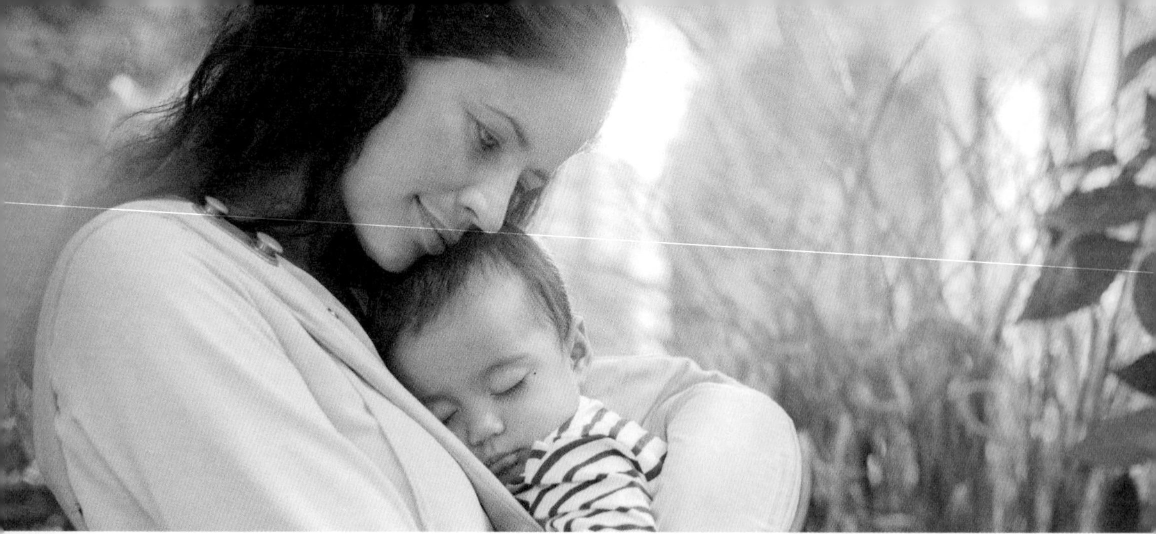

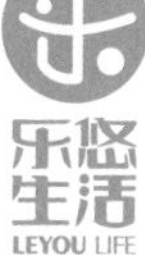

0～1岁聪明宝宝怎么教怎么养

插图绘制 | 陈　澄　乌日娜　姚　佳　赵　珍
宫凯波　胡丽飞　许嫣娜

图片提供 | 北京全景视觉网络科技有限公司
达志影像
华盖创意图像技术有限公司
上海富昱特图像技术有限公司